VOLKER LEHMANN

Medizin-Historisches Feuilleton

für
Johannes Fritzke
Sept 2013

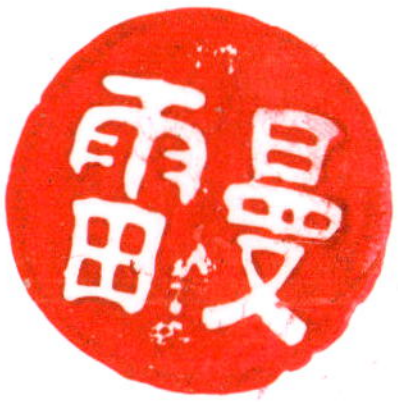

Vorwort

Vom Jahr 2000 bis zum Jahr 2012 habe ich für das Hamburger Ärzteblatt medizin-historische Artikel geschrieben, die mehr feuilletonistisch als historisch-wissenschaftlich sind. Dr. Scherf war damals Schriftleiter und bat um Beiträge für den „Blauen Heinrich". Ich habe gerne recherchiert und geschrieben.

Das Vergangene zu untersuchen hat seinen Reiz, weil es zweckbedingtes Beiwerk abgelegt und sich unabhängig von der Werte-Hierarchie gemacht hat.

Das rauhe Unmittelbare der Aktualität ist verloren gegangen; die Bezüge von Gegenwart und Zukunft zur Vergangenheit werden deutlicher.

So sind in den Jahren sechsunddreißig Artikel entstanden, die in diesem Buch zusammengefasst sind. Sie waren auf einzelne Hefte verteilt. Ich wollte sie versammeln – mehr nicht.

Ich gebe zu, eigentlich ist es überflüssig, aber nun soll es so bleiben.

Volker Lehmann

Inhaltsverzeichnis

Leonardo Da Vincis Beitrag zur Reproduktionsmedizin

Vor über 480 Jahren verbot Papst Leo X. Leonardo da Vinci in Rom die Sektion von Leichen. Die Sektion galt als eine Entwürdigung des Toten, eine Schändung des Ebenbild Gottes. Sie war nur möglich bei Menschen, die ihre Ehrenrechte verloren hatten. Leonardo war beim Papst denunziert worden: Er würde sich mit Geisterbeschwörung befassen und Kinder aus dem Leib schneiden, hatten Leonardos Helfer dem päpstlichen Hof zugetragen. Leonardo sezierte in Rom im päpstlichen Hospital Santo Spirito eine schwangere Frau, und da er seine Tätigkeit bei Nacht und ohne Helfer ausführte, war rasch ein dämonischer Mythos um seine Person entstanden.

In Rom beschäftigte sich Leonardo noch einmal und abschließend mit der Entstehung und Entwicklung der Schwangerschaft. Und er kam zu einer wissenschaftlichen Erkenntnis über die Entstehung des menschlichen Lebens, die zumindest von der Vorstellung der katholischen Kirche stark abwich.

Eine Buchminiatur aus dem 15. Jahrhundert zeigt exemplarisch, wie die Kirche den Gläubigen damals gern die Entstehung eines Menschen nahe brachte. Der kleine Mensch, von der heiligen Dreifaltigkeit geschaffen, schlüpft auf einem Lichtstrahl schwebend dem trauten, züchtigen Paar unter die Bettdecke *(Abb. 1)*.

Die Bedenken der Kirche zu den wissenschaftlichen Entwicklungen und Handlungen waren über die Jahrhunderte immer vorhanden. Die Erkenntnisse der Wissenschaft verlangten der Kirche immer neue moralische Beurteilungen und auch Verurteilungen ab. Während seines ganzen Lebens wurde Leonardos anatomische Praxis von der Kirche als verdächtig wahrgenommen.

Die Öffnung des menschlichen Körpers war im Mittelalter ein Tabu. Der erste dokumentierte Fall einer Autopsie in Italien datiert vom Jahr 1286, als eine große Seuche Norditalien heimsuchte. In jenem Jahr öffnete ein Arzt aus Cremona den Körper eines Mannes, um die Ursache der Ansteckung zu untersuchen.

Der erste klare Beweis für eine rein wissenschaftliche anatomische Präparation ist auf das Jahr 1316 zu datieren. Dieses Ereignis wird im Lehrbuch von Mondino de Liuzzi erwähnt. Dieses Buch besaß Leonardo.

Noch 30 Jahre nach Leonardos Tod mussten sich Vesalius und seine Studenten in Padua die Leichen für ihre anatomischen Studien besorgen, indem sie Friedhöfe profanierten. Sie haben Trauerzüge überfallen und Gräber geplündert.

Erst in den achtziger Jahren des 15. Jahrhunderts veränderte sich die Situation. Das Material für die Sektionen kam nicht nur mehr vom Galgen, sondern auch aus den Krankenhäusern. Später im Barock waren Sektionen auch ein gesellschaftliches Ereignis vor zahlreichen Zuschauern in privaten Palästen.

Passarotti stellte in einer Aquatinta-Zeichnung eine Sektion dar, die von vielen Menschen mit großer gestischer Anteilnahme verfolgt wird *(Abb. 2)*. Sie ist für uns besonders interessant, wenn wir der Interpretation der Kunsthistoriker folgen, die Leonardo da Vinci und Michelangelo in diesem Bild gemeinsam dargestellt sehen. Links im Bild stehend den Kopf nach links gewandt Michelangelo, im Profil seine eingedrückte Nase. In der Mitte des Bildes Leonardo da Vinci sitzend mit seinem großen Bart. Ihm ein Helfer zugewandt, der den M. sartorius präpariert hat und demonstriert. Das ist jener Muskel, den Leonardo wohl als erster beschrieb als einen Muskel, der als einziger zwei Gelenke überspringt, nämlich das Hüft- und das Kniegelenk. Dass Michelangelo von Leonardo abgewendet steht wird als Darstellung der Abneigung beider gegeneinander interpretiert.

Diese Zeichnung von Passarotti ist ungefähr 70 Jahre nach Leonardos Arbeiten entstanden. Passarotti verlegte diese Szene in seine eigene Zeit. Die Umstände, unter denen Leonardo seine Sektionen vornahm, sind wohl eher dargestellt auf einer Zeichnung *(Abb. 3)*, die Michelangelo angefertigt haben soll; Leonardo sezierte weitgehend nachts und allein. Es fiel ihm schwer. Ein natürlicher Widerwille habe ihn oft gehindert und auch eine Furcht, die Nachtstunden in der Gesellschaft dieser gevierteilten, abgezogenen und schrecklich anzusehenden Leichname zu verbringen. So beschrieb er sich und seine Arbeit am Ende seiner anatomischen Studien.

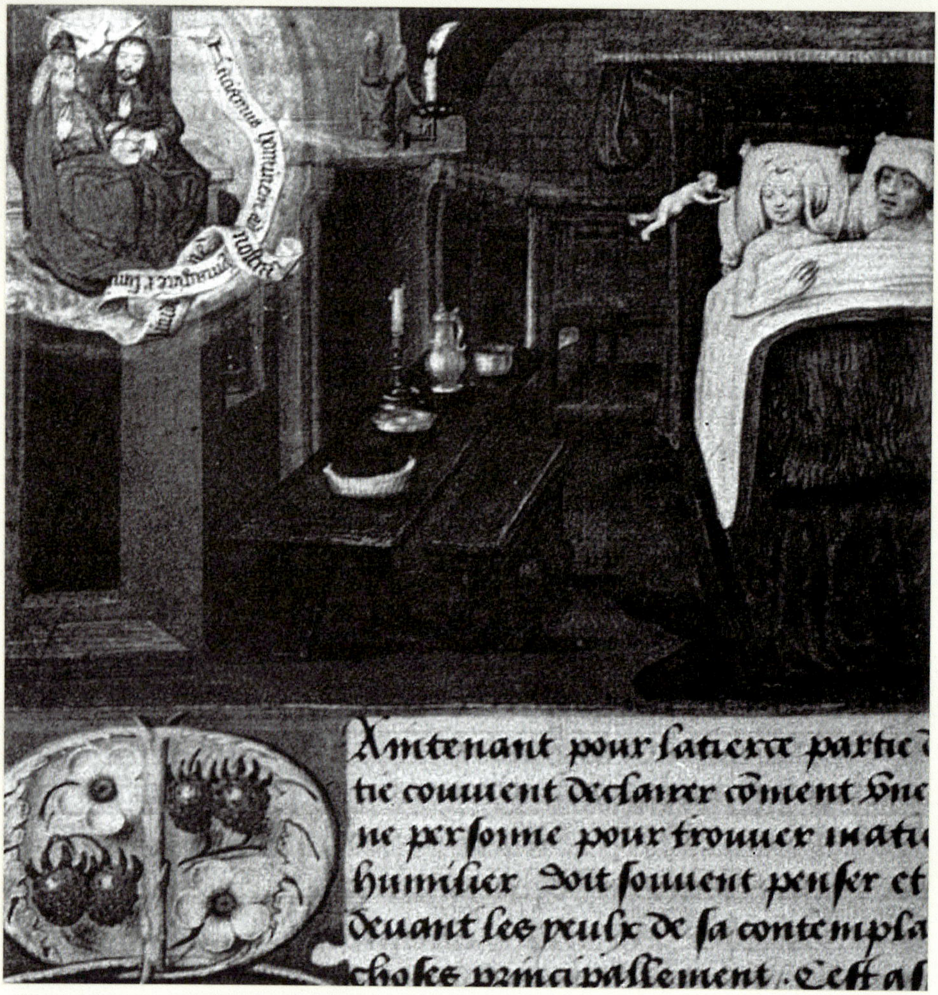

Abb. 1: Miniatur aus dem 15. Jahrhundert. Bibliothèque de l'Arsenal, Paris

Leonardo und die Anatomie

Leonardo schloss in Rom seine anatomischen Studien ab. Und eine seiner schönsten und genauesten Zeichnungen fertigte er, soweit man die einzelnen Blätter zeitlich einordnen kann, hier an. Verfolgt man den zeitlichen Ablauf seiner anatomischen Studien, soweit es die unsichere Datierung der einzelnen Blätter eben zulässt, so sieht man mit Bewunderung den Zuwachs an Erkenntnis.

Leonardo steht mit seinem wissenschaftlichen Werk für die Umbruchzeit der Renaissance, für den Übergang vom alten mythischen zum neuen wissenschaftlichen Weltbild. Er hielt an mythischen Vor-

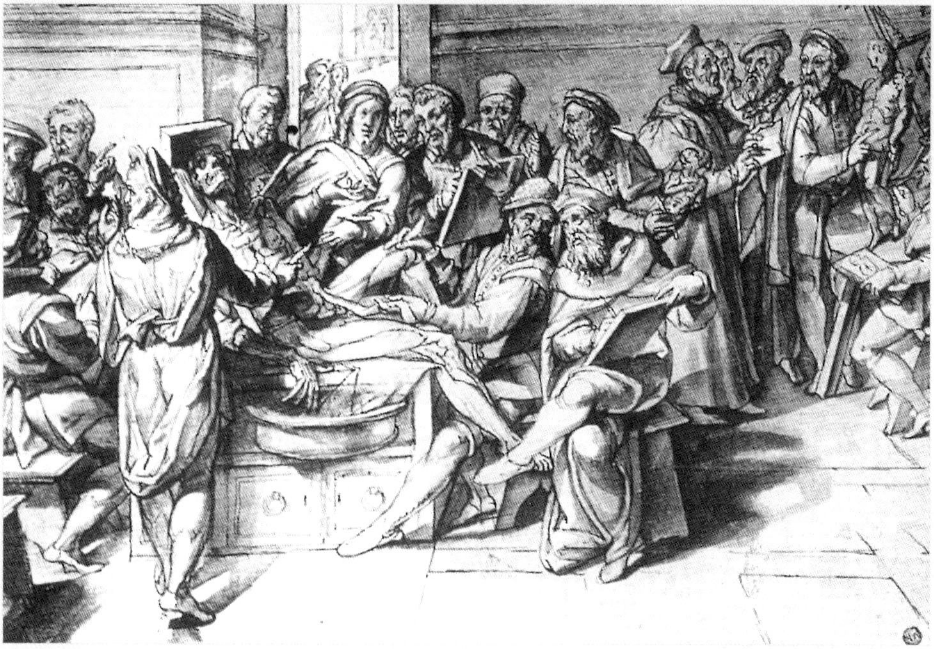

Abb. 2: Bartolomeo Passarotti: Michelangelo als Lehrer der Anatomie, Galleria Borghese, Rom

stellungen fest, etwa an der Idee der beseelten Natur. Aber zugleich versuchte er sich von der Übermacht mythischer Vorstellungen zu befreien. Und dieser Weg zu einer wissenschaftlichen Erkenntnis, die allein durch Beobachtung gewonnen wurde, lässt sich an seinen Studien der menschlichen Reproduktionsorgane gut verfolgen.

Leonardo war auch nach den heutigen Begriffen ein Wissenschaftler. Und das auch ganz im Speziellen der europäischen Wissenschaft im Sinne der Vorlieben für Hypothesen und einheitliche Betrachtung: „So schätze ich die Gabe, im Vielen das Eine zu erblicken." So formulierte es Platon.

Leonardo wollte ein Buch über die Anatomie des Menschen schreiben. Es ist nie zustande gekommen, wie vieles bei ihm. Aber er hatte einen Plan gemacht, den er 1489 (er war damals 37 Jahre alt) festlegte. „Von der Ordnung des Buches“ steht als Überschrift. Zu Punkt 1 dieser Ordnung seines geplanten Buches schrieb er:

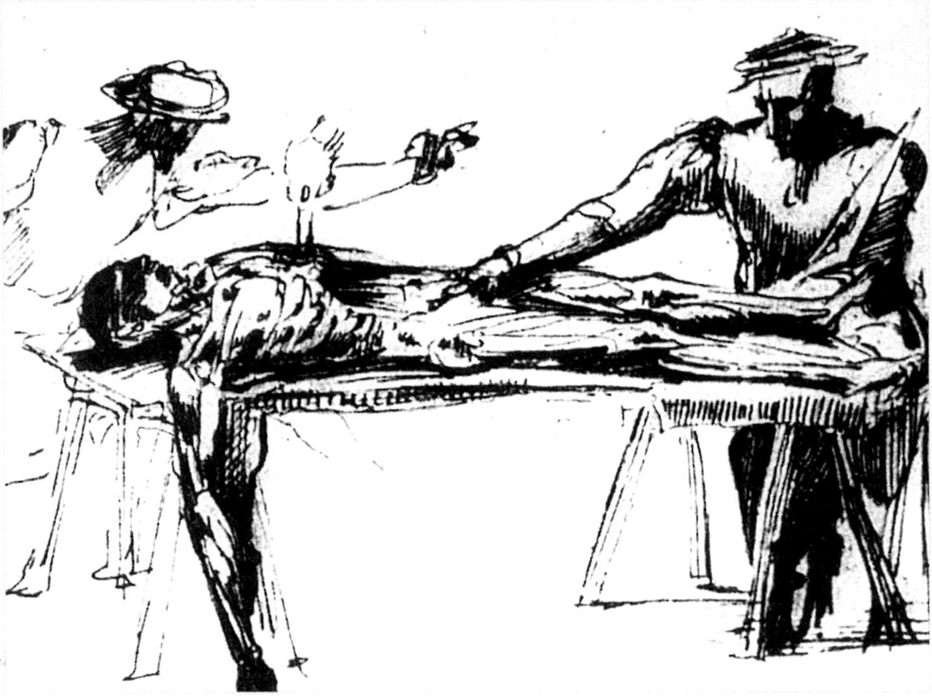

Abb. 3: Michelangelo: Heimliche Sektion. Federzeichnung mit Rötel. Auch Bartolomeo Manfredi zugeschrieben (CaravaggioSchule), Ashmolean Museum, Oxford

„Dieses Werk muß beginnen bei der Empfängnis und beschreiben das Aussehen der Gebärmutter und wie das Kind darin wohnt, und in welchem Grad es darin residiert, und die Art und Weise, wie es sich belebt und nährt, und sein Wachstum und welch Intervall von einem Grad seines Wachstums bis zum anderen ist, und was es hinaustreibt aus dem Körper vor der Zeit.“ Man muss daraus schließen, dass ihn auch das Problem der Frühgeburtlichkeit beschäftigt hat.

Erst zehn Jahre später – um 1500 – nahm er seine anatomischen Studien wieder auf und stellte einen genauen Arbeitsplan auf. Zwölf Demonstrationen des ganzen Menschen wollte er machen. So drückte er sich aus. Darunter drei Darstellungen vom Weib, um die Gebärmutter und die Menstrualgefäße zu zeigen, die zu den Brüsten gehen.

Er übernahm hier ganz eindeutig Vorstellungen aus der Medizingeschichte, die von Ägypten über die Antike durch das Mittelalter in seine Zeit weiter getragen wurden. Diese Vorstellungen setzte er z. T. auch in seinen Zeichnungen bildlich um.

Leonardo und die Reproduktionsbiologie

Ein Blatt, das uns als Ausgangspunkt der Betrachtung über die Reproduktionsbiologie dienen soll, versah Leonardo mit der Überschrift: „Ich offenbare den Menschen den Ursprung der ersten oder vielleicht der zweiten Ursache ihrer Existenz."

Die Zeichnung stellt einen Koitus dar. An den unteren Rand des Blattes schrieb Leonardo: „Hier sind zwei Wesen in der Mitte durchgeschnitten, und was übrig bleibt wird beschrieben" *(Abb. 4)*. Dieses Blatt entstand um 1492, also zu Beginn seiner Studien. Die Organe, die uns hier zum Thema der Reproduktionsbiologie interessieren sollen, sind der Penis, der deutlich eine Verbindung zum Rückenmark zeigt, und der Uterus als Hohlorgan mit so merkwürdigen rundlichen Ausbuchtungen.

Die Verbindung der im Penisschaft verlaufenden Samenstränge, wie Leonardo sie nennt, mit dem Rückenmark und damit mit dem Gehirn, ist lediglich eine bildliche Darstellung der Vorstellung des Hippokrates. Leonardo machte zu dieser Zeichnung folgende Notiz: „Hippokrates sagt, der Ursprung unseres Samens komme aus dem Hirn und der Lunge und den Hoden unserer Erzeuger, wo das endgültige Dekot gebraut werde. Und alle anderen Körperteile übertragen durch Ausschwitzung ihre Substanz auf diesen Samen, weil sich kein anderer Weg zeige, auf dem sie zu diesem Samen gelangen können." Diese Zeichnung war für Psychoanalytiker eine Grundlage zum Beweis der Homosexualität des Künstlers.

Der Psychoanalytiker Reitler gab 1916 in der „Internationalen Zeitschrift für Psychoanalyse" einen ausgiebigen Kommentar zu der Zeichnung. Er schreibt: „Und dieser übergroße Forschertrieb (Leonardos) hat gerade bei der Darstellung des Zeugungsaktes selbstverständlich nur infolge seiner noch größeren Sexualverdrängung ganz und gar versagt. Der männliche Körper ist in ganzer Figur, der weibliche nur zum Teil gezeichnet. Wenn man einem unbefangenen Beschauer die hier wiedergegebene Zeichnung in der Weise zeigt, daß man mit Ausnahme des Kopfes alle unterhalb befindlichen Partien zudeckt, so kann mit Sicherheit erwartet werden, daß der Kopf für weiblich gehalten wird. Die welligen Locken sowohl am Vorderhaupt als auch die, welche den Rücken beiläufig bis zum 4. oder 5. Dorsalwirbel entlang herabfallen, kennzeichnen den Kopf entschieden als einen mehr femininen als virilen."

Freud und Solmi glaubten eher an eine ausgeprägte sexuelle Abstinenz bei Leonardo.

Leonardo hatte zudem noch zum Geschlechtsakt geschrieben: „Der Zeugungsakt und alle Werkzeuge, die damit in Verbindung stehen, sind so abscheulich, daß die Menschen bald aussterben würden, wäre es nicht eine althergebrachte Sitte und gäbe es nicht noch hübsche Gesichter und sinnliche Veranlagung."

Eine Zeichnung des männlichen Urogenitalsystems stammt aus der gleichen Zeit, setzt aber nicht hippokratische, sondern galenische Vorstellungen zeichnerisch um. Es wird eine direkte Verbindung von Blutgefäßen, Samenblase und Testes dargestellt. Nach Galen wird der Samen direkt aus dem Blut gebildet und dann in den Testes zu einer endgültigen Substanz umgeformt *(Abb.5)*.

Über die Testes notierte Leonardo: „Diese enthalten in sich das Entbrennen der Leidenschaft, d. h. sie sind die Vermehrer des Mutes und der Kühnheit der Lebewesen."

Etwas sehr Poetisches und Literarisches formulierte Leonardo über den Penis. Er schrieb: „Das männliche Glied berät sich mit dem menschlichen Intellekt, und manchmal hat es den Verstand für sich allein. Und dann wieder, wenn der Wille des Menschen es hervorrufen will, bleibt es störrisch und handelt nach seiner Weise, ein anderes Mal bewegt es sich von selbst (ohne Erlaubnis und Denken des Menschen). Und oft schläft der Mensch und es wacht. Und viele Male wacht der Mensch und es schläft. Also scheint es,

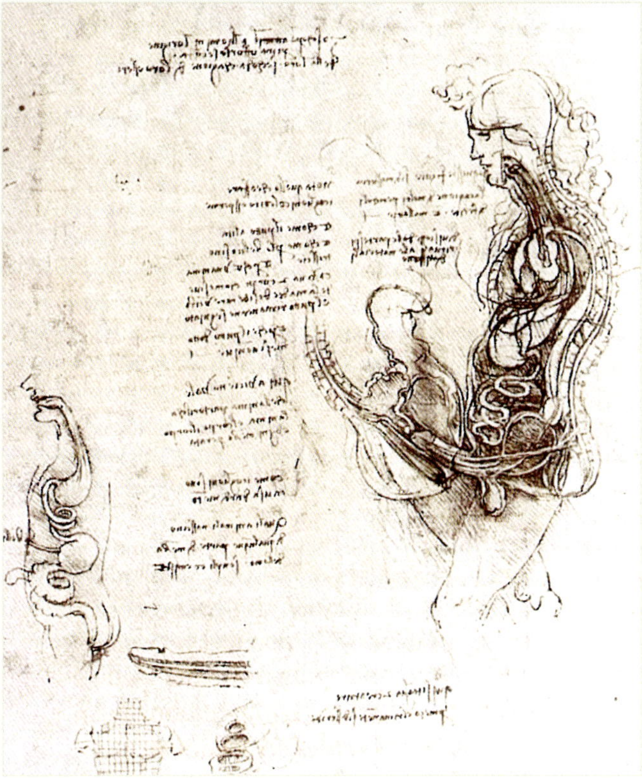

Abb. 4: Koitusposition im Längsschnitt. Feder und dunkelbraune Tusche. Sammlung Windsor Castle

daß dies Lebewesen oftmals Seele und Verstand getrennt vom Menschen hat.“

Leonardos Vorstellung von Uterus und Eileitern

Der Uterus mit seinen Ausbuchtungen ist ein Uterus mit sieben Zellen, skizzenhaft dargestellt in einer welligen Form. Die siebenfach unterteilte Uterushöhle ist eine Vorstellung aus der Medizinschule Salernos. Diese Vorstellung wurde wiederum aus der griechisch-arabischen Medizin übernommen.

Auf einer Abbildung aus einer mittelalterlichen Handschrift, die in der Biblioteca Ambrosiana in Mailand aufbewahrt wird, ist ein Uterus dargestellt *(Abb. 6)*: Zu sehen sind die sieben Kammern, die hier traubenförmig um die Vagina angeordnet sind. Auch hier wurden Vorstellungen aus der Antike übernommen, von den Pythagoräern und den vorsokratischen Naturphilosophen.

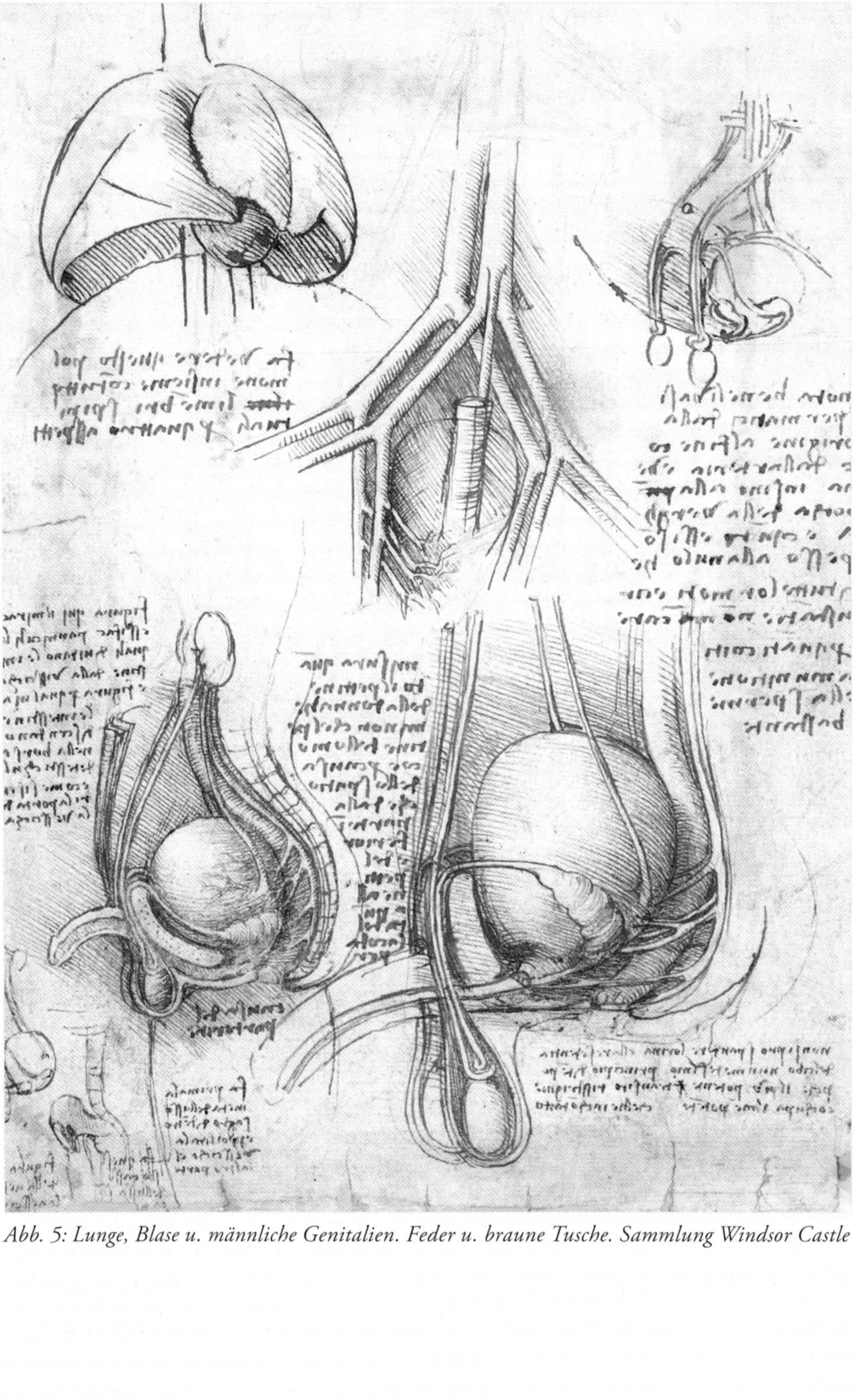

Abb. 5: Lunge, Blase u. männliche Genitalien. Feder u. braune Tusche. Sammlung Windsor Castle

Der Uterus wird in sieben Kammern aufgeteilt, drei liegen auf der rechten, drei auf der linken Seite, eine befindet sich genau in der Mitte am Scheitel des Uterus. Die rechten Kammern sind warm, die linken kalt. In der mittleren Kammer halten sich Wärme und Kälte die Waage. Die Temperatur der seitlichen Zellen ist abgestuft. Die Zelle rechts außen ist am wärmsten, die Zelle links außen am kältesten. Je nachdem, in welcher Kammer ein Fet heranreift, ist Geschlecht und Wesen unterschiedlich. Ganz rechts außen in der wärmsten Kammer reift ein Fet zum Mann, und er wird das männliche Geschlecht in höchster Vollendung repräsentieren, was auch immer das sei. Damals hatte man noch genaue Vorstellungen davon. Auch die zweite Zelle ist warm, aber besitzt schon etwas weniger Hitze. Weibische Männer entstehen in der innersten der drei rechtsseitigen Höhlen. Links außen entsteht die voll ausgeprägte Frau in ganzer Reinheit. In der mittleren Höhle wächst der Hermaphrodit heran. Das Androgyne hatte in der Antike eine große Bedeutung und konnte damit auch in seiner Entstehung erklärt werden. In diesem mittelalterlichen Synkretismus war also eine Vielzahl antiker Zeugungslehren zusammengefasst: Die pythagoräische Zahlenspekulation mit der Sieben, die Wärmelehre des Empedokles und die Rechts-Links-Theorie. In der Darstellung des Koitus zeichnete Leonardo einen Kanal, der Uterus und Mammae verbindet.

Der Plan Leonardos zu seinem anatomischen Werk war: drei Darstellungen vom Weib, um die Gebärmutter und die Menstrualgefäße zu zeigen, die zu den Brüsten gehen. Über die Menstruation bestanden wenig konkrete Beobachtungen, sondern mehr gedankliche Vorstellungen, die unter anderem das Menstrualblut einfach als Überdruss des weiblichen Blutes betrachtete. Da man auch den Samen des Mannes als hämatogen erklärte, konnte auch aus diesem Grunde die Frau keinen wesentlichen Beitrag zur Entstehung eines neuen Menschen liefern, weil das Menstruationsblut schon ein Überschuss war, und so konnte nicht noch ein zweiter Überschuss aus dem Blut der Frau etwas zur Entstehung eines neuen Menschen beitragen.

Galen hatte zwar die Tuben, die Eileiter, beschrieben, und auch ihre Einmündung in den Uterus gesehen. Diese empirische Erkenntnis bewahrte ihn aber nicht davor sich in hypothetische Spe-

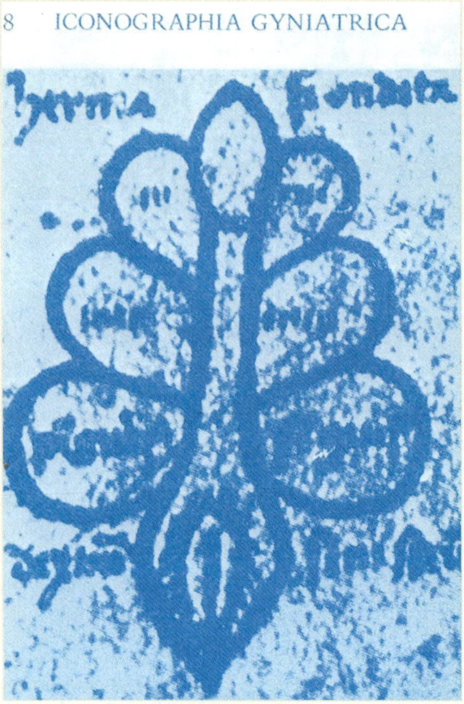

Abb. 6: Der menschliche Uterus. Aus einer frühmittelalterlichen Handschrift. Biblioteca Ambrosiana, Mailand, Aus: Ciba-Zeitschr.57, 1952

kulationen einzulassen. Das Sekret in der Tube deutete er als weiblichen Samen, den er als schwächer, dünner, flüssiger und kälter und in der Spannkraft als schlaffer beschrieb. Auch hier vereint er die theoretischen Ansätze mehrerer medizinischer Schulen, ähnlich wie bei dem gekammerten Uterus.

Die Entstehung der Muttermilch leitet Galen von dem Eintritt des Menstrualblutes in die Brüste ab. Dieser Annahme liegt die Beobachtung Hippokrates zugrunde, dass stillende Mütter nur ausnahmsweise menstruieren. Und man schloss aus dieser Tatsache, dass während der Stillzeit das Menstrualblut in Muttermilch umgewandelt wird. Eine Weißfärbung des Blutes war als Theorie nicht ungewöhnlich. Bei der hämatogenen Samenbildung wurde die Umfärbung zum Weißen ja ebenso angenommen. Es gibt nach Hippokrates noch eine dritte Verbindung zwischen Uterus und Außenwelt. Außer Vagina und dem Kanal zu den Mammae wird eine Verbindung über die Lunge in die oberen Atemwege angenommen.

Eine Miniatur aus dem 14. Jahrhundert, bei deren Betrachten Leonardo über die falschen Proportionen der Kinddarstellung klagte, zeigt einen Kaiserschnitt *(Abb. 7)*. Die Hebamme entwickelt gerade das Kind, das nicht wie ein Neugeborenes, sondern mit seinem längeren und lockigen Haar wie ein kleiner Erwachsener aussieht. Der Kopf der Gebärenden ruht im Schoß der Helferin, die mit der linken Hand versucht, den Mund der Verstorbenen offenzuhalten damit das Kind in utero Luft bekomme.

Auch diese Lehre, die ihren Ursprung in der Antike hat, übernahm Leonardo zu Anfang seiner anatomischen Studien ungeprüft.

Unter der Annahme dieser Verbindung von Uterus und oberen Atemwegen brachte man beispielsweise bei der Sterilitätsdiagnostik mit der Frage, ob alle Verbindungen offen seien und eine Frau schwanger werden könnte, mit Bittermandelöl getränkte Wolle in die Scheide ein. War am nächsten Tag aus dem Mund der Frau der Geruch nach diesem Öl wahrzunehmen, so sollte sie zur Konzeption fähig sein.

Leonardos ständiger Versuch, die Grundordnung der göttlichen Natur zu entdecken, im Vielen das Eine zu suchen, ist auf einer Zeichnung zu erkennen, die rechts oben und links unten jeweils das weibliche und männliche Genitale darstellt *(Abb. 8)*.

Leonardo versuchte, einen Vergleich aufzustellen. Er wollte eine Ähnlichkeit der Formensprache der Natur bei Mann und Frau nachweisen. Er nahm in Analogie zum Samenleiter des Mannes einen Gang von den Eierstöcken in den Uterus an. Es fällt auf, dass Leonardo den Uterus als ein rundes, einkammeriges Organ ohne Ausbuchtungen zeichnete. Die größere Zeichnung über der Bildmitte zeigt den Uterus, in dessen Seiten je drei Gänge münden oder aus ihnen hervorgehen, wie es Leonardo annahm. Das unterste Gefäß bringt den Samen aus dem Eierstock in den Uterus. Das mittlere Gefäß trägt das Menstrualblut während der Schwangerschaft nach oben, wo es in den Brüsten in Milch verwandelt wird. Das dritte Gefäß ist das jeweils auf einer Seite auslaufende Uterushorn, wie es Leonardo von Tiersektionen her kannte.

So beschrieb Leonardo die Funktion der einzelnen Stränge. Er beobachtete richtig und zeichnete auch weitgehend richtig. Nur die funktionelle Zuordnung ist falsch. Es handelt sich um das Ligamentum ovarii proprium, die Tube (Eileiter) und das Ligamentum

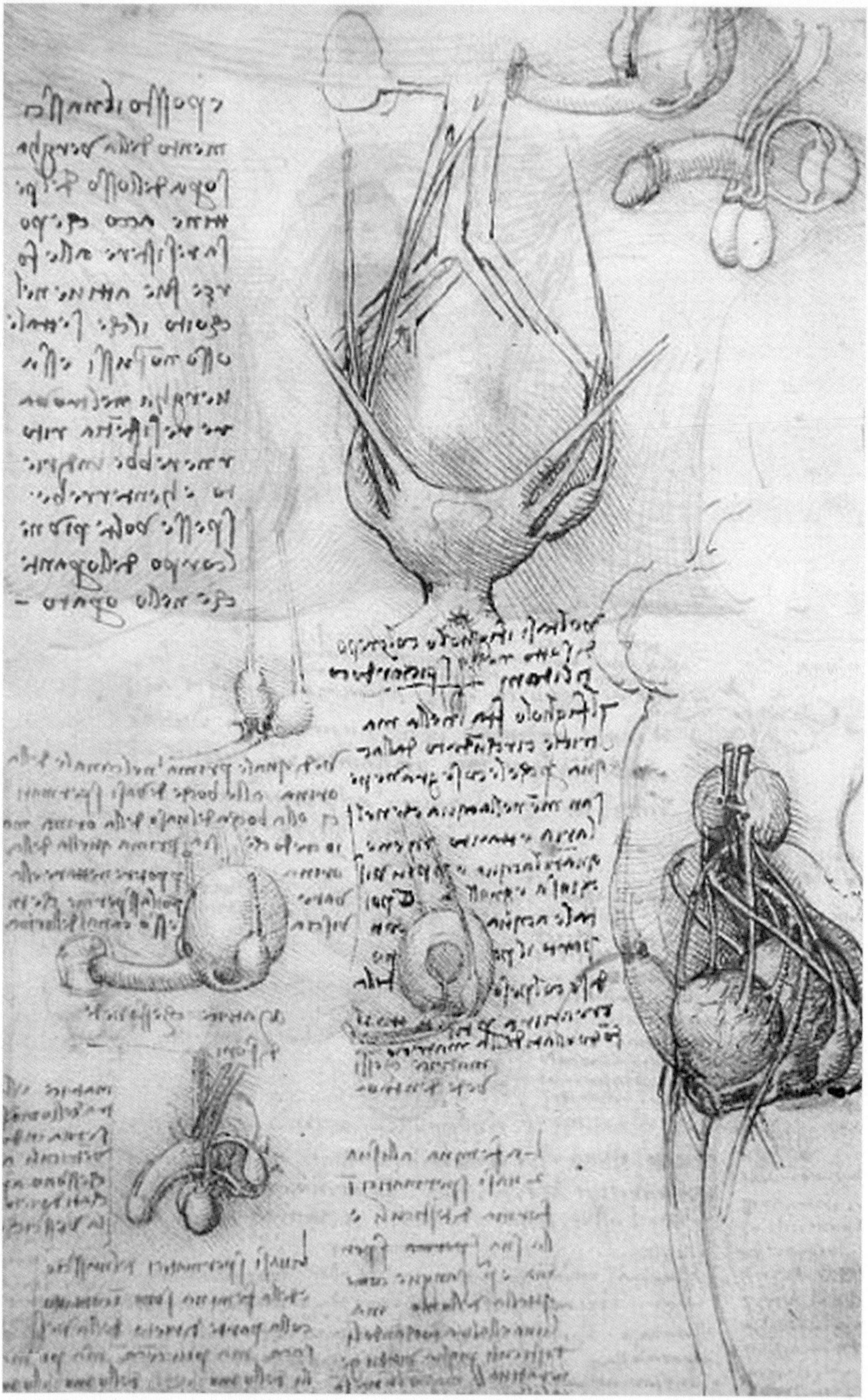

Abb. 8: Männliche und Weibliche Genitalien und Seitenansicht einer Frau in früher Schwangerschaft. Feder und braune Tusche. Sammlung Windsor Castle.

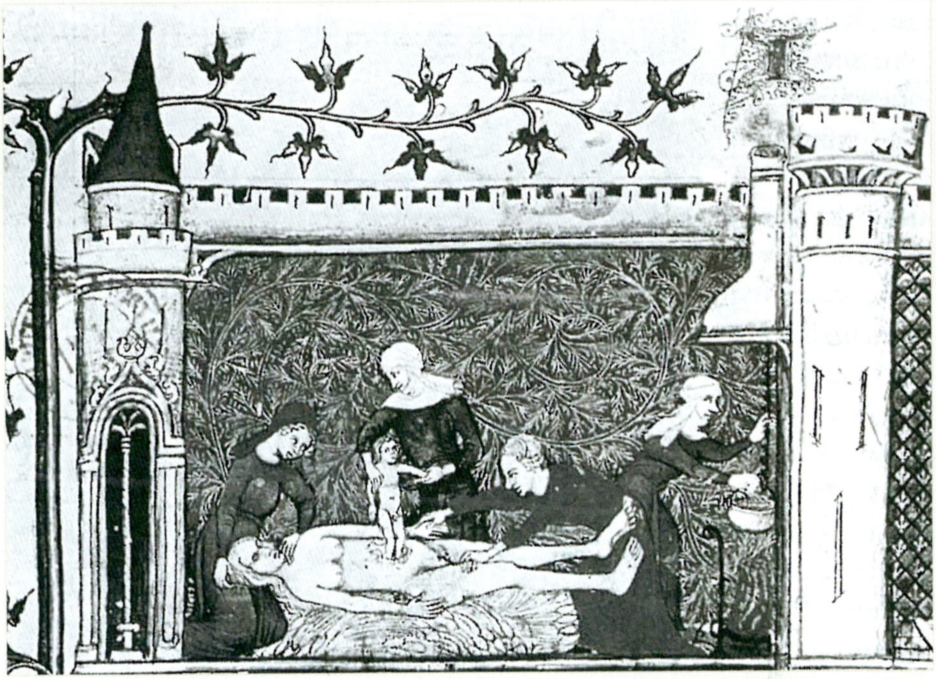

Abb. 7: Französiche Miniatur, 14. Jahrhundert, Nationalbibliothek Paris

rotundum. Wie genau Leonardo sezierte und beobachtete, lässt sich aus der Wiedergabe der ovariellen Gefäße ersehen. Er hatte erkannt, dass Gefäße des rechten Ovars in die großen Bauchgefäße münden oder daraus entsprangen und auf der linken Seite die Verbindung zur A. und V. renalis haben.

Gravidität

Die Zeichnung der Frau im Profil stellt eine Schwangere in der 12. Woche dar. Die Notiz in der Blattmitte lautet: „Das Kind liegt im Uterus umgeben von Wasser, denn schwere Dinge wiegen im Wasser weniger als in der Luft, und um so weniger, je zähflüssiger und fetter das Wasser ist. Weiterhin verteilt solch Wasser sein Eigengewicht mit dem Gewicht des Fetus über die ganze Basis und die Seiten des Uterus.“ Leonardo hatte damit die schützende Wirkung des Fruchtwassers für das Kind erkannt und beschrieben.

Im Laufe seiner anatomischen Studien erweiterte er seinen Erkenntnisstand immens. Und in seinen letzten Studien in Rom erkannte und zeichnete er den graviden Uterus sehr genau als einkammeriges muskuläres Hohlorgan. Es ist eine der schönsten Zeichnungen zu seinen anatomischen Studien und geht in ihrer Ästhetik weit über eine anatomische Darstellung hinaus. (Abb. 9) Hier zeigt Leonardo „das große Geheimnis" der Hüllen, die den wachsenden Feten umgeben, der sich in Steißlage befindet. Die auf den Damm des Feten drückende linke Ferse verhindert nach Leonardos Ansicht den Abgang von Urin in das Fruchtwasser, indem die Harnröhre abgedrückt wird. Er war zu der Erkenntnis gekommen, dass der Fetus in utero nicht atmen kann, „weil er im Wasser liegt, und wer im Wasser atmet, ertrinkt". Er hatte erkannt, dass der Fetus über die Nabelschnur ernährt wird.

Plazenta

Bei der Sektion von schwangeren Rindern hatte er gesehen, dass die Plazenta aus vielen inselartigen Teilen bestand, aus den Kotyledonen. Auf einer Zeichnung stellte er den schwangeren Uterus eines Rindes dar. Oben den doppelhörnig angelegten Uterus mit der Gefäßversorgung, die er mit den Buchstaben a, b, c und d kennzeichnete *(Abb. 10)*.

In der darunter liegenden Darstellung gab er die plazentaren Kotyledonen an der Uteruswand wieder und durchscheinend dahinter den Feten. Das Kalb hat den Bauch nach oben gestreckt, links den Kopf, rechts die Hinterbeine. In der Mitte des Leibes treten die Nabelschnurgefäße heraus, die sich zu den einzelnen Kotyledonen aufzweigen. Das Bild übertrug er fälschlicherweise auf den menschlichen Uterus. Er wusste aber genau, dass die menschliche Plazenta „ein einziges Stück Fleisch" war. Auch eine Erklärung für diese Veränderungen von inselartigen, auseinander liegenden Kotyledonen zu der einheitlichen Plazenta beim Menschen hatte er. Nach der Geburt ziehe sich der Uterus zusammen, sodass die Kotyledonen eng zusammengeschoben werden wie die Zellen einer Bienenwabe. So zusammengepresst werden sie als „einziges Stück Fleisch" ausgestoßen.

Dieses Blatt zeichnete Leonardo in der letzten Phase seiner anatomischen Studien in Rom. Es ist charakteristisch für diese Zeit seines Schaffens. Forscher und Künstler werden zu einer Einheit.

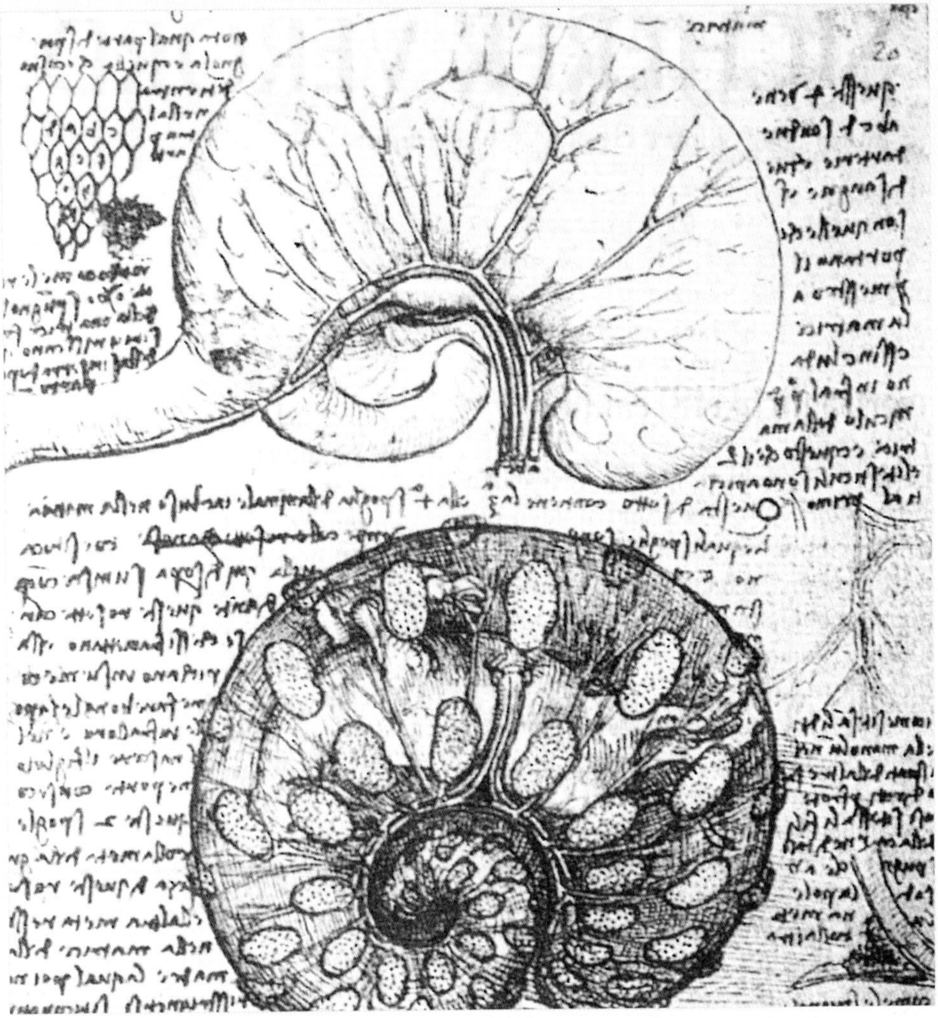

Abb. 10: Kalbfetus im Uterus. Feder und braune Tusche über Spuren schwarzer Kreide. Sammlung Windsor Castle.

Assoziatives Denken, frei gestaltete Fantasie und objektive Beobachtung verschmelzen. Die Gebärmutter blättert auf in ihren verschiedenen Schichten. Es gleicht dem Aufblühen einer Knospe, dem Entfalten von Blütenblättern. Das Wunder der Entstehung soll mit der Formensprache der Natur wiedergegeben werden. Leonardo versuchte, organisches Leben auf allen diesen Zeichnungen darzustellen und keine Leichenteile. Er wollte die Wunder des Lebens zeigen und keine Kadaver.

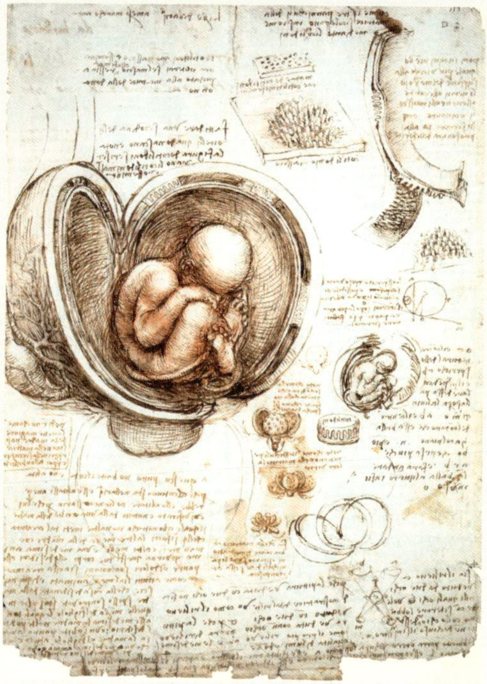

Abb. 9 Fetus im Uterus, Feder und braune Tusche, Sammlung Windsor Castle

Leonardo betrachtete seine Studien aber nie als Wissenschaft um der Wissenschaft willen, sondern immer nur als Basis für seine künstlerische Kreativität. Es gibt von ihm eine Lobrede auf die Wissenschaften, und am Ende dieser Rede kommt er zu dem Urteil: „Aus der Wissenschaft wird schöpferische Tätigkeit geboren, die von sehr viel größerem Wert ist."

1516 endet Leonardos Aufenthalt in Rom. Im März war sein Gönner Guiliano de Medici gestorben, und Leonardo folgte im Herbst einem Ruf Franz I. an den französischen Hof. In Rom verbrachte er wohl die unglücklichste Zeit seines Lebens.

April 2001

VON DER DREHLADE ZUR BABYKLAPPE

Unschuld und Wehrlosigkeit von Kindern rühren die Erwachsenen. So sind Diskussionen über Findelkinder, ausgesetzte und getötete Neugeborene voller Emotionen und Mitleid. Damit ist das Thema öffentlichkeitswirksam. „Das Nachrichtenwesen ist ein Markt. Und Kinder, das rührt. Das empört auch noch", hat der Schweizer Schriftsteller Adolf Muschg geschrieben (MUSCHG, 2001).

Es ist bemerkenswert, wie das Thema der Babylade in den letzten Jahren journalistisch aufbereitet wurde. Bis 1999 wurde in Zeitungen nur selten in meist kurzen Meldungen über die Möglichkeit der anonymen Abgabe eines Kindes berichtet. In der Hamburger Presse wurde 1997 einmal über eine Babyklappe in Budapest und 1999 über eine in Palermo berichtet. Aber von Ende 1999 bis Ende 2001 erschienen 30 Artikel in nur einer Tageszeitung in Hamburg über eine in der Stadt neu eingerichtete Babylade. Rührung, Mitleid und Anteilnahme von prominenten Mitbürgern sollten den Leser bewegen. Die Babylade in Hamburg wurde als die erste in Deutschland gerühmt, obwohl es in Amberg schon 1988 und in Berlin 1999 Einrichtungen gab, wo Kinder anonym abgegeben werden konnten.

Seit es eine historische Überlieferung zu dem Problem der Babylade gibt, die einen Versuch darstellte, den Kindsmord zu verhindern, ist sie von emotionaler Darstellung und zum Teil theatralischer Diskussion begleitet worden. Und das ist heute noch so. Ausgesetzte Kinder haben in der menschlichen Gesellschaft oft eine besondere Rolle gespielt. Von Moses, der als Findelkind dazu berufen war, die Gebote Gottes in Empfang zu nehmen, über Romulus und Remus, die – von der Wölfin am Leben gehalten – später Rom gründeten, bis zu dem Findelkind als Hauptfigur, das in de Sicas berühmtem Film „Das Wunder von Mailand" vollbrachte. Auch Kaspar Hauser wurde wiederholt als Person in Literatur und Film dargestellt.

Um die Tötung von Neugeborenen zu verhindern und die gesundheitlichen Risiken von ausgesetzten Kindern zu mindern, sind Findelhäuser eingerichtet worden. Die Kirche hat es als ihre Aufgabe gesehen, sich in christlicher Nächstenliebe um die Findelkinder zu sorgen. „Wenn mich mein Vater und meine Mutter auch verlassen haben, so hat mich Gott aufgenommen." Dieser Psalm 26.10 aus dem alten Testament bildete die christliche Grundlage der Findelpflege (Mössmer, 1988). Daher sind die Findelhäuser über Jahrhunderte zunächst von den Kirchen eingerichtet und betrieben worden.

Um den Müttern die Möglichkeit der anonymen Abgabe ihrer Kinder zu erleichtern, wurden Örtlichkeiten zur Ablage der Kinder eingerichtet. Die Mütter sollten in ihrer körperlichen und seelischen Not vor dem Entschluss bewahrt werden, ihre meistens in Ehelosigkeit geborenen Kinder zu töten. Aristophanes soll erzählt haben, dass in Griechenland die Sitte bestand, Kinder in einem Tongefäß, dem Cantharus, auszusetzen. In dem Cantharus wurde gewöhnlich Öl und Wein aufgehoben (Dotti, 1912).

In der Antike betrachteten die griechischen Staaten Kinder nicht als Personen, sondern als Sachen, als pretia affectionis (Hügel, 1863). Noch Plato schloss sich der Ansicht des Plutarch an, dass Kinder im Mutterleib als Tiere zu betrachten seien, und Diogenes hielt Neugeborene für seelenlos (Tugendreich, 1910). Auf einer höheren Ebene der medizinischen Sachkenntnis ist noch heute ein entsprechender Standpunkt in der Diskussion um den Schutz des Lebens vertreten.

Im Altertum hatte der Vater uneingeschränktes Recht über Leben und Tod des Neugeborenen. Bei den Germanen wurde das Neugeborene auf den Boden gelegt und der Herr des Hauses entschied. Hob er es auf, so wurde es damit sein Kind. Im anderen Fall blieb dieses nicht am Leben. In fast allen Ländern waren die Tötung, die Aussetzung oder der Verkauf der Kinder gestattet. Bei den Griechen und Römern war die Aussetzung eine vom Recht akzeptierte Form der „Fürsorge für sich selbst" (Tugendreich, 1910). Nur die Juden bestraften Abtreibung und Aussetzung.

Im 2. und 3. Jahrhundert n. Chr. wurden in Rom Verbote gegen Aussetzung und Verkauf erlassen. Diese Verbote bezogen sich aber nicht auf Neugeborene. Erst der von der christlichen Religion beeinflusste Kaiser Konstantin hat im Jahre 315 dann eine Verordnung für die Versorgung unerwünschter Kinder erlassen. Nach 14 Jahren musste die Verordnung allerdings aufgehoben werden, da die Zahl der zu versorgenden Kinder so angestiegen war, dass die Staatskasse die Kosten nicht mehr tragen konnte.

Die Fürsorge lag nun für lange Zeit in den Händen der Kirche, die sich auf Konzilen häufig mit dem Problem beschäftigt hat. Von besonderer Bedeutung für die Geschichte der Babylade war das Konzil zu Rouen im 9. Jahrhundert. Hier wurde den Kirchenvorstehern befohlen, „die unehelichen Frauenspersonen aufzufordern, ihre Kinder weder auszusetzen noch zu ermorden, sondern sie in die Kirche zu tragen, damit sie mildtätige Gläubige aufnähmen. Es wurden in vielen Kirchen Marmorbecken angebracht, in welche man diese Kinder legte. Die hier niedergelegten Kinder wurden von den Kirchendienern gesammelt und gepflegt" (Dotti, 1912).

Im Jahre 787 wurde in Mailand vom Bischof Datheus das erste Findelhaus in Europa eröffnet, das nur für uneheliche Kinder bestimmt war. Die Mütter konnten ihre Kinder nur unter Namensnennung dort abgeben. Die Drehlade wurde in diesem Haus aber erst gegen Ende des 15. Jahrhunderts eingerichtet, sie hat dort 70 Jahre bestanden bis das Hospiz von San Celso geschlossen wurde. Das Ospedale Maggiore übernahm die Findelpflege, richtete aber keine Drehlade mehr ein (Hügel, 1863).

Eine gefühlvolle Legende berichtet von der ersten Drehlade, die eine völlig neue Idee des Papstes Innozenz 111 (1198 - 1216) gewesen sein soll. Die Legende von der Gründung des Ospedale di Santo Spirito in Rom mit seiner Drehlade ist auf einem Freskenzyklus im großen Krankensaal des Hospitals dargestellt, der noch heute zu besichtigen ist *(Abb. 1)*. Der Zyklus erzählt eigentlich die Vita des Papstes Sixtus IV (1471 - 1484), aber die ersten sieben Szenen schildern die Gründung dieses Krankenhauses. C. Riebesell hat über diesen Bilderzyklus publiziert; sie beschreibt im Detail die Bilder.

Ungewollte, neugeborene Kinder wurden damals häufig von ihren Müttern getötet und in den Tiber geworfen. Die Kinderleichen verfingen sich in den Netzen der Fischer. Die Fischer brachten den makabren Fang vor den Thron des Papstes. Der Papst hatte daraufhin eine Vision, in der ihm ein Engel erschien und ihn zur Gründung eines Hospitals zu Ehren des Heiligen Geistes aufforderte

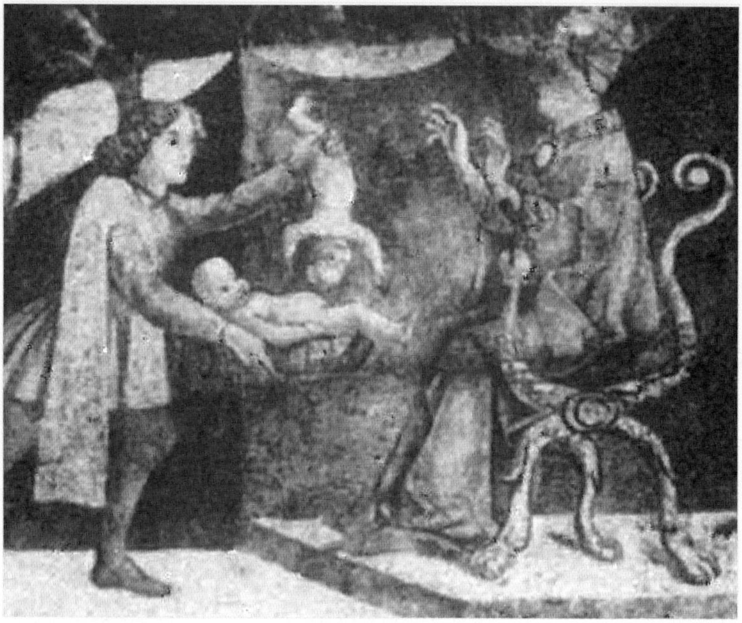

Abb. 1: Fresko im Krankensaal des Ospedale di Santo Spirito in Rom. Papst Innozenz III bringen Fischer ertränkte Kinder aus dem Tiber. Zwei Kinder werden dem Papst vorgehalten, der erschreckt die Hände hebt.

(Hügel, 1863).

Dieses Ospedale di Santo Spirito ist dann wirklich zwischen 1198 und 1201 gebaut worden, und Papst Innozenz 111 hat in die Mauer eine Drehlade einbauen lassen und daneben einen Schlitz zum Einwerfen von Spenden und Mitteilungen *(Abb. 2).*

Die Drehlade war ein leerer Holzzylinder, auf einem zentralen Zapfen in der Mauer angebracht und zur Hälfte auf einer Seite offen. Auf dem Boden des Zylinders befand sich eine kleine Wiege, in welche das Neugeborene gelegt wurde. Die Kinder wurden meistens in der Abenddämmerung gebracht, von der Mutter oder einer hilfreichen Verwandten wurden sie in die Lade gelegt, die in Italien „torno" oder „buca" genannt wurde. Es gab auch alte Frauen die gegen ein kleines Entgelt diesen traurigen Dienst ausführten. War das Kind in die Lade gelegt, wurde eine Glocke gezogen und die Lade um 180 Grad gedreht. Die Bringerin entfernte sich dann eilig in dem Gefühl, das notwendige Geheimnis gewahrt zu haben, obwohl in der Straße und Nachbarschaft immer Neugierige die Lade im Blick und unter Kontrolle hatten. Aus diesem Grund war, um durch den Schutz der

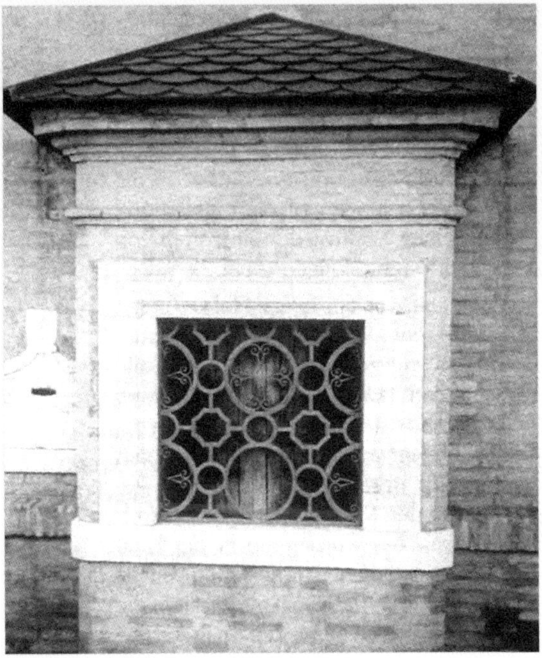

Abb. 2: Drehlade in der Mauer des Ospedale di Santo Spirito in Rom

Dunkelheit die Anonymität zu wahren, in vielen kirchlichen Einrichtungen die Drehlade nur nachts nach dem Ave Maria offen.

In Venedig wurde die Drehlade durch Einschnappen einer Metallfeder bei jeder Halbdrehung gesichert, um die Neugierde der Außenwelt abzuwehren.

In Sizilien richtete man Balkone zum Ablegen der Kinder ein. Hinter einem Vorhang saß die Pförtnerin und nahm beim Klang der Glocke das Kind in Empfang. Eine besondere bauliche Form zur Aufnahme der Kinder gab es im berühmten Ospedale degli Innocenti in Florenz. Sistema dei ferri wurde diese genannt und von anderen Findelhäusern übernommen. Das Fenster, in das das Neugeborene abgelegt wurde, war vergittert. Der Abstand der Gitterstäbe war so eingeschätzt, dass ein neugeborenes durchgeschoben werden konnte, nicht aber ein älteres Kind.

Diese einschränkende Maßnahme war notwendig, weil sich sehr bald nach Einrichtung der Babyladen nicht nur in Florenz zeigte, dass die Anzahl der abgelegten Kinder in erschreckendem Maße stieg. „Findelhäuser machen Findelkinder", hatte Hufeland gesagt,

und diese Ansicht wurde zu jeder Epoche von Gegnern der Babylade vertreten und mit Zahlen belegt (Pawlowsky, 2001).
Nach den ersten Laden in Italien entstanden bald darauf gleiche Einrichtungen in Spanien und Deutschland *(Abb. 3)*. Die Drehladen, die im Tausch von Geben und Nehmen die Anonymität bewahrten, waren auch für die in strenger Abgeschiedenheit von der Welt lebenden Karmeliterinnen ein Mittel, um Verbindung zur Außenwelt aufzunehmen. Bestellungen und Waren wurden über die Drehlade ausgetauscht, ohne die Klausur aufzuheben. Noch heute sind solche Drehladen in Klöstern der Nonnen in Betrieb.

Der ursprüngliche Zweck der Findelhäuser und die anonyme Aufnahme durch die Drehlade war, gegen Aussetzung und Tötung der Neugeborenen anzugehen. Aber überall führte die „bequeme Art" (Tugendreich, 1910), mit der sich Mütter bzw. Eltern der Sorge für das Kind entledigen konnten, zu einer raschen und erschreckenden Zunahme der Zahl der Findelkinder. Die Abnahme der Kindermorde konnte nicht nachgewiesen werden und so wurden viele Drehladen wieder geschlossen.

Als Beispiel möge die Geschichte der Hamburger Drehlade dienen: Für das Waisen- und Findelhaus in Hamburg hatte der Kaufmann Jobst von Overbek einen „Torno" gestiftet. Darüber berichtete der Hamburger Prediger Mönckeberg: „Overbek freute sich des Gelingens seines Werkes. Leider hat allein schon die Verkündigung, die selbst auch von der Kanzel geschah, der neuen Einrichtung den Todesstoß gegeben. Eine große Anzahl Mütter glaubte nun berechtigt zu sein, sich ihrer Kinder zu entledigen. Man legte Kinder in den Torno, die schon zwei Jahre und darüber waren, presste sie mit Gewalt durch den Torno; ja auch von der Umgebung wurden Kinder in die Stadt gebracht, um hineingelegt zu werden. So vermehrte sich die Zahl der Kinder schon in den ersten Monaten auf solche Weise, dass die Provisoren des Waisenhauses in Angst gerieten, da sie nicht wussten, wie sie die Kinder ernähren sollten" (Mönckeberg, 1858). Trotz wiederholter offizieller Ermahnungen (Mandate) des Senates wurde die Drehlade missbraucht. Im Jahre 1727 wurde der Torno geschlossen (Rodegra et al., 1981).

Ganz euphorisch und aus naiver Sicht der flüchtigen Besucherin schildert Johann Timotheus Hermes in seinem Bericht über „So-

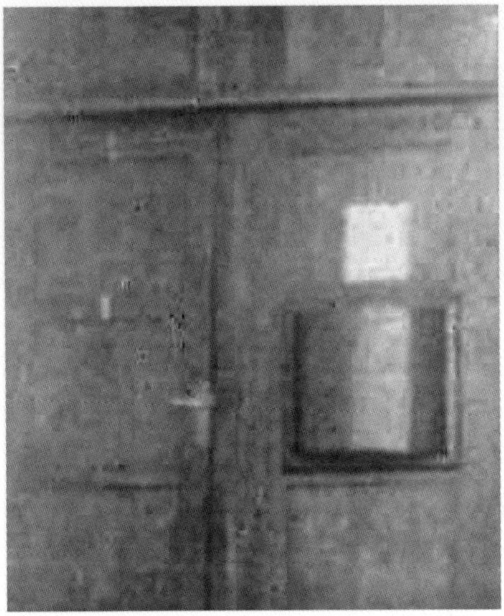

Abb. 3: Drehlade im Hospital de la Santisima Trinidad in La Orotava auf Teneriffa

phiens Reise von Memel nach Sachsen“ (1761) das Findelhaus mit seiner Drehlade in Danzig: „Was mich am allerangenehmsten gerührt hat, das ist das hiesige Findelhaus, auf einem großen Platz, und in einer gesunden Gegend. Am Tor, welches verschlossen ist, ist in der Mauer eine Öffnung, in welcher ein bewegliches Behältnis, ungefähr so, wie im Vorsaal eines Nonnenklosters, angebracht ist; vermittels dieses Schiebers wird der Findling in eine Halle des Hofes hineingebracht, und die Person, welche ihn bringt, macht dies durch Ziehen an einem Glokenseil bekannt. Sie hat hierbei nur die einzige Pflicht, durch ein Pahr Zeilen anzuzeigen: ob, und unter welchem das Kind getauft ist. Mein ganzes Herz hebt sich hier, um die Menschenfreunde zu segnen, welche diese wohltätigste aller Stiftungen gemacht haben“ (Hermes, 1991).

Das Zeitalter der Aufklärung brachte eine neue Sicht auf die Mutter. „Mitleid und Gerechtigkeit gegen das verführte Geschlecht und seine unglückseligen Früchte“, forderte der Arzt Johann Peter Frank im Jahre 1780 (Tugendreich, 1910). Die Gedanken der Aufklärung zur Humanität änderten auch die Rechtsanschauung. Friedrich Wilhelm I. hatte die Bestrafung der Kindsmörderin noch verschärft durch das „Säcken“, d. h. Ertränken in einem Sack, in dem häufig zusätzlich eine lebende Katze eingebunden wurde. Sein Sohn Friedrich 11. wandelte 1740 nach seinem Regierungsantritt die grausame Bestrafung in die einfache Enthauptung um. Neun Jahre später schrieb er eine Abhandlung über die Frage, ob es nicht besser sei, wenn der Staat „die mit den Folgen einer unklugen und flatterhaften Liebe verbundenen öffentlichen Brandmarkungen abschaffen und damit das Verbrechen des Kindesmordes verhüten würde". Im Jahre 1765 erließ Friedrich d. Gr. das „Edikt wider den Mord neugeborener, unehelicher Kinder, Verheimlichung der Schwangerschaft und Niederkunft". Darin wird die bisherige Strafe für einfache Unzucht aufgehoben (Weber, 1974).

Immanuel Kant gab eine sophistische Begründung, warum Kindstötung nicht mit dem Tod bestraft werden könnte: Das uneheliche Kind, an dem der Kindsmord ja hauptsächlich begangen wurde, ist außerhalb des Gesetzes, das mit der Ehe gleich gesetzt wird. Damit hat es sich „in das Gemeinwesen eingeschlichen wie eine verbotene Ware, so dass die Gesellschaft damit auch seine Vernichtung ignorieren kann" (Messer, 1926).

In der Mitte des 18. Jahrhunderts war der Kindsmord, obwohl es keine genauen Zahlen zu diesem Delikt gab, ein Thema, das Teile der Gesellschaft stark beschäftigte. Ärzte, Juristen und auch Künstler haben dazu beigetragen, dass das Thema zum beliebten Gesprächsstoff des gelehrten Bürgertums wurde. Eine große Zahl von Abhandlungen wurde publiziert, in denen das Motiv der Kindstötung und auch eine mögliche Prävention diskutiert wurden. Die Drehlade als Möglichkeit, das Kind vor dem Tode zu bewahren, wurde darin nicht mehr erwähnt.

Es wurden Preisausschreiben veranstaltet mit der Frage nach den „besten ausführbaren Mitteln dem Kindsmord abzuhelfen ohne die Unzucht zu begünstigen" (Weber, 1974). In der Zeitschrift „Beiträge zur Gelehrsamkeit", herausgegeben vom Verlag der kurfürstlichen Hof- und akademischen Buchhandlung in Mannheim, wurde diese Preisfrage 1790 gestellt. Für die beste Antwort waren 100 Dukaten zu gewinnen, 400 Einsendungen gab es. Auch Pestalozzi wollte sich beteiligen, konnte aber seinen Beitrag nicht termingerecht beenden und publizierte 1792 seine Arbeit nachträglich.

Keiner der eingesandten Vorschläge hielt die Möglichkeit der absolut anonymen Abgabe des Kindes über eine Drehlade für die entscheidende Lösung, den Kindsmord zu verhindern. Alle 400 Teilnehmer sahen in der Änderung der Strafgesetzgebung, in der Verbesserung der sozialen Situation und vor allem aus Sicht der Aufklärung in der pädagogischen, moralischen Erziehung der gefährdeten Bevölkerungsschicht eine Lösungsmöglichkeit (Weber, 1974).

Pestalozzi hat am Ende seiner Abhandlung zum Thema der Aussetzung und des Kindsmordes beispielhaft formuliert, was als wesentlich zur Lösung des Problems angesehen wurde: „Die Ausbildung des

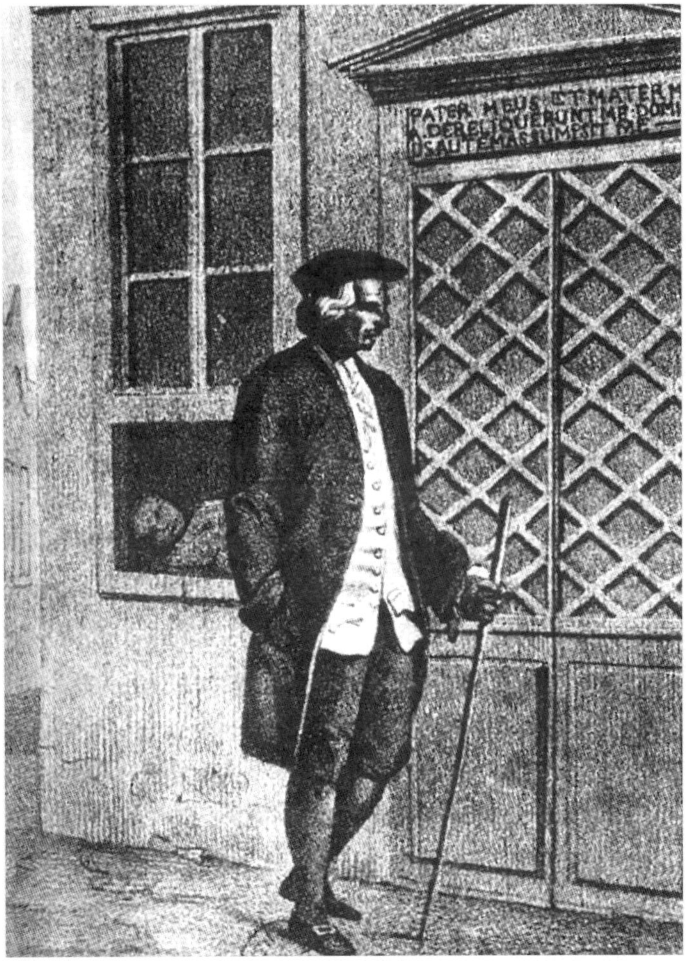

Abb. 4: Französische Zeichnung aus dem 19. Jahrhundert. Sie zeigt J. J. Rousseau vor dem Findelhaus in Paris. Über der Tür steht der Psalm 26.10

gemeinen Mannes zu der frommen Weisheit eines reinen und glücklichen Hauslebens ist das einzige Mittel, den Verbrechen des Volkes Einhalt zu tun. Diese ist aber nur durch die innere Veredelung der höheren Stände und der Macht, in deren Hand der gesetzgeberische Wille gelegt ist, zu erzielen möglich" (Banngartner, 1945).

Dass die Theorie oft einen großen Abstand zum Alltäglichen hat, zeigt sich in den Gedanken, die sich J. J. Rousseau über die Kindererziehung gemacht hat und seinem Handeln. Fünf seiner unehelichen Kinder gab er ins Findelhaus (Mössmer, 1988) *(Abb. 4)*.

Auch in Hamburg wurde 1793 von der „Patriotischen Gesellschaft" ein Preis vergeben für den besten Vorschlag, wie die unehelichen Schwangerschaften zu verhindern seien bei der ausgeprägten „Unmoralität und Entartung der Gesinde". Denn es war damals die Ehelosigkeit, die die Geburt eines Kindes zum Makel und das Neugeborene zum Produkt von Lasterhaftigkeit und Ehrlosigkeit machte. Dieses Produkt der Sünde trieb dann die Mutter in die Verzweiflung und Ausweglosigkeit.

In den Hamburger Beiträgen wurde ebenfalls als häufigstes „Heilmittel" eine „strengere, zweckmäßige, geistliche Bildung für Dienstboten durch spezielle Gesindepredigten" vorgeschlagen (1793). Diese pädagogischen Bestrebungen wurden unterstützt durch literarische Beiträge, denn die dramatischen Affekte zu definieren und in künstlerische Aussagen zu stilisieren, hieß auch die Triebkräfte des Menschen unter geistige Kontrolle zu bekommen und damit ansatzweise zu bewältigen.

Die unmittelbare Tragödie der „gefallenen Mädchen", die auf ihrem Weg von der reinen Unschuld, über die Verführung als Opfer von Lüstlingen in die Ausweglosigkeit und zur Mörderin getrieben werden, war für jedermann im Volke nachvollziehbar. Und nur diese Mädchen, nicht die liederlichen, wurden in Theaterstücken, in Balladen und Gedichten dargestellt. Das Gretchen in Goethes „Faust" (1774), die Louise in Schillers Gedicht „Die Kindsmörderin" (1781) und Bürgers „Pfarrerstochter von Taubenhain" (1784) sind heute noch präsent. Die meisten anderen literarischen Schriften sind in den Jahrzehnten danach in Vergessenheit geraten *(Abb. 5)*. Das lag einmal daran, dass die Thematik im 19. Jahrhundert an Aktualität für die Öffentlichkeit verloren hatte. Die mangelnde künstlerische Qualität war der andere Grund, warum wir uns heute nicht mehr daran erinnern.

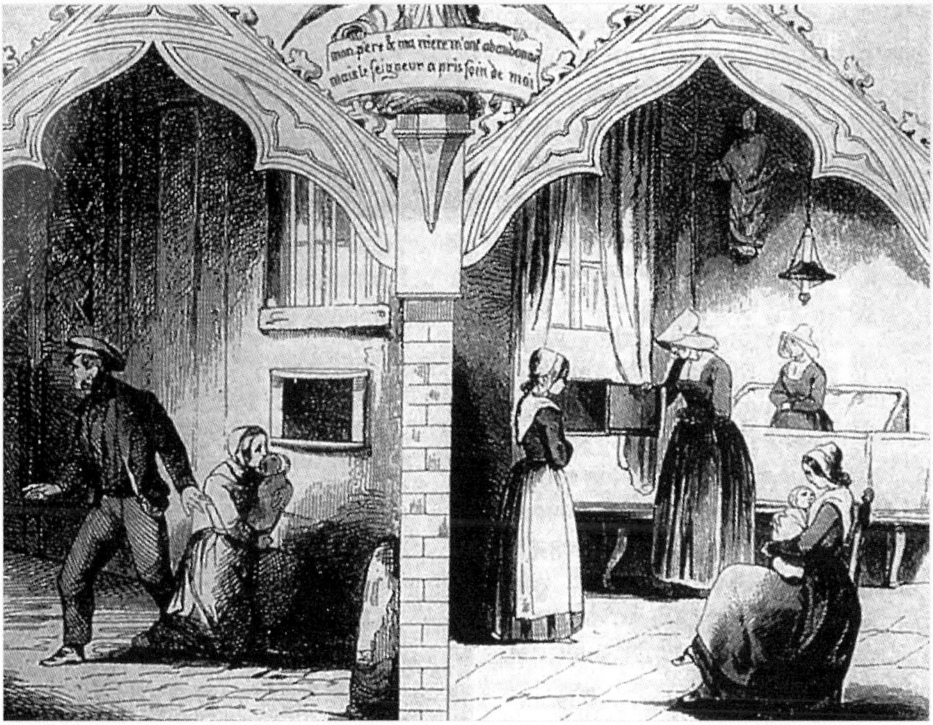
mon pere & ma mere m'ont abandonne
mais le seigneur a pris soin de moi

Abb. 5: Kupferstich von Henri Pottin. Im linken Teil des Bildes nimmt die Mutter vor dem Findelkasten Abschied von ihrem Kind. Der Vater vergewissert sich, ob niemand zuschaut. Im rechten Teil ist der Findelkasten vom Inneren des Hauses gezeigt. Auf dem Kapitel der Psalm 26.10.

„Es wand ihr ein Knäblein sich weinend vom Schoß,
bey wildem unsäglichen Schmerze,
und als das Knäblein geboren war,
da riss sie die Nadel vom Haar,
und stieß sie dem Knaben ins Herze.“

Solche Verse wirken heute nur noch melodramatisch und komisch. Es gibt zu der Ballade von Gottfried August Bürger auch ein Gemälde in der Hamburger Kunsthalle. Gabriel Max hat 1877 „Die Kindsmörderin“ gemalt wohl in Anlehnung an die Ballade von des „Pfarrers Tochter von Taubenhain“ (Howoldt und Baur, 1993). Dass in der Literatur die „Früchte der Sünde“ immer Knaben waren, lässt Psychologen ein weites Feld der Interpretation. In der Tötung des Knaben findet auch eine Tötung des Verführers statt. So oder ähnlich könnte der Ansatz einer Deutung sein.

In der Zeit der Aufklärung wurden viele Findelhäuser gegründet, aber in der neuen Organisationsform einer Verbindung mit einem Gebärhaus. Ein typisches Gebär- und Findelhaus wurde 1784 in Wien gegründet. Es gab hier keine Drehlade mehr. Mutter und Kind sollten in einem anonymen Status gegenüber der Umwelt die Möglichkeit haben, zusammen zu bleiben. In der langen Diskussion um die Form, wie das Prinzip der Anonymität gewahrt bleiben und die Versorgung des Kindes organisiert werden sollte, unterschied man ein italienisches, ein französisches und ein germanisches System der Aufnahme von Kindern, die von ihren Müttern auf Grund deren persönlicher Situation abgegeben werden mussten (Tugendreich, 1910).

Bei dem französischen Aufnahmeverfahren gibt es ein Aufnahmebureau. Hier ist das Prinzip der Anonymität gebrochen. Das Wiener Gebär- und Findelhaus hat nach dieser Organisationsform gearbeitet. Nach dem germanischen System waren zunächst die Verwandten des armen Kindes für die Versorgung und Erziehung zuständig und erst danach der Staat. Dieses germanische System lehnte damit die Anonymität ab. Wenn ein ausgesetztes Kind gefunden wurde, musste es der Kirche gemeldet werden. Am folgenden Sonntag wurde es durch den Geistlichen vom Altar verkündigt, und die Angehörigen wurden aufgefordert, das Kind zu übernehmen. Bis dahin sollte der Finder das Kind behalten und pflegen dürfen. Dafür würde er „von den Menschen oder, wenn er das vorzieht, von Gott Lohn empfangen" (Hügel, 1863).

Da die Drehlade vor allem in Italien, aber auch in Spanien, in Gebrauch war, wurde der Aufnahmemodus als italienisch bezeichnet. Ab dem 19. Jahrhundert wurde in allen Beiträgen der Wert der Drehlade als Instrument zur Verhütung des Kindesmordes als ungeeignet eingestuft.

Der Direktor des ältesten Findelhauses in Europa Prof. Griffini hat 1868 auf dem IV. Congresso dell'Associazione Medica Italiana in Venedig in einem Hauptreferat über die Drehlade gesagt: „Die Drehlade, jenes traurige Werkzeug zur Geheimhaltung aller Arten von Ruchlosigkeit, solle doch nun endlich einmal dem archäologischen Museum überwiesen werden, um an der Seite der Folter, des Prangers, der Ketten, mit denen die Irrsinnigen festgeschnürt wurden, und neben anderen ähnlichen Instrumenten, die die heutige Zivilisation verachtet, Aufstellung zu finden“ (Griffini, 1868).

1875 wurde das kleine Fenster des Ospedale degli Innocenti in Florenz zugemauert. 1879 gab es in Italien noch 675 Drehladen, 1894 waren es 377. Zwischen 1902 und 1906 wurden in Italien noch 5.000 Kinder in die Drehlade gelegt, mehr als 100 wurden darin tot gefunden (Tugendreich, 1910).

In der Festschrift zum 111. Internationalen Kongress für Säuglingsschutz 1912 hatte Dotti für Italien die Hoffnung geäußert, dass die heutige Disharmonie in der Gesetzgebung über Findelwesen und in deren Durchführung der Findelpflege ein Ende bereitet wird und dass endlich auch in Italien die Drehlade für Findlinge verschwindet (Dotti, 1912). Für Deutschland gibt es keine Zahlen, wie viele Drehladen es gegeben hat und wann die letzte geschlossen worden ist.

Wenn im Jahre 2000 in Hamburg mit großem publizistischem Aufwand die Eröffnung einer „Babyklappe“ bekannt gemacht wurde, so soll hier an dieser Stelle nicht darüber diskutiert werden, ob diese heute noch eine sinnvolle Einrichtung zur Verhinderung der Aussetzung und des Kindesmordes ist. Diese Diskussion ist schon erfolgt, und es gibt eine Reihe von Stellungnahmen.

Wenn man der Meinung ist, diese Einrichtung müsste es in Hamburg wieder geben, dann sollte sie im Eingangsbereich einer Kinderklinik installiert werden. Das hätte zwei Vorteile gegenüber der jetzigen „Babyklappe“. Zum einen wäre eine direkte ärztliche und pflegerische Betreuung des Kindes möglich, zum anderen wäre die Unterhaltung wesentlich preiswerter, da kein zusätzliches Personal notwendig wäre.

Januar 2003

ANATOMIE UND KUNST
Ein Beitrag zum Einstieg in die Körperwelten

Wenn Gunther von Hagens mit schwarzem Hut, den er auch drinnen nicht abnimmt, die Szene betritt, denkt man an Joseph Beuys. Wenn diese Verbindung auch vehement von ihm geleugnet wird, so verstärkt die Vehemenz doch eher den Verdacht der gewollten Ähnlichkeit. Seine präparierten Leichen stellt er als Skulpturen dar, die in Posen den Raum ergreifen, an Möbeln platziert sind, sodass sie an die Werke von Segal erinnern. Nur die Gestalten sind nicht aus Gips, sondern es sind tote nackte Menschen. Menschen, die einmal eine Lebensgeschichte hatten. Und darin liegt die Sensation der Ausstellung. Die Ausstellungsstücke haben auch keine anatomischen Bezeichnungen, sondern sie heißen „Der Fechter", „Der Läufer", „Der Hacker".
Wie in jedem Kunstmuseum ist auch ein Museumsshop der Ausstellung angegliedert, in dem die Leichname in Kunststoff verkleinert und in Glas gegossen für den Schreibtisch oder das Vertiko zu kaufen sind, je nach Größe zwischen 40 und 80 Euro. Es gibt aber auch billigere Erinnerungsstücke wie den Anstecker mit entsprechendem Leichenmotiv für zwei Euro oder die Unterlage für die Computermaus für vier Euro.
Hier spätestens wird der kommerzielle Hintergrund der Ausstellung überaus deutlich.

In allen Städten, in der Gunther von Hagens' Ausstellung gezeigt wurde, war der Besuch immens. In Berlin kamen 1,3 Millionen. Zurzeit steht man in Stuttgart Schlange. Wenn Prof. Hornbostel, Direktor des Hamburger Museums für Kunst und Gewerbe, sein Urteil über die Ausstellung mit „Ekel erregend" zusammenfasst, so ist das sicher zu flach empfunden und auch gedacht (Hornbostel, 2003). Zu der heute in Hamburg geplanten Kulturpolitik würde die Ausstellung mit ihrem Eventcharakter jedoch gut passen. Die Ausstellungsstücke sind von großem ästhetischem Reiz. Hier lebt die Verbindung von Anatomie und Kunst aus dem 15. Jahrhundert wieder auf, auch wenn dieses Leben an Leichen erweckt wird mit einem deutlichen Hang zur Gewinn bringenden Massenkultur. Das ethische Problem soll hier nicht Thema sein.

Die Wissenschaft für die bildende Kunst und die bildende Kunst für die Wissenschaft wurden in ihrer Gegenüberstellung und ihrer Verflechtung im 16. Jh. offensichtlich. In der Renaissance erhielt der Mensch eine neue Stellung, einen neuen Wert in der Gesellschaft, in der Philosophie, Theologie und Wissenschaft. Ein neues Bild entstand und die Künstler waren mit dessen Darstellung beschäftigt. Dazu benötigten sie eine genaue Kenntnis von der körperlichen Funktion des Menschen. Die Anatomen hatten erkannt, dass die genaue, detailgetreue Abbildung mehr Erkenntnis vermitteln kann als ein wissenschaftlicher Text. Dazu benötigten sie den Künstler.

Wie wichtig der Beitrag des Künstlers eingeschätzt wird, ist aus der Diskussion zu erkennen, die das Erscheinen von Vesals „Fabrica" 1543 hervorgerufen hat, ob der Text des Anatomen Vesalius oder die Holzschnitte des Künstlers Stephan von Calcar den größeren Wert des Werkes ausmachen.

In vielen Städten Europas hatten sich schon im 12. und 13. Jh. Ärzte und Künstler in Gilden zusammengetan unter Ausschluss der Chirurgen, die geringschätzig als Gewerbetreibende eingestuft wurden. Ärzte, Apotheker und Künstler verband die Verwendung von Pulver, wobei es bei den Künstlern die feingeriebenen Pigmente waren.

In der Zeit der Frührenaissance haben diese gemeinsamen Gilden der Ärzte und Künstler bei zunehmender Bedeutung der Anatomie für beide eine wichtige Rolle gespielt. Es gab Maler, die Sektionen beigewohnt haben, die von Chirurgen vorgenommen und von Ärzten geleitet wurden. Mantegna war der erste, der von 1466 bis 1468 in Florenz die Bewegung an nackten Körpern studierte. Vasari, der Biograf der Renaissancekünstler, schrieb über Mantegna: „Er beherrschte das Nackte besser als jeder andere seiner Vorgänger, weil er Anatomie am Seziertisch gelernt hatte." (Vasari, 1568) Leonardo da Vinci, Michelangelo, Raffael und Tizian haben sogar selbst Leichen seziert. Die bildenden Künstler wollten sich nicht mit der bloßen Bewunderung des vollkommenen Körpers begnügen, sie wollten die Ordnung der Muskeln unter der Haut und die Funktion des Knochengerüstes ergründen. Das waren damals ganz neue gedankliche Ansätze zur Betrachtung des Menschen.

Bis in die Frührenaissance dienten die offiziellen Leicheneröffnungen an den medizinischen Fakultäten der Universitäten lediglich dazu, die medizinischen Thesen Galens zu demonstrieren, wobei deutliche Widersprüche zur Übereinstimmung mit dem großen Lehrer mehr oder minder ungeschickt eingeebnet wurden. Die Medizin und damit auch die Anatomie wurden damals weitgehend spekulativ betrieben. Der Arzt saß erhöht auf seinem Lehrstuhl - unter ihm zerschnitten die Chirurgen den Leichnam - und zeigte mit einem Stock auf die bloßgelegten Organe. Dazu las er aus der „ratio scripta", die vor ihm auf einem Pult lag. Das waren die Schriften von Hippokrates und Galen oder eine Kombination von beiden. So beschränkte sich die ganze Gelehrsamkeit auf ein unermüdliches Definieren, Klassifizieren und Argumentieren, ohne die empirische Wirklichkeit und die eigene Erfahrung zu Rate zu ziehen.

Folglich vertreten einige Medizinhistoriker die Meinung, dass „nicht das Seziermesser in den Händen des Anatomen, sondern der Zeichenstift des Malers das erste taugliche Instrument war, das der Menschheit die Kenntnis von dem Inneren des menschlichen Körpers vermittelte. Das Nachzeichnen und Nachbilden der Muskeln und des Knochenbaus, wie die Künstler es übten, haben die moderne Anatomie, ja die moderne empirische Wissenschaft überhaupt begründet" (Fülöp-Miller, 1937).

Ob die Verdienstzuweisung für die Anatomie so klar und apodiktisch ausgesprochen werden kann, ist sicher eine Diskussion wert. Einen großen Anteil an dem Aufblühen der Anatomie als wissenschaftliches Fach hatte die bildende Kunst sicher. Für die bildenden Künstler waren profunde Kenntnisse der Anatomie Voraussetzung, um das Bild des neuen, dem Mittelalter entwachsenen Menschen zu erschaffen. „Studiere die Anatomie wie eine Wissenschaft: dann halte Dich an die Praktiken, die der Wissenschaft gemäß sind. Sei methodisch und schließe keinen Teil ab, so lange er Dir nicht völlig ins Gedächtnis eingedrungen ist", empfiehlt Leonardo da Vinci seinen Schülern (Braunfels-Esche, 1961). Während Leonardo da Vinci ein großes naturwissenschaftliches Interesse hatte und „die tieferen Geheimnisse des Körpers und das Geheimnis des Lebens" ergründen wollte, galten für Michelangelo die anatomischen Untersuchungen ausschließlich als Voraussetzung für sein künstlerisches Bestreben.

Die Notwendigkeit genauer anatomischer Kenntnisse hat er beschrieben: „Keine Gestalt, wenn sie auch noch so sorgfältig nach ihren anatomischen Voraussetzungen aufgebaut ist, wird künstlerisch wirksam, wenn sie nicht beseelt ist. Die Beseelung kommt nicht nur im Antlitz zum Ausdruck, sondern auch durch die von Muskeln bewirkte Spannung, Haltung und Bewegung der Glieder des Körpers. Äußere Bewegungen können nicht nur dazu dienen, einen Berg zu erklimmen, auf einen Baum zu klettern, in eine Grube zu steigen oder über einen Bach zu springen. Solche Bewegungen können, wie etwa das Springen, auch Ausdruck der Freude sein, so wie gebeugte Haltung Ausdruck des Leidens.“ (Kornell, 1993)

Dieses Problem, durch äußere Zeichen innere Zustände auszudrücken, ist so alt wie die Kunst selbst. Schon Sokrates hat in der ihm eigenen, zermürbenden Fragetechnik den Bildhauer Kleiton zu folgender Einsicht geführt:

„Schön sind sie, mein lieber Kleiton, deine Läufer, Ringer, Boxer. Die Nachahmung der Anstrengung der in der Bewegung dargestellten Körper bereitet dem Betrachter sicher ein Vergnügen.“ „Wahrscheinlich.“ „Muss man nicht auch die Augen der Kämpfenden drohend, den Blick des Siegers aber fröhlich bilden?“ „Ganz gewiss.“ „Folglich muss der Bildhauer die Werke der Seele darstellen.“ (Snell, 1953)

Um die körperliche Bewegungsmechanik als Spiegel für seelische Erschütterung benutzen zu können, musste die Anatomie beherrscht werden. Die Urgründe der Beseelung eines anscheinend rein mechanischen Vorganges hat Heinrich von Kleist in seinem berühmten Aufsatz über das Marionettentheater versucht zu benennen.

Die Erfahrung, dass anatomische Kenntnisse für den Künstler grundlegend notwendig sind, hat dann in den Werkstätten der Künstler dazu geführt, dass für die Schüler Vorlagen geschaffen wurden, nach denen sie Muskelspiel in Licht und Schatten sowie Körperhaltungen studieren konnten. Als eine der ersten solcher Zeichnungen, die Schul- und Übungszwecken diente, gilt die Grafik von Antonio Pollaiuolo (um 1430 - 1498) „Schlacht der nackten Männer“, die zur Darstellung ihrer Muskeln in den unterschiedlichsten Haltungen aufeinander einschlagen und einstechen *(Abb. 1)*.

Die erste Kunsthochschule, die „Accademia de Designo“, wurde

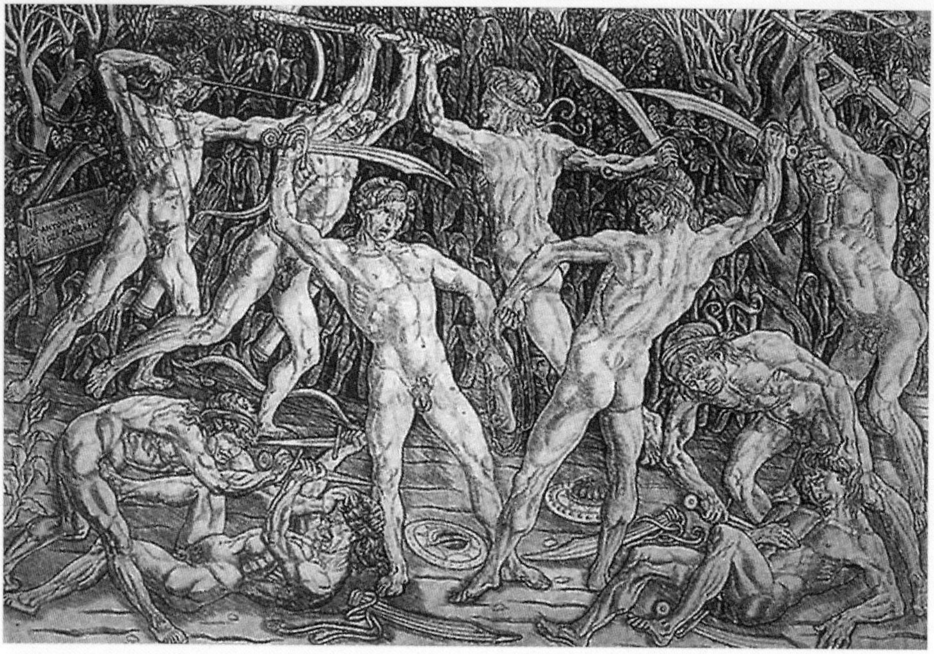

Abb. 1: Antonio Pollaiuolo: Schlacht der nackten Männer, 1470, Holzschnitt. British Museum, London

1563 von Giorgio Vasari unter der Schirmherrschaft von Cosimo de Medici in Florenz gegründet. Die Schüler erhielten einen Anatomieunterricht, Leichensektionen wurden für sie im Hospital S. Maria Novella vorgeführt. In allen später in Europa gegründeten Kunstakademien wurde Anatomie ein Pflichtfach in der Grundausbildung. Als Lehrer wurden die Professoren für Anatomie aus den medizinischen Fakultäten engagiert.

Die Beschaffung der Leichen für die Sektionen war bei dem zunehmenden Bedarf der Anatomen problematisch. Es gab drei Möglichkeiten, Leichen zu akquirieren. Eine Zusammenarbeit mit Henkern oder Hospitälern führte zum Erfolg, eine letzte Möglichkeit war, Leichen heimlich ausgraben zu lassen. In der Enzyklopädie von Diderot und D' Alembert wird im Artikel über die Anatomie die Forderung gestellt, dass Kriminelle sich zur Vivisektion zur Verfügung stellen müssten, um ihre Schuld bei der Gesellschaft abzutragen. Sollten sie die Prozedur überleben, sollte ihnen das mit Schmerzen verbundene Leben gelassen werden (Diderot, 1751 - 1772).

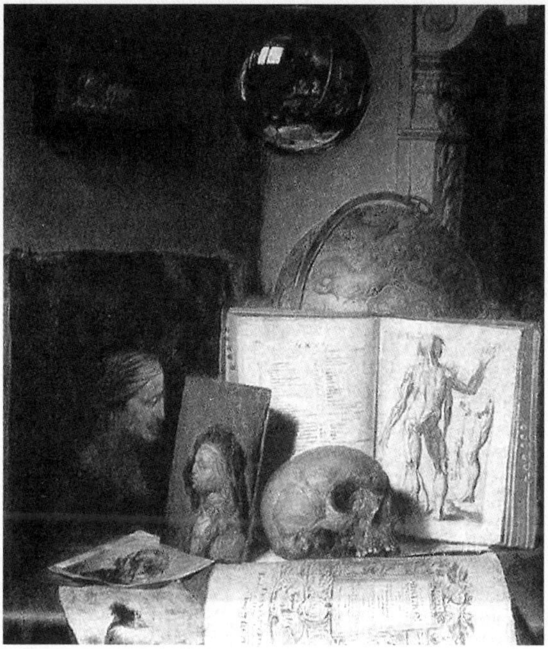

Abb. 2: Gerard Dou: Stillleben mit Totenschädel, ca. 1631. Öl auf Holz, Muzeum Narodowego, Danzig

Die gleichen Schwierigkeiten, genügend Leichen zu erhalten, hat auch Gunther von Hagens. Ihm wirft man vor, illegal aus osteuropäischen Ländern beschaffte Leichen präpariert zu haben. Nach anfänglichem Leugnen gesteht er jetzt ein, die Herkunft der Leichen nicht genau zu kennen. Diese Leichen befänden sich aber nach der Präparation nicht in der Ausstellung, sondern im Institut in Heidelberg.

Auch die Lebensläufe scheinen denen zu gleichen, die im 16. Jh. auf dem Seziersaal oder im anatomischen Theater präpariert wurden. Der Rektor der medizinischen Akademie in Nowosibirsk Anatolij Jefrenow sagt zur Entschuldigung der unklaren Herkunft der Leichen, dass es sich sowohl bei den Leichen als auch bei den Hirnpräparaten um Häftlinge, psychisch Kranke oder Obdachlose gehandelt habe. Jefrenow: „Nach denen kräht kein Hahn." (Wundisch, 2002). Die Jahrhunderte haben anscheinend keine andere Lösung des Problems der Leichenbeschaffung und keine wesentliche Änderung der Sicht des Menschenbildes erbracht.

Wenn im 16. Jh. und in der Zeit danach Sektionen nicht möglich waren aus Mangel an freigegebenen Leichen, standen für das Studium die großen anatomischen Atlanten zur Verfügung *(Abb. 2)*. Später im 18. Jh. wurde an Ecorché-Skulpturen (ecorcher = Haut abziehen) der menschliche Körper studiert. Der berühmte Anatom und Geburtshelfer William Hunter hat an der Royal Academy in London den anatomischen Unterricht für die Kunststudenten gegeben und dabei die Plastik eines Muskelmannes benutzt, die über Generationen

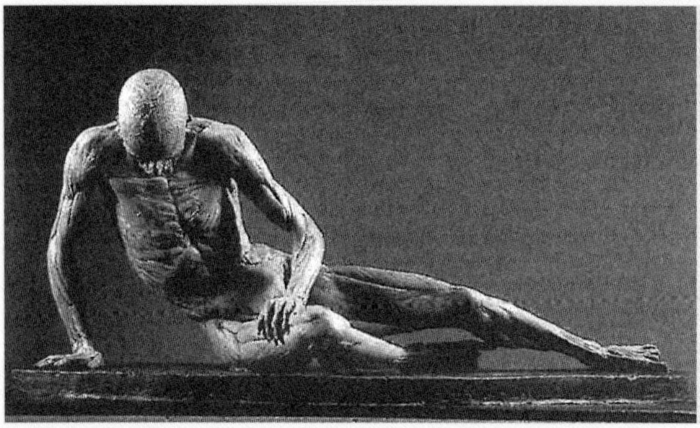

Abb. 3: William Pink: Smugglerius, Ecorché eines Mannes in der Haltung des sterbenden Galliers, nach Carlini für William Hunter, 1834. Royal Academy of Arts, London

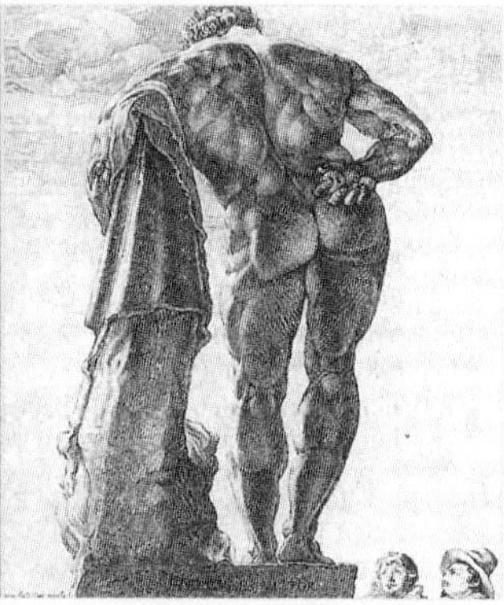

Abb. 4: Hendrik Goltzius: Der Farnese Herkules, Holzschnitt, 1617. British Museum, London

von Studenten gezeichnet wurde u. a. auch von William Turner. In vielen Kopien stand die Plastik auch in den Ateliers der Künstler. Michael Sweerts (1624-1664) hat sie auf einem Gemälde dargestellt.

Die Darstellungen wurden immer aufwendiger und kunstvoller und glichen sich auch dem Kunstgeschmack der Zeit an. Der italienische Bildhauer Agastino Carlini arrangierte mit W. Hunter einen gehäuteten Leichnam eines Schmugglers nach der berühmten römischen Plastik des „sterbenden Galliers“ *(Abb. 3)*. Dieser Echorché wurde in zahllosen Kopien hergestellt und verließ wegen seiner großen Ästhetik auch die Akademien und Ateliers, um als Skulptur häusliche Räume zu schmücken.

Der Wunsch nach exakter Beobachtung und Wiedergabe führte zu extremen Produktionen. Der englische Künstler Thomas Banks stellte 1801 in Zusammenarbeit mit dem Anatomen Joseph Constantine Carpue einen Echorché her, der die „Anatomische Kreuzigung" genannt wurde. Dazu schlugen sie den gehäuteten Leichnam eines Mörders ans Kreuz, um beobachten und festhalten zu können, was mit einem gekreuzigten Körper geschieht, wenn er noch warm ans Kreuz fixiert in seine endgültige Haltung sackt nach Aufrichten des Kreuzes.

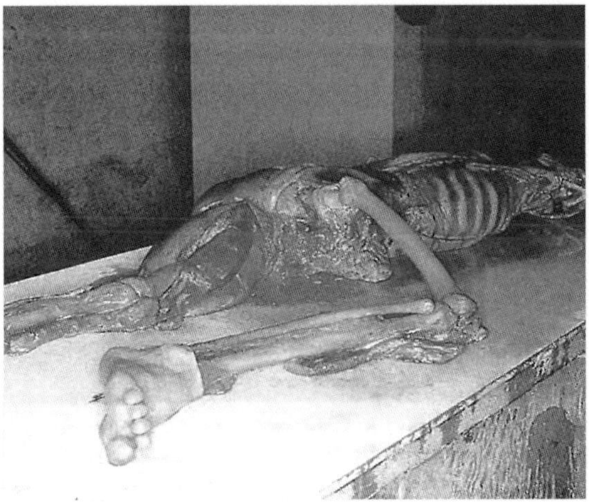

Abb. 5: John Isaacs: A necessary change of heart, Wachs, 2000.

Das manchmal übertriebene Bestreben der Künstler, ihre Anatomiekenntnisse zu demonstrieren, wurde dann überdeutlich in den muskelbepackten Figuren, die in ihren Bildern schwer und leblos standen *(Abb. 4)*. John Flaxman, der Präsident der Royal Academy of Arts, hatte 1852 vor der Gefahr gewarnt, dass die Kunst eine anatomische Kunst werden würde (Kemp, 1975). Schon 350 Jahre vorher hatte Leonardo da Vinci mit einem leichten Seitenhieb auf Michelangelos muskulöse Gestalten, die Schüler ermahnt, nicht die Aufmerksamkeit zu exzessiv auf Muskeln und Skelett der Figuren zu richten, sondern die anatomischen Kenntnisse mit Zurückhaltung und Diskretion zu dokumentieren (Braunfels-Esche, 1961).

Die Anatomie war also zu einem wichtigen Fachbereich in der Aus-

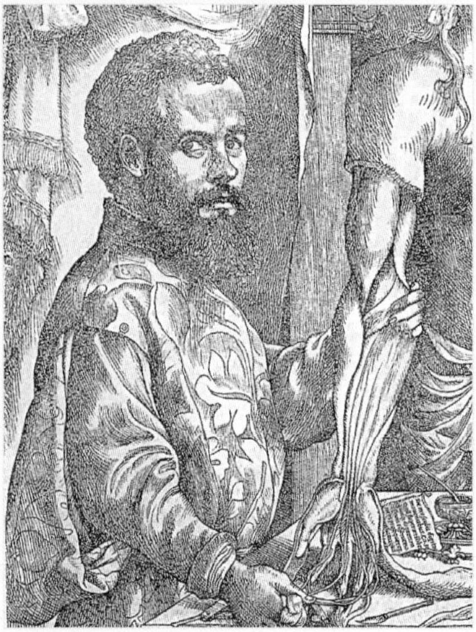

Abb 6: Stephan von Calcar: Andreas Vesalius, Muskeln des Unterarmes darstellend. Holzschnitt, 1543, aus A. Vesalius: De humani corporis fabrica

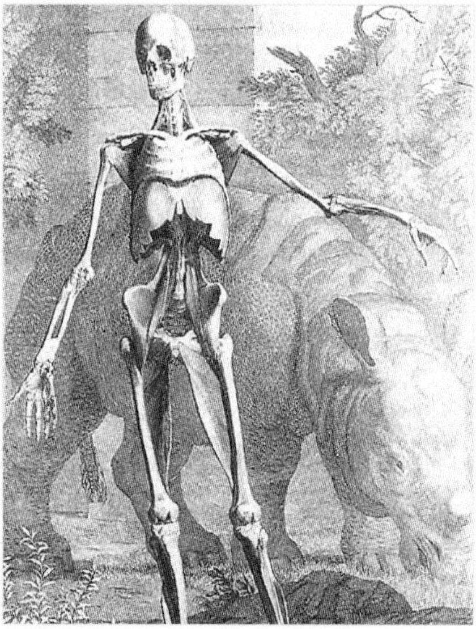

Abb 7: Jan Wandelaar: Muskelmann mit Rhinoceros, Kupferstich, 1747. Aus B. S. Albinus: Tabulae sceleti et musculorum corporis humani

bildung der Künstler geworden. Auch noch in der ganz aktuellen Kunst wird die Anatomie benutzt, um Tableaus herzustellen, die im wahrsten Sinne furchtbar sind und es auch sein wollen *(Abb. 5)*. Aus anatomischen Versatzstücken setzt John lsaacs im Jahr 2000 das Bild eines zerstörten Menschen zusammen.

So wie die Anatomie für die Ausbildung der Künstler von großem Wert war, so haben andererseits die Künstler mit ihrer genauen, unvoreingenommenen Beobachtungsgabe, ihren manuellen Fähigkeiten und künstlerischer Darstellungskraft die Anatomen unterstützt und zur Entwicklung der Anatomie als Wissenschaft wesentlich beigetragen. Die Anatomie hat im 16. Jh. von der Neugierde und der genauen Sicht der Künstler profitiert. Leonardo da Vincis Beitrag zur Anatomie kann gar nicht hoch genug bewertet werden. Ascanio Condivi, der 1553 die erste offizielle Biografie Michelangelos geschrieben hat, berichtete, dass bei einer Sektion durch den Anatomen und Chirurgen Realdo Colombo Michelangelo als Beobachter anatomische Details entdeckte und darauf hingewiesen hatte, die vorher nicht gesehen worden waren (Condivi, 1976)

Weiterhin hat die medizinische Wissenschaft damals von den Künstlern profitiert, indem diese Abbildungen für ihre anatomischen Atlanten schufen. Zwei Kombinationen von Anatom und Künstler seien dafür beispielhaft genannt, weil sie wohl die wichtigsten und auch schönsten Atlanten produziert haben. Für Andreas Vesalius schuf Stephan von Calcar 1543 die Holzschnitte und für Bernhard Siegfried Albinus war Jan Wandelaar 1747 tätig, also etwa 200 Jahre später.

Bei von Calcar mögen die italienischen Landschaften noch schmückendes Beiwerk sein, die auch an seine Tätigkeit in der Werkstatt von Tizian erinnern *(Abb. 6)*. Aber die Bilder von Jan Wandelaar zu dem Atlas von Albinus erzählen mehr als nur vom Sitz der Knochen und Muskeln zueinander *(Abb. 7)*. Die klassische Pose des Skelettes betont die Verbindung zu antiken Marmorskulpturen und damit steht vor uns nicht nur ein Objekt der Schönheit, vielmehr eine Darstellung der Einheit von Kunst und Natur. Eine Parklandschaft, wie sie im 18. Jh. mit Baum und Ruine geschaffen wird, erinnert den Betrachter an die Vergänglichkeit der Schönheit. Für die Naturphilosophen der damaligen Zeit war das Nashorn ein Symbol der Melancholie. Die Interpretation dieser Abbildung von Gunther von Hagens spricht nicht so sehr für die tiefere Kenntnis zu dem Thema Anatomie und Kunst. Ihn erstaunt „die Irrationalität der Bildkonzeption, wenn das Nashorn ins Bild drängt, um die sprichwörtliche Dicke seiner Haut dem enthäuteten, präparierten Menschen gegenüber zu stellen.“ (von Hagens, 2000) So schlicht geht die Kunst mit ihren Themen dann doch nicht um.

Es gab damals keine Wissenschaft ohne Moral und Theologie. Der Knochen- oder Muskelmann war immer zugleich ein Objekt von Ästhetik, Ethik und Metaphysik. Die großen anatomischen Skulpturen waren zu allegorischen Tableaus arrangiert oder standen in klassischer Pose, manchmal antiken Statuen direkt nachgebildet, als ästhetisches Abbild des Menschen vor dem Betrachter. In Florenz und Wien liegt eine wunderschöne, junge Frau als Wachsmodell auf einem Seidenkissen, ihre Haartracht ausgebreitet, eine Perlenkette um den Hals. Ihre Bauchdecke ist eröffnet und die Organe liegen frei *(Abb. 8)*. Mit der Betonung der Schönheit dieser Frau wird gleichzeitig die Tragik eines frühen Todes dargestellt. In diesen Bildern und

Skulpturen verbinden sich Kunst und Wissenschaft auf das Innigste. Der ästhetische Reiz war so groß und die Weltsicht von Schönheit, Vergänglichkeit und Tod so bewegend, dass diese aus unserer Sicht wissenschaftlichen Darstellungen von medizinischen Laien erworben und gesammelt wurden. Zar Peter der Große hat die Werke des niederländischen Anatomen Ruysch aufgekauft und nach St. Petersburg gebracht, wo Teile noch heute zu besichtigen sind.

Im Jahr 1745 hatte das Imperiale Reale Museo di Fisica e Storia Naturale die Wachsmodelle von verschiedenen italienischen Künstlern ausgestellt, die ihre Ausbildung in Bologna im Zentrum der ana-

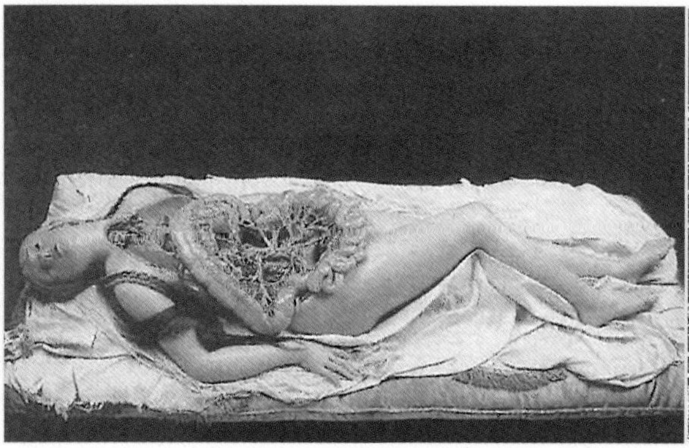

Abb. 8: Clemente Surini: Liegende weibliche Figur, Wachs, spätes 18. Jh. Historisches Museum, Florenz

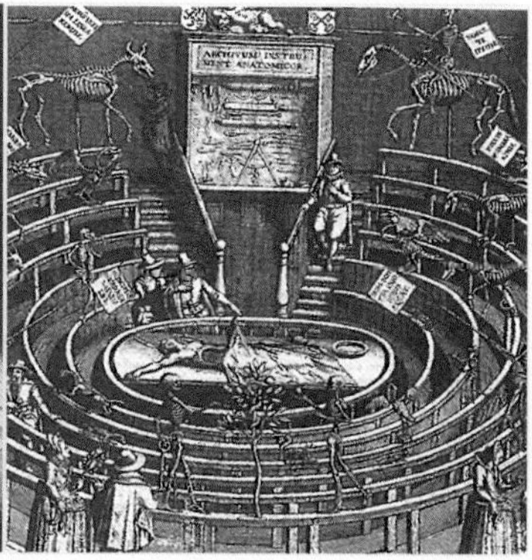

Abb. 9: Das Anatomische Theater in Leiden, Kupferstich, ca. 1700

tomischen Wachsbildnerei erfahren hatten. Nicht nur Goethe, sondern auch der österreichische Kaiser Joseph II. waren tief beeindruckt von den handwerklichen und ästhetischen Meisterwerken. Joseph II. ermöglichte mit 30.000 Gulden aus seiner Privatschatulle den Aufbau einer einmaligen Sammlung dieser Wachsmodelle Die Sammlung ist heute noch in Wien zu besichtigen. Eine zweite Sammlung bietet Florenz. Den Weltenplan zu erfassen, den die Theologen Gott zuschrieben und von dem die Philosophen der Aufklärung den Universalverstand als Urheber sahen, versuchten im 17. und 18. Jh. viele Menschen, indem sie so genannte Kunstkammern anlegten. Es wurden große naturwissenschaftliche Sammlungen zusammengetragen. Getrocknete Pflanzen, Insekten, Tiere, Steine, was die Welt zu bieten hatte, wurde in den Kabinetten angehäuft. Und es galt immer noch der Satz der Antike, dass der Mensch das Maß aller Dinge sei, und somit galt der Einsicht in den menschlichen Körper ein überaus großes Interesse.

An den Universitäten wurden anatomische Theater eingerichtet, in denen öffentlich oder für ausgewählte Kreise, aber durchaus nicht immer nur vor Medizinern, Sektionen vorgeführt wurden *(Abb. 9)*. Schaulust und Wissensdurst trieben die Menschen zu den Vorführungen.

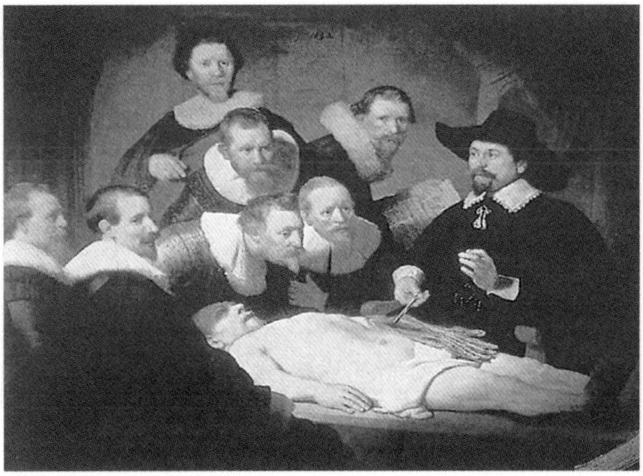

Abb. 10: Rembrandt van Rijn: Anatomie-Vorlesung des Doktor Nicolaes Tulp, 1632, Öl auf Leinwand. Mauritshuis, Den Haag

Der venezianische Chirurg Alessandro Benedetti (etwa 1450-1512) hat die Voraussetzungen und notwendigen Einrichtungen für eine Obduktion in einem Anatomietheater sehr genau beschrieben: „Es ist nur erlaubt, Leichen zu sezieren, wenn man zuvor ein päpstliches Placet dazu eingeholt hat. Das Gesetz erlaubt also nur unbekannte Leichen zu sezieren, Leichen, die von niederem Stande sind und aus entfernt gelegenen Gebieten stammen, so dass weder Verwandten noch Nachbarn derselben ein Schaden entstehen kann. Unter denen, die gehängt wurden, werden jene ausgewählt, die mittleren Alters sind, weder zu dick noch zu dünn und von hohem Wuchs, so dass solche, die einer Sektion beiwohnen, das Material besser sehen können. Am besten lassen sich Sektionen während eines kalten Winters durchführen, denn in der Sommerhitze gehen die Leichen sofort in Verwesung über. Für die Sektion ist es vonnöten, eine Art Theater der Sektionskunst zu schaffen: einen großen, luftigen Raum, in welchem Sitzbänke in einem Halbrund aufgestellt sind, ein Raum nach der Art, wie man sie in Rom und Verona sehen kann. Dieser Raum sollte groß genug sein, die Zuschauer bequem und in solcher Entfernung von den sezierenden Chirurgen unterzubringen, dass dieselben bei ihrer Arbeit nicht gestört werden. Auch sollte eine Sitzordnung erstellt werden, die die Sitzplätze nach Maßgabe des Ranges und der Würde der Zuschauer verteilt. Deshalb ist auch ein Aufseher vonnöten, der über Einhaltung der Regeln wacht. Außerdem sind Torwachen nötig, die neugierige Eindringlinge fernhalten. Auch sollen zwei Schatzmeister gewählt werden, die dafür zuständig sind, aus gesammelten Geldern alles Notwendige einzukaufen. Gebraucht werden: Rasiermesser, Messer, Haken, Bohrer und Instrumente zur Öffnung des Schädels." (Carmichael und Ratzau, 1994)

Die Anatomen, besonders die der Niederlande, ließen sich im 17. Jh. gerne im Kreise ihrer Schüler und Kollegen beim Sezieren abbilden. Das bekannteste Bild aus einer großen Reihe von Bildern ist wohl „Die Anatomie-Vorlesung des Dr. N. Tulp", das Rembrandt 1632 malte *(Abb. 10)*. Dr. Tulp wurde der Vesalius der Niederlande genannt, nicht nur weil er der berühmteste Anatom seiner Zeit war, sondern auch weil sein Lehrer Pieter Pauw ein Schüler Vesals gewesen ist. Und es mag kein Zufall sein, dass er sich wie Vesal bei der Präparation der Hand hat porträtieren lassen. Von den Anatomen wurde damals die Hand als das Instrument der Instrumente bezeichnet. Diese Bilder sind Auftragsarbeiten, die das bürgerliche Selbstbewusstsein und die gehobene gesellschaftliche Stellung der Ärzte demonstrieren sollten. Sie haben nichts mit der gegenseitigen Beeinflussung und Förderung von Anatomie und Kunst zu tun.

Diese anatomischen Vorführungen einer Zerlegung wurden auch als die zweite Bestrafung für die Leiche des Mörders angesehen. Grundsätzlich gab es damals heftige Kritik, wenn die Sektion nicht nur der medizinischen Ausbildung, sondern der öffentlichen Sensationslust galt (Bergdolt, 2000). Wenn also Gunther von Hagens öffentliche Sektionen durchführt, so ist das nicht neu, und die Diskussion darüber wird genau so verlaufen wie über die Ausstellungen seiner Präparate. „Wenn die Ausstellung solchen Erfolg hat, ist das natürlich gut für Hamburg", hat der Sprecher der Kulturbehörde Andreas Ernst schlicht gesagt. Das ist natürlich ein unschlagbares Argument. Die Kultursenatorin Dr. Dana Horakova würde die Schau in Hamburg begrüßen, hat sie wissen lassen (HA, 19.2.2003). So einfach ist das in Hamburg.

Die Wissenschaft braucht die Kunst heute nicht mehr. Sie hat andere Methoden der virtuellen Darstellung entwickelt. Der Erkenntnisstand, der aus den Präparaten von Gunther von Hagens zu ziehen ist, ist allerdings nicht größer als der aus den 250 Jahre alten Skulpturen aus Wachs und Gips *(Abb. 11 + 12)*. Der medizinische Laie, den von Hagens aufklären will, kann dort alles erkennen, was er möchte. Er muss nicht unbedingt einem Leichnam ins Gesicht blicken. Aber dieser Reiz, leibhaftig einen toten Menschen vor sich zu haben, der zu einem Objekt geworden ist, dessen Lebensgeschichte im Geheimen bleibt, treibt die Besucher in die Ausstellung.

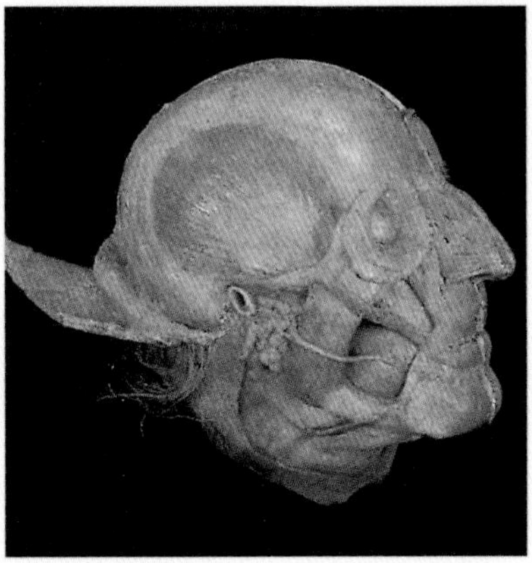

Abb. 11: Gaetano Zumbo: Präparation eines Kopfes, ca. 1701, Wachs. Museum Nationale d'Histoire Naturelle, Paris

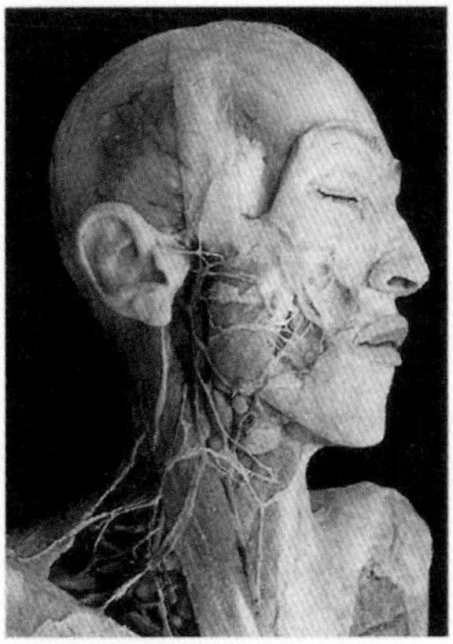

Abb. 12: Gunther von Hagens: Oberflächliche Kopf- und Halspräparation, 1999, Plastinat, Körperwelten, Ausstellung, Berlin

Mai 2003

CIRUGIA TAURINA
Die medizinische Versorgung der Toreros in Spanien

In Spanien gilt der Stierkampf nicht als Sport, sondern als Kunst und ist tief in der Kultur des Landes verwurzelt. Zeitungsberichte darüber stehen in der Nachbarschaft des Feuilletons.

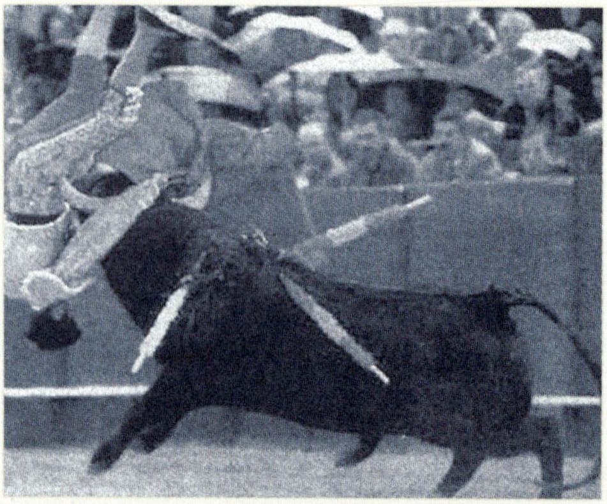

Abb. 1: Der Matador ist auf dem Horn des Stiers hängen geblieben und durch das Abstürzen dreht sich das Horn um 180 Grad in der Wunde und erzeugt eine große Höhle.

Der Stierkampf beruht in seiner Durchführung auf drei Prinzipien: pavor, mandar, templar. Der Matador muss seinen Platz behaupten, den Stier beherrschen und die Geschwindigkeit seiner Bewegungen bestimmen sowie mäßigen. Es zeigt sich dann das Bild des mit geschlossenen Füßen stehenden Toreros, der sich sicher scheint und der weiß, wohin er den mit urtümlicher Gewalt anrennenden Stier leitet. Wenn er dabei noch in die Ferne schaut, ist die Wirkung sehr theatralisch. Aber das Schauspiel ist mit einem tödlichen Risiko verbunden, ein Spiel Leben gegen Leben. Es ist kein Treffen zweier gleichwertiger Gegner. Darüber sind sich alle klar, auch die Anhänger des Stierkampfes. Der Stier ist das Mittel, um die Fähigkeit des Menschen darzustellen, ungebändigte Natur zu unterwerfen und diese Fähigkeit aktiv mit hohem Risiko vorzuführen. Niemand will Tote oder Verletzte bei der Corrida. Gibt es dennoch Tote, wird das mit

Trauer hingenommen. Das Fest aber wird fortgesetzt, um das Ritual nicht zu unterbrechen. Der Tod eines Menschen stellt eine negative Wendung innerhalb des rituellen Geschehens dar, sprengt aber nicht den rituellen Rahmen selbst. So erklärt sich, dass Tod und Verletzung vom tieferen Sinn der Corrida her eingerechnet sind, und so braucht die Berufsgruppe der Toreros für ihre Tätigkeit eine organisierte medizinische Versorgung, die es in Spanien in der Tat gibt. Im Folgenden sollen die Art der Verletzungen, ihre Entstehung sowie die Möglichkeit und die Organisation der medizinischen Versorgung in der historischen Entwicklung als Übersicht dargestellt werden.

Entstehung und Art der Verletzung

Da Stier und Torero sich in bestimmten, sich wiederholenden Positionen zueinander befinden, werden beim Torero bestimmte Körperregionen bevorzugt getroffen. Wenn der Stier beim Angriff den Kopf senkt, befinden sich seine Hörner in Höhe der Kniegelenke des Toreros, reißt er den Kopf zum Stoß hoch und trifft den Mann, so verletzt er ihn am Oberschenkel oder in der Leistenbeuge. Dabei dringt das Horn ein, der Torero wird hochgehoben, und der Stier schleudert durch ruckartiges Nachstoßen den Mann auf dem Horn um die eigene Achse. Der Torero fällt durch die Schwerkraft seines Oberkörpers nach unten, das Horn dreht sich somit um 180 Grad in der Wunde und verursacht eine große Wundhöhle. V. und A. femoralis sind dabei besonders gefährdet *(Abb. 1, 2)*. Wenn das Horn des Stieres durch vorherige Stöße in die Holzplanken der Barriere aufgesplittert ist, was besonders häufig am Anfang der Corrida geschieht, ist die Gewebszerstörung noch ausgeprägter. Besonders gefährdet ist der Genitalbereich mit Zerstörung eines Hodens oder des gesamten Skrotums. Matadore versuchen dem vorzubeugen, indem sie Hosen aus glatter Seide und ohne Falten mit ganz strammem Sitz tragen, damit die Hörner leichter abgleiten. Zudem fixieren viele Matadore ihren Penis mit Klebeband am Oberschenkel und polstern mit Verbandsmull. Dass sich in der engen Hose dann ein mächtiges männliches Bild ergibt, ist nur ein Nebeneffekt

Weitere, oft getroffene Körperpartien sind das Gesäß und das Perineum sowie der gesamte Beckenboden. Die Verletzung kommt durch eine Ausweichdrehung des Matadors zustande oder durch eine ge-

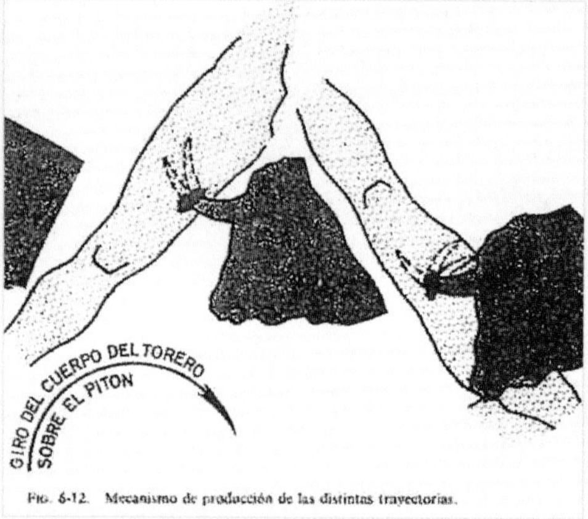

Abb. 2: Entstehung der großen Wundhöhle durch Hängenbleiben auf dem Horn und Kippen des Körpers nach unten.

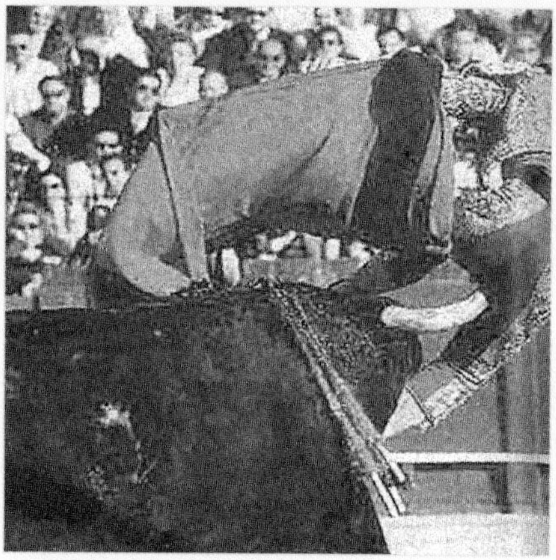

Abb. 3: Der Matador ist vom Stier in der rechten Gesäßhälfte getroffen.

wollte Führung des Stieres, indem er den Stier mit dem Tuch an seinem Rücken vorbei ziehen will, der Stier ihm aber nicht folgt und statt des Tuches den Mann aufspießt. Die Eintrittsstelle des Hornes sieht dann nicht nach einer großen Verletzung aus. Sie kann aber erheblich sein, wenn das Horn in die rechte Gesäßhälfte eindringt und durch das Perineum oder den Beckenboden bis zur linken Gesäßhälfte reicht *(Abb. 3, 4)*. Diese Verletzungen sind zugleich Stichverletzungen und - durch die Breite des Hornes - Quetschungen, also Verletzungen mit großer Gewebszerstörung.

Der größte Gefahrenmoment für den Genitalbereich, aber auch für das Abdomen besteht, wenn der „Augenblick der Wahrheit" gekommen ist. Es ist der Moment, in dem der Matador den Kopf des Stieres mit dem Tuch ganz nach unten ziehen muss, sodass der Stier den Nacken bietet, in den der Matador sein Schwert zum Todesstoß versenken muss. Dieser Bereich zwischen den Wirbeln ist nur ungefähr 5 cm groß. Der Matador muss sich völlig auf diesen Stoß konzentrieren, ein Ausweichen ist nicht möglich. Sollte der Stier den Kopf hochreißen, weil er eine Bewegung über sich bemerkt, wird der Matador im Bauchraum oder im Thoraxbereich verletzt *(Abb. 5)*.

Da es bei dem Beruf des Matadors außer um Leben und Tod auch um viel Geld geht, muss er für hohe Gagen seinen Mut deutlich beweisen. Das führt zu einem Umgang mit dem Stier, der schon selbstzerstörerische Züge zeigt. Es gibt Matadore, die unmittelbar vor dem

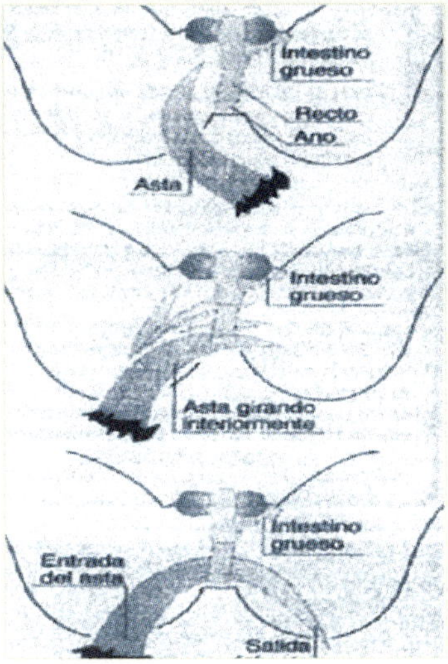

Abb. 4: Das Horn ist in die rechte Gesäßhälfte eingedrungen, durchstößt den Beckenboden bis in die linke Gesäßhälfte.

Eingangstor, durch das der Stier in die Arena stürzt, ihn auf den Knien erwarten, ohne das Tier in seinem sehr unterschiedlichen Verhalten je vorher gesehen zu haben. Dabei können dann bei Misslingen, den Stier zu leiten, schwere Thorax- oder Gesichtsverletzungen entstehen, wie sie dem Matador Franco Cadero widerfahren sind.

Einer besonderen Gefährdung sind die Banderilleros ausgesetzt, da sie direkt auf den Stier zulaufen und der Stier auf sie. Sekundenbruchteile befinden sie sich über den Hörnern des nicht durch ein Tuch abgelenkten Stiers. Wenn der Stier den Mann trifft, verletzt er ihn am Abdomen oder Thorax. Im Jahr 2001 wurde ein Banderillero direkt ins Herz getroffen. Picadores, die Helfer des Matadors auf den gepanzerten Pferden, haben ein sehr geringes Verletzungsrisiko. Wenn der Stier das Pferd hochhebt, können die Picadores vom Pferd fallen. Typische Verletzung ist dann eine Radiusfraktur.

Von der Art, wie der Stier den Torero mit den Hörnern trifft, werden drei Verletzungsweisen unterschieden: 1. Varetazo (Peitsche) wird von der Seite des Hornes hervorgerufen, die Quetschungen verschiedenen Ausmaßes verursacht. 2. Puntazo corrido (der laufende Riss) entsteht durch die Spitze des Hornes. Das Kostüm des Stierkämpfers wird zerrissen und die Haut oberflächlich verletzt, aber nicht die darunter liegenden Gewebsschichten. 3. Cornada (Keil) ist die schwerwiegendste Form der Verletzungen, wenn das Horn mehr oder weniger tief in die Muskulatur oder Körperhöhlen eindringt.

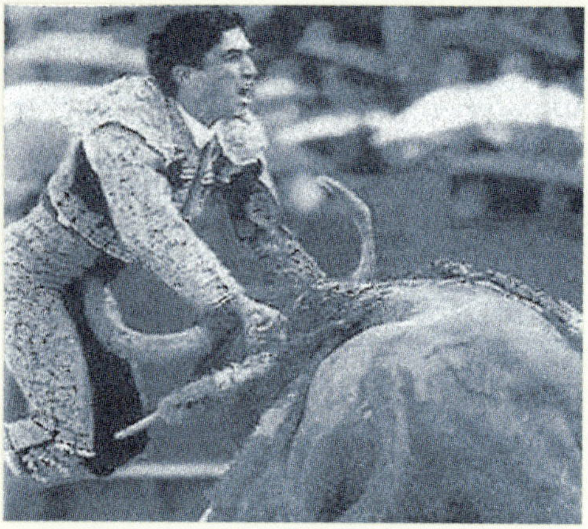

Abb. 5: Bei der „Suerte de matar". Das Horn des Stiers dringt in die Bauchhöhle des Toreros ein.

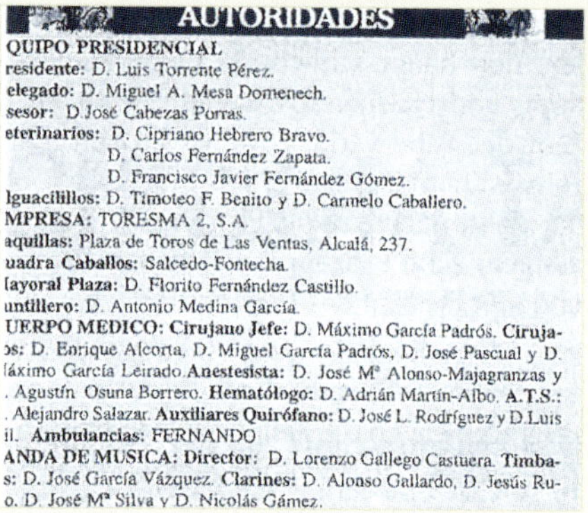

AUTORIDADES

QUIPO PRESIDENCIAL
residente: D. Luis Torrente Pérez.
elegado: D. Miguel A. Mesa Domenech.
sesor: D.José Cabezas Porras.
eterinarios: D. Cipriano Hebrero Bravo.
D. Carlos Fernández Zapata.
D. Francisco Javier Fernández Gómez.
lguacililllos: D. Timoteo F. Benito y D. Carmelo Caballero.
MPRESA: TORESMA 2, S.A.
aquillas: Plaza de Toros de Las Ventas, Alcalá, 237.
uadra Caballos: Salcedo-Fontecha.
layoral Plaza: D. Florito Fernández Castillo.
untillero: D. Antonio Medina García.
UERPO MEDICO: Cirujano Jefe: D. Máximo García Padrós. **Ciruja-os:** D. Enrique Alcorta, D. Miguel García Padrós, D. José Pascual y D. láximo García Leirado. **Anestesista:** D. José Mª Alonso-Majagranzas y . Agustín Osuna Borrero. **Hematólogo:** D. Adrián Martín-Albo. **A.T.S.:** . Alejandro Salazar. **Auxiliares Quirófano:** D. José L. Rodríguez y D.Luis il. **Ambulancias:** FERNANDO
ANDA DE MUSICA: Director: D. Lorenzo Gallego Castuera. **Timba-s:** D. José García Vázquez. **Clarines:** D. Alonso Gallardo, D. Jesús Ru-o. D. José Mª Silva y D. Nicolás Gámez.

Abb. 6: Im Programmheft einer Corrida in Madrid am 14.5.1999 ist das gesamte medizinische Team als Ausdruck der hohen Wertschätzung namentlich aufgeführt.

Das Besondere an den Verletzungen der Toreros ist also oft die geringe Eintrittspforte mit einer großen Wundhöhle mit vielen Taschen. Die Wunden sind immer infiziert. Es sind Mischinfektionen, wobei Staph. aureus der häufigste Keim ist. Verletzungen der großen Gefäße wie A. und V. femoralis sowie die Iliakalgefäße und auch Aorta und V. cava sind möglich.

Bis in die erste Hälfte des 20. Jh. starben die Toreros meistens an der Wundinfektion oder durch Blutungen im irreversiblen Schock. Die Entdeckung des Penicillins brachte in der Behandlung der Verletzungen die große Wende. Auf der Plaza de Toros in Madrid steht dem zur Folge ein Denkmal für Alexander Fleming, gestiftet von spanischen Toreros.

Häufigkeit der Verletzungen bezogen auf Körperregionen

Statistiken über Verletzungen werden wenig publiziert oder auch nicht erstellt. Eine wohl repräsentative Statistik wurde auf dem Pathologen- und Chirurgen-Kongress 1988 in Alicante vorgetragen. Die aufgeführten Zahlen gelten für den Zeitraum von 1985 bis 1987.

Bei 2481 Stierkämpfen in diesem Zeitraum waren 165 schwere Verletzungen in den Arenen Spaniens aufgetreten. Der Grad der Verletzungen wird in leicht, mittelschwer und schwer eingeteilt. 42 Prozent der Verletzungen betrafen die unteren Extremitäten, dort hauptsächlich die Oberschenkel. Kopf- und Halsbereich werden in 19

Prozent der Fälle verletzt. In 13 Prozent der Fälle waren Hände und Arme betroffen. In der Leiste lagen zwölf Prozent der Verletzungen, zehn Prozent betrafen den Thorax und vier Prozent das Perineum.

Im Oberschenkel- und Inguinalbereich wurden in 51 Prozent der Fälle außer Muskelgewebe auch die Sehnenplatten und Ansätze verletzt, in zwölf Prozent wurden die großen Gefäße eröffnet. Bei den Bauchtraumen wurde mit einer Häufigkeit von zwölf Prozent die Eingeweide (Darm, Leber, Milz, Nieren) getroffen. Ein Torero erlitt eine Querschnittlähmung, bei einem Stierkämpfer musste eine suprakondyläre Amputation vorgenommen werden. In dem Beobachtungszeitraum von drei Jahren starben vier Toreros in der Arena.

Häufigkeit der Verletzungen bezogen auf die unterschiedliche Tätigkeit der Toreros

Torero ist die Bezeichnung für alle drei Arten von Stierkämpfern, die an der Corrida beteiligt sind: der Matador tötet den Stier, der Banderillero sticht die kleinen mit bunten Fähnchen besetzten Pfeile in den Nacken des Stieres und der Picador verletzt den Stier vom Pferd aus mit einer Lanze. Ein Novillero ist ein Matador in der Ausbildung, der mit jüngeren und leichtgewichtigeren Stieren kämpft.

Von 261 Verletzungen waren in 37,9 Prozent der Fälle die Matadores betroffen und in 18,4 die Novilleros. Die, die den Stier töten mussten, hatten also mit 56,3 Prozent den größten Anteil. Der Anteil der Bandilleros lag bei 29,5 und der der Picadores bei 14,2 Prozent.

Organisationsformen der medizinischen Versorgung

Die Organisationsform, die Toreros in der Arena medizinisch versorgt, soll an ihrer historischen Entwicklung dargestellt werden. Der Stierkampf in seiner heutigen Form entwickelte sich Mitte des 18. Jahrhunderts. Vorbeugende Maßnahmen für eine ärztliche Versorgung waren völlig unbekannt bis in das 20. Jahrhundert hinein. Damals wurden die Toreros von Barbieren und Sagradares (die zur Ader ließen) und Kurpfuschern versorgt.

Erst um 1930 versuchten die Veranstalter von Stierkämpfen, Ärzte fest in den Arenen zu etablieren. Es waren Chirurgen und Internisten, die ihre Leidenschaft für den Stierkampf mit ihrem Beruf verbanden. Sie arbeiteten meistens unentgeltlich. Die großen Arenen in Sevilla,

Madrid, Valencia und Barcelona erhielten eine Einrichtung zur akuten Versorgung der Verletzten. Sie bestand aus einem spärlich ausgerüsteten Raum.

1962 wurde eine Verordnung über die medizinische Versorgung der Arenen erlassen, die die qualitative und quantitative personelle Besetzung vorschrieb. Dies waren zunächst ein Chirurg, ein Assistent, ein Anästhesist und ein Pfleger. In der Verordnung war festgelegt, wann die Ärzte hinzugezogen werden mussten. Das war notwendig, da der Impresario oft versuchte, die Verletzung seines Toreros zu bagatellisieren, ihn schnell aus der Arena zu schaffen in der Hoffnung, dass am nächsten Tag alles wieder gut sei und der Torero seinen nächsten Kampf machen könnte. Man wollte keine Schwierigkeiten und versuchte, die ärztliche Untersuchung zu umgehen.

Die Veröffentlichung einer Liste der Arenen mit einer Notfallstation (Enfermeria) führte zu einer deutlichen Verbesserung der medizinischen Versorgung. Die berühmten Matadore wählten dann natürlich bevorzugt jene Arenen, die eine gute medizinische Versorgung gewährleisteten. Also waren in der Folge Arenen bemüht, solche Einrichtungen anbieten zu können.

Es sei hier eine Anekdote im Kleistschen Sinne angeführt, die belegen soll, wie kompliziert und unzureichend in den 30er-jahren das medizinische Versorgungsnetz in Spanien war. Der Freund des berühmten spanischen Dichters Frederico Garcia Lorca, der Matador Sanchez Mejias, hatte für seine medizinische Betreuung damals die falsche Wahl getroffen. Er hatte sich bereit erklärt, für den berühmten Domingo Ortega am 11. August 1934 in Manzanares einzuspringen. Als Sohn eines Arztes war ihm ärztliche Tätigkeit nicht fremd. Er sah sich die Krankenstation der Plaza an und fand sie ungenügend. Er bestand darauf, im Falle einer Verletzung nach Madrid gebracht zu werden, 160 km über damals schlechte Straßen. Er wurde bei der Corrida an der Leiste schwer verletzt. Mit gesäuberter und verbundener Wunde wurde er nach Madrid gebracht. Der Krankenwagen hatte eine Panne. Mejias kam erst 13 Stunden nach seiner Verwundung in Madrid an. Die Wunde war massiv infiziert, und Mejias starb am Wundbrand am 13. August 1934. Lorca hat ihm ein großes Gedicht gewidmet, in dem er Mejias letzten Stierkampf als ein „religiöses Mysterium“ beschreibt.

Im Jahre 1972 erschien eine Überarbeitung der Verordnung zur

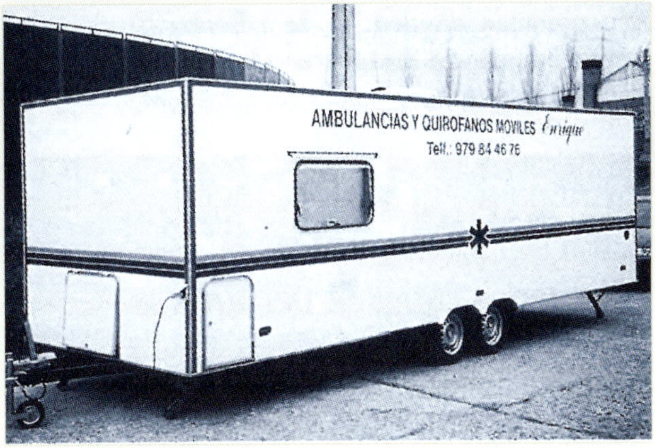

Abb. 7: Operationswagen in Fromista am 6.4.2002

notfallmäßigen Versorgung in den Arenen ohne wesentliche Änderungen. Im gleichen Jahr hatte nach Konstitution der Gesellschaft der Stierkampf-Chirurgen der erste internationale Kongress für Stierkampf-Chirurgie in Sevilla stattgefunden. Fast 20 Jahre später, erst 1991 erfolgte ein Aufruf der Stierkampfärzte, die Bedingungen der ärztlichen Versorgung besonders in den kleinen Arenen zu verbessern. 1994 wurden dann die Richtlinien „Reglamento Taurino" veröffentlicht mit festen Vorschriften für die Veranstalter einer Corrida, welche lokalen Einrichtungen und personelle und technische Ausstattung vorhanden sein muss. Gebildet wurden drei Kategorien oder Versorgungsstufen (ähnlich wie bei unseren Krankenhäusern): Grund-, Regel- und Maximalversorgung.

Heute besteht eine Enfermeria (Notfallstation) in den großen Arenen aus einem kompletten Operationssaal mit entsprechenden Nebenräumen. Das Team besteht aus neun Personen: drei Chirurgen (ein Chefchirurg, ein Allgemeinchirurg, ein Gefäß- und Thoraxchirurg), ein Anästhesist, ein Transfusionsmediziner, ein Intensivmediziner, ein Assistent, ein Assistent für die Op.-Technik und ein Pfleger. Der Stellenwert und das Ansehen eines solchen Teams sind hoch. Im Programmheft einer Corrida in Madrid ist mit allen anderen für die Durchführung der Corrida wichtigen Personen auch das medizinische Team namentlich aufgeführt *(Abb. 6)*. Oft widmet der Matador den Stier dem Chefchirurgen der Arena.

Auch für die Stierkampfplätze in den kleinen Orten gibt es in den „Reglamento Taurino" Richtlinien für die ärztliche Versorgung. Ein

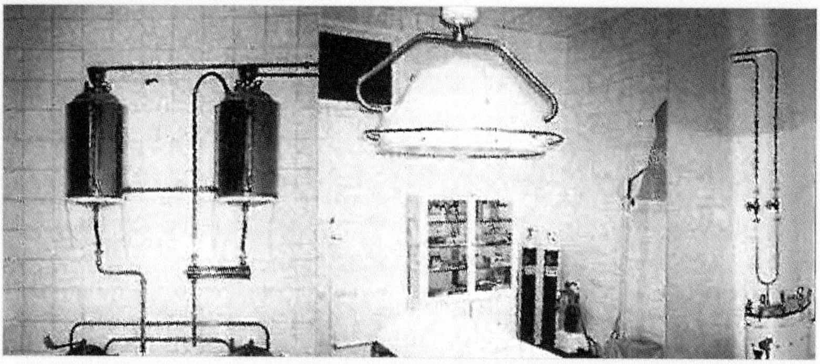

Abb. 8: Enfermeria in der Arena von Granada, ein wunderschöner Sterilisator und eine liebevoll gepflegte Wasseraufbereitungsanlage im Operationsraum. Die Aufnahmen wurden 2002 gemacht.

Abtransport des Verletzten muss innerhalb von fünf Minuten möglich und das nächste Krankenhaus darf nicht weiter als 50 km entfernt sein, worauf in dem weiten Land Spanien durchaus zu achten ist. Ein Unfallwagen hat unmittelbar neben der Arena zu stehen, in dem ein Platz für die ambulante Behandlung eingerichtet ist. Für ernsthafte Verletzungen, die eine operative Versorgung notwendig machen, ist neben der Arena ein mobiler, steril verschlossener Operationsraum geparkt *(Abb. 7)*.

Mit der Durchsetzung des „Reglamento Taurino" hat sich die medizinische Betreuung der Toreros entscheidend gebessert. Doch die vollständige Umsetzung braucht noch Zeit. Und es bedarf immer wieder des Hinweises auf diese bestehende Verordnung. Nicht ohne Grund hat im letzten Jahr Javier Campos Licastro, Gründungsmitglied der internationalen Vereinigung der Stierkampfchirurgen, öffentlich beklagt, dass bei Neubauplanungen von Arenen die Enfermeria vergessen wird und Impresarios sich immer noch schwer tun, für die medizinische Versorgung bei der Corrida Geld auszugeben. In vielen Arenen gibt es zwar eine Enfermeria mit ausreichenden Räumlichkeiten, aber das Inventar hat trotz liebevoller Pflege, man möchte fast sagen, einen musealen Charakter. *(Abb. 8)*

So ist heute in den großen Arenen eine optimale Versorgung der verletzten Toreros möglich. Aber insgesamt bedarf es noch großer Aufmerksamkeit der kommunalen Institutionen und der organisierten Ärzteschaft, flächendeckend eine ausreichende Umsetzung des „Reglamento Taurino" zu erreichen.

Oktober 2003

Dr. Jules Emile Péan

Die Mandeloperation (une opération aux amygdales)

Toulouse-Lautrec hat diese Ölskizze 1891 gemalt. Durch seinen Cousin hatte er Zugang zu dem Hôpital Saint Louis gefunden. Hier war der zu seiner Zeit berühmteste Chirurg Frankreichs Jules Emile Péan tätig. Dem Cousin haben wir es zu verdanken, dass die über 45 Bleistift- und Tuschezeichnungen, die Toulouse-Lautrec von Péan angefertigt hat, erhalten geblieben sind.

Der Maler ist Péan mit Notiz- und Zeichenblock durch das Krankenhaus bis in den Operationssaal gefolgt. Die Skizzenblätter verdeutlichen den mühsamen Weg, über den sich Lautrec an den Menschen Péan herantastete, an seine Art, sich zu bewegen und zu arbeiten. Lautrecs Interesse an ärztlicher Tätigkeit war groß, allemal er in seinem Leben durch sein körperliches Gebrechen häufig Ärzte konsultiert hatte. Einer der Assistenzärzte Péans überlieferte Lautrecs Ausspruch: „Wenn ich nicht Maler wäre, möchte ich Arzt sein."

Péan (1830 – 1898) galt als Koryphäe unter den Operateuren Frankreichs, besonders auf dem Gebiet der Bauchchirurgie. Er hatte in Paris Medizin studiert und wurde 1860 zum Prosektor an der dortigen Fakultät ernannt. 1866 war er als Chirurg am Hôpital Lourcine tätig. 1872 übernahm er das Hôpital St. Louis. Er war einer der ersten Operateure, der die vaginale Uterusexstirpation mit Adnexen empfahl. 1879 führte er als erster beim Menschen die Pylorektomie durch. Der Patient litt an einem Magenkarzinom und war im Stadium der Kachexie, als ihn Péan operierte. Er starb am fünften postoperativen Tag, aber nicht an einer Nahtinsuffizienz, sondern an dem Karzinom.

Gut ein Jahr später hat Theodor Billroth in Wien diese Operation durchgeführt. Sein Patient überlebte vier Monate. Billroth entwickelte sie dann weiter zu dem, was heute Billroth I genannt wird.

Der Name Péan ist bis heute in der Bezeichnung einer Arterienklemme erhalten geblieben. Es ist eine stumpfe Klemme, stufenweise sperrbar, mit kurzen, quer oder schräg gerieftem Maulteil. Emil Th.

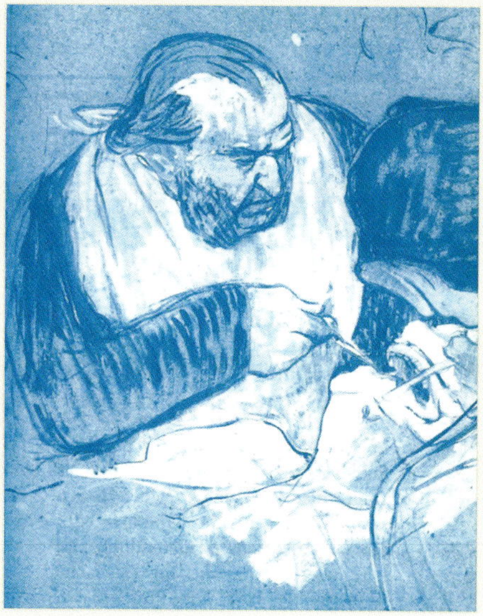

Ölskizze von Henri de Toulouse-Lautrec, 1891

Kocher (1841 – 1917) hat sie später zu einer scharf gezähnten Klemme modifiziert. Auf dem Bild führt Péan das von ihm entwickelte Instrument in den Rachen des Patienten ein. Er war, wie alle guten Chirurgen damals, ein extrem schnell arbeitender Operateur.

Leon Daudet (1867 – 1942), der vor seiner Schriftstellerkarriere als Arzt gearbeitet hatte, beschrieb Péan als „Virtuosen des Messers, der nacheinander drei Beine und zwei Arme abtrennt, zwei Schultern auseinander legt, fünf Schädel trepaniert, ein halbes Dutzend Gebärmuttern herausholt und einige Hoden schneidet. So arbeitet er etwa zwei Stunden. Er trieft von Blut und Schweiß. Von seinen Händen rinnt das Blut in Bächen nieder. Seine Füße stehen in Lachen von Blut. Man schiebt unter seinen Armen die Kranken rasch und flüchtig weg. In ihren offenen Leibern stecken noch Zangen und andere Instrumente. Der Anblick ist so grauenhaft, dass die Studenten, die das erste Mal zu solchen Operationen zugelassen werden, vor Ekel erbrechen. Haufen von Stümpfen und Fleischstücken liegen herum und dazwischen operiert Péan ruhig weiter". In seinen autobiografischen Schriften hat Daudet die politischen und gesellschaftlichen Strömungen seiner Zeit oft polemisch verzerrt dargestellt. Und so ist sicher auch die Darstellung von Péans Operationen stark übertrieben, aber nicht völlig realitätsfern.

Schon 1847 hatte Ignaz Philipp Semmelweis (1818 – 1865) die Ähnlichkeit im Krankheitsverlauf von Kindbettfieber und den chirurgischen Wundinfektionen erkannt. Seine Arbeit ist aber erst 1861 veröffentlicht worden. Dem Kieler Chirurgen Gustav Adolf Neuber (1850 – 1932) gebührt das Verdienst, 1883 ein System der Aseptik ausgebildet zu haben.

Wie groß die Bemühungen Péans um Aseptik im Operationssaal waren, ist auf dem Bild von Toulouse-Lautrec schwer zu ersehen. Péan operiert, wie damals üblich, ohne Handschuhe. Seinen Frack, den er täglich in und außerhalb der Klinik trägt, schützt er mit einer weißen Serviette um den Hals. Nicht einmal die Ärmel hat er aufgekrempelt.

Die Operationen wurden in großer Eile ausgeführt; notwendigerweise, solange man noch keine vollkommene Schmerzausschaltung kannte. Aber auch nach der Einführung der Intubationsnarkose hielt man noch an dem Grundsatz fest, schnell zu operieren. Bei in der Eile unzureichenden Blutstillung kam es oft zu gefährlichen Nachblutungen.

Péans Klemme war ein großer Fortschritt in der Technik der Blutstillung. Mit ihr konnte man isoliert Gefäße fassen und abklemmen, um sie anschließend zu unterbinden oder zu umstechen. Vermutlich hat der Patient auf Lautrecs Bild eine Inhalationsnarkose erhalten. Auf seinem Gesicht liegt ein gefaltetes Tuch, das mit Äther oder Chloroform getränkt sein könnte. Wir wollen es zum Wohle des Patienten annehmen.

Das Barbarische und Agressive der damaligen Chirurgie, von Daudet drastisch geschildert, ist auch auf der Ölskizze von Toulouse-Lautrec zu erkennen. Sauerbruch brachte diese derbe Note der Chirurgie schlicht zum Ausdruck: „Ein Chirurg ist ein Mann, der sich täglich wundert, wie viel man von einem Menschen wegschneiden kann, ohne ihn umzubringen.“

Januar 2005

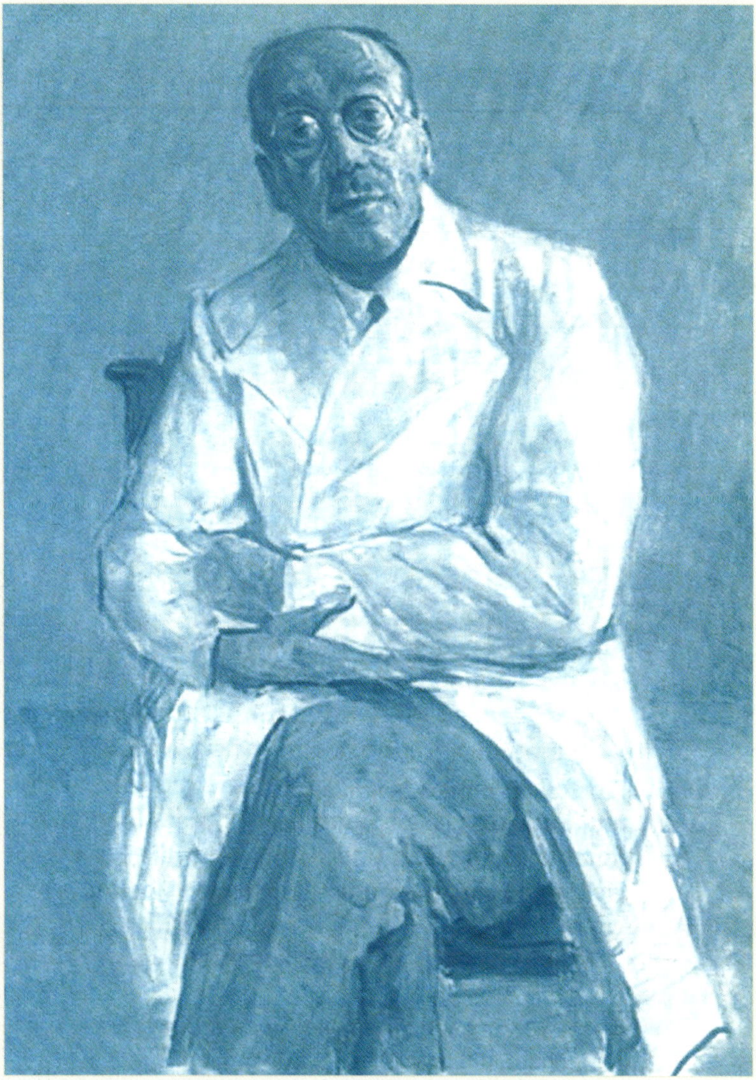

Max Liebermann: Professor Ferdinand Sauerbruch (1932)

Zum 130. Geburtstag von Ferdinand Sauerbruch

Maler und Modell

Am 3. Juli 1875 wurde Ferdinand Sauerbruch in Barmen geboren. 1932, im Alter von 57 Jahren, ließ er sich in Berlin von Max Liebermann malen. Liebermann war sein Patient und Nachbar am Wannsee.

Liebermann hat seinen Arzt im weißen Doktorkittel wiedergegeben. Der Hintergrund ist hell und nur skizzenhaft angedeutet, und auch die Figur ist mit lockeren Pinselstrichen gemalt, die die lebendige Haltung und den aufmerksamen Gesichtsausdruck unterstreichen. Nicht in repräsentativer Pose stellt er Sauerbruch dar, sondern als Arzt, der beobachtend und lauschend seinem Patienten gegenübersitzt. Er sieht älter aus, als er in Wirklichkeit ist.

Für beide, sowohl Maler als auch Modell, war das Jahr 1932 ein schwieriges Jahr.

Liebermann war schwer krank gewesen, hatte sich als alter Mann von 85 Jahren nur langsam erholt. Er war schon Jahre vorher antisemitisch angegriffen worden. Entmutigt und erschöpft legte er 1932 das Amt des Akademiepräsidenten nieder, weil ihm auch aus den Reihen der Akademiemitglieder der neue völkische Geist entgegentrat. Ein Jahr später, 1933, hat er vom Dach seines Hauses am Pariser Platz in Berlin den Fackelzug der Nationalsozialisten beobachtet und den berühmten Kommentar zu dem Aufmarsch gesprochen: „Ick kann jar nich soviel fressen, wie ick kotzen möchte."

Für Sauerbruch, Ordinarius für Chirurgie an der Berliner Charité, war das Jahr 1932 auch ein Jahr der Anfeindungen und Verdächtigungen. Der Preußische Landtag hatte beschlossen, das alte Klinikum in der Ziegelstraße, das von August Bier geleitet worden war, nach dem Wintersemester 1931/32 zu schließen.

Der Gynäkologe Walter Stoeckel war damals der Dekan der medizinischen Fakultät und berichtet über die Diskussion zur Schließung der Klinik in der Ziegelstraße: „Ich hatte die unangenehme Aufgabe, die Temperamente auszugleichen. Die Assistenten der Biersehen Klinik waren darüber empört, dass heimlich daran gearbeitet wurde, ihren Wirkungsbereich verschwinden zu lassen, und die Mitglieder der Fakultät vermochten nicht daran zu glauben, dass die maßgebliche preußische Behörde auf die unselige Idee kommen sollte, ein durch Namen wie Dieffenbach, v. Langenbeck, v. Bergmann und Bier weltberühmt gewordenes Institut zu schließen."

Natürlich verdächtigte man Sauerbruch als Betreiber dieses Planes, weil er derjenige war, der Vorteil aus der Schließung der Konkurrenzklinik ziehen würde. Sauerbruch sah sich gezwungen, eine öffentliche Stellungnahme abzugeben. Er wies auf seine 1927 erfolgte Doppelberufung für die Charité und die Ziegelstraße hin und erläuterte die zunächst gefassten Pläne eines Neubaues in der Ziegelstraße. Die Zusage für den Neubau wurde dann aber vom preußischen Ministerium zurückgenommen wegen der drastischen Verschlechterung der Finanzlage. Die Klinik wurde durch Beschluss des Staatsministeriums geschlossen.

Sauerbruch schrieb in seiner Stellungnahme: „Es zeigt jedem, dass ich selbst wohl am schwersten von ihm getroffen bin. Mir wird eine vertragsmäßige Zusage nicht gehalten; eine Tatsache, die ich persönlich auf das tiefste beklage, weil damit der eigentliche Sinn meiner Berufung nach Berlin hinfällig geworden ist und die Universität eine wertvolle Lehrstätte verliert."

Trotz der klaren Argumentation von Sauerbruch blieb noch viele Jahre ein Rest von Misstrauen unter den Fakultätsmitgliedern.

Auf langen Spaziergängen am Wannsee, auf denen ihn Liebermann mit seinem Dackel für kurze Strecken begleitete, versuchte Sauerbruch die beruflichen Querelen zu vergessen. Wahrscheinlich hat die enge Nachbarschaft zu Liebermann dazu geführt, dass einer von Sauerbruchs Söhnen- sehr zum Unwillen des Vaters- beschloss, Maler zu werden.

Drei Jahre nach Entstehung des Bildes starb Liebermann 1935, im Alter von 88 Jahren. Aus Furcht vor Repressalien hatten außer dem engsten Familienkreis nur wenige Trauergäste den Mut aufgebracht, dem großen Maler die letzte Ehre zu erweisen. Die Beisetzung fand Anfang Februar in der Familiengruft auf dem jüdischen Friedhof in der Schönhauser Allee statt. Zu den wenigen Trauergästen gehörten

Käthe Kollwitz, der Verleger Bruno Cassirer und Ferdinand Sauerbruch mit seinem Sohn Hans.

Das von Liebermann gemalte Bild hängt in der Hamburger Kunsthalle, über die der Künstler in einem Brief an Gustav Pauli, dem damaligen Direktor, urteilte: „Die Kunsthalle ist doch das Mecca der modernen Kunst." Dort kann das Bild jeden Tag außer montags betrachtet werden.

Juni 2005

Baudelaire im Haschischrausch

Alle aus dem Hanf gewonnenen Rauschmittel werden als Haschisch bezeichnet, was im Arabischen „Kraut“ bedeutet, ursprünglich „Kraut der Fakire“ (Haschisch el fokkara), weil sich die Fakire Indiens mit Haschisch in eine veränderte Bewusstseinslage versetzten. Die Pflanze war in vorchristlicher Zeit aus Indien nach Nordafrika gelangt. Über den Haschischrausch hat schon Herodot (etwa 484 - 425 v. Chr.) berichtet.

Der französische Nervenarzt Jacques Joseph Moreau de Tours (1804 - 1884) unternahm 1840 Selbstversuche, um die Wirkung des Haschisch wissenschaftlich beschreiben zu können. Das Rauschmittel war von französischen Soldaten aus Ägypten mitgebracht worden. Seine Versuche und Ergebnisse beschrieb der Arzt auf über 400 Seiten und rief in der Pariser Bohème eine „Haschisch-Mode“ hervor. Die Aussicht auf Bewusstseinserweiterung interessierte die Künstler, und so fand sich in Paris ein kleiner Kreis von Menschen, die regelmäßig Haschisch konsumierten, darunter die Dichter Theophile Gautier (1811 - 1872) und Charles Baudelaire (1821 - 1867). Gautier schrieb 1843 in der Pariser Zeitung „La Presse“ den Artikel „Le Club des Haschichius“, der die Symptome des Haschischrausches so genau schildert, dass Moreau de Tours den Text in seine Monografie übernahm. Haschischproben hatte er von Moreau erhalten. Gautier gründete in Paris den „Club der Haschisch-Esser“; man traf sich im Hotel Pimodan auf der Seine-Insel St. Louis.

„Beim ersten Anfall überfiel mich allgemeine Erschlaffung. Ich fühlte, dass mein Körper sich auflöste und durchscheinend wurde. Ich sah in meinem Innern ganz deutlich den Haschisch, den ich gegessen hatte, in Form eines Smaragdes, von dem Millionen kleiner Funken ausstrahlten. Die Wimpern meiner Augen wurden unendlich lang und rollten sich wie Goldfäden auf kleine, elfenbeinerne Räder auf, die sich ganz von selbst mit rasender Geschwindigkeit drehten. Um mich herum war ein Rieseln und Herabstürzen von Geschmeiden aller Farben, ein immer wechselndes Rankenwerk. Zeitweise sah ich noch meine Gefährten, aber entstellt, zur Hälfte Menschen, zur Hälfte Pflanzen, mit den nachdenklichen Mienen eines Ibis; sie stan-

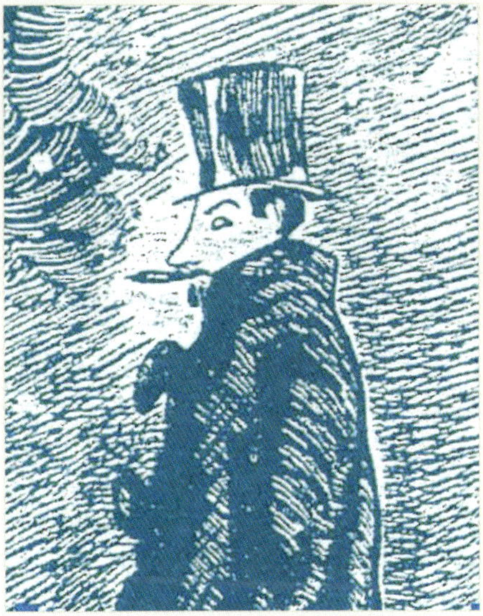

Selbstbildnis des Dichters Baudelaire, das er im Haschischrausch anfertigte, Federzeichnung aus 1844

den auf Straußenpfoten und schlugen mit den Flügeln." Im zweiten Anfall erlebte Gautier akustische Halluzinationen und der dritte Anfall wirkte „mit aller Macht" auf sein Gehirn: „Ich wurde um eine Stunde lang vollständig verrückt."

Als Teil seines Hauptwerkes veröffentlichte Baudelaire 1855 achtzehn Gedichte zum ersten Mal unter dem Titel „Les Fleurs du Mal". „Mit den Gefühlen der tiefsten Demut" widmete er „diese kränkelnden Blumen seinem verehrten Meister und Freund Theophile Gautier". Sie hatten sich in den vierziger Jahren kennen gelernt. Baudelaire war 1844 durch den Maler Joseph-Ferdinand Boissard de Boisdenier (1813 - 1866) in den „Club der Haschischesser" eingeführt worden. Seine Erfahrungen veröffentlichte er unter dem Titel „De l'idéal artificiel" in der Pariser „Revue contemporaire". Diese Studie erschien als „Le Poème du Haschisch" und bildete den ersten Teil seines Buches „Les Paradis artificiels". Baudelaire schildert darin die Steigerung des Selbstbewusstseins, die oft in dem Gefühl, eine allmächtige Gottheit zu sein, gipfelt.

Er schreibt auch über die Gefahren, durch Rausch den Mühen des Alltags zu entrinnen: „Der Mensch, der ein Gott sein wollte, fällt zufolge eines unerforschlichen moralischen Gesetzes bald tiefer als seiner wahren Natur entspricht. Er verkauft seine Seele stückchenweise."

Ab 1844 bis zum Ende seines Lebens hat Baudelaire Haschisch und Opium zu sich genommen. „Das Opium weitet das Grenzenlose, verlängert die Unermesslichkeit, vertieft die Zeit, höhlt die Wollust und füllt mit schwarzen und düsteren Lüsten die Seele über ihre Fassungskraft", schreibt er in dem Gedicht „Das Gift".

Um die drohende Verschwendung des väterlichen Erbes zu verhindern, sah sich die Familie gezwungen, ihn schon 1844 unter Vormundschaft zu stellen.

Im ersten Jahr seiner Erfahrungen mit Haschisch hat Baudelaire im Rausch eine Federzeichnung von sich gemacht. Katzenartig sein Gesicht, am unteren Rand seines Paletot ragt eine Schwanzspitze heraus. An der Vorderseite seines Mantels sind pfoten-ähnliche Aufsätze, der Himmel steigt in säulenartigen Strukturen auf und der Mond versteckt sich. Hinter Baudelaire steht die Vendôme-Säule wie ein Phallus. Mit dem breiten Strahlenkranz einer Monstranz geht die Sonne unter und die Nacht steigt herauf. „Wie eine frischgeschlagene Münze stand voll der Mond am Himmel, und nächtlicher Feierschimmer wie ein Strom ergoß sich auf das schlummernde Paris... Und längs den Häusern, unter den Toreinfahrten, huschten die Katzen mit gespitzten Ohren. Die Sonne ertrank in ihrem gerinnenden Blut... Dein Bild in mir erstrahlt wie eine Monstranz." Das sind Zeilen aus den Gedichten „Beichte" und „Harmonie des Abends". Sie sind um 1844 entstanden.

1866 wurde Baudelaire in die Heilanstalt der Klinik Dumas eingeliefert. Er, dem die französische Literatur die formvollendetsten und sprachlich reichsten Gedichte verdankt, war unfähig, auch nur ein einziges zusammenhängendes Wort zu sprechen.

November 2005

Zur Geschichte der Geburtshülflichen Gesellschaft zu Hamburg (gegr. 1858)

„An einem Frühlingsmorgen des Jahres 1858 trafen sich die Collegen de la Camp und Reusche vor dem Hause 17 Catharinenstraße von ungefähr zusammen. Hier in dem Brennpunkt kaufmännischen Getriebes, in dem Droguenduft, der nur commerzielle Interessen verräth, theilten die beiden Ärzte sich ihre Ideen zur Gründung einer Geburtshülflichen Gesellschaft mit."

Erst sechs Jahre vor Gründung dieser „Geburtshülflichen Gesellschaft" war in Hamburg durch ein neues Prüfungsreglement die Trennung zwischen dem Arzt, der ein Studium hinter sich hatte, und dem als Handwerker eingestuften Chirurgen endgültig aufgehoben worden. Ab 1852 gab es für die Hamburger Ärzte eine einheitliche Prüfung mit Einschluss von Chirurgie und Geburtshilfe. Nach erfolgreich bestandener Prüfung durften diese Ärzte die Bezeichnung „Praktischer Arzt, Wundarzt und Geburtshelfer" führen.

Für die in der Geburtshilfe tätigen Ärzte gab es allerdings schon seit der Hamburger Medizinalordnung von 1818 eine Vorschrift, dass nur diejenigen Geburtshilfe neben ihrer Tätigkeit als praktischer Arzt betreiben durften, die sowohl eine mündliche Prüfung ablegten als auch den Nachweis über „Fertigkeiten im Touchieren und in der Leitung einer natürlichen und künstlichen Geburt am Phantom" erbracht hatten. Diese Geburtshelfer mussten des Weiteren dem Stadtphysikus monatlich erstellte Listen über die unter ihrem Beistand vorgefallenen Entbindungen vorlegen. Die Medizinalordnung von 1818 legte auch fest, dass die zur Ausübung der Geburtshilfe zugelassenen Ärzte „zu entscheiden hatten, welche Frauenspersonen zur Geburtshilfe als Hebammen zugelassen werden können" und dass „jede Hebamme bey einem zu designirenden Geburtshelfer Unterricht nehmen muss".

Somit hatte sich über die Geburtshilfe bereits zu Beginn des 19. Jahrhunderts ein erster Ansatz zur Spezialisierung und auch medizinischen Leistungsdokumentation (wenn wohl noch nicht zur Qualitätskontrolle) entwickelt. Die eigentliche Entstehung des Facharztwesens fand dagegen erst etwa 100 Jahre später statt.

Mit der nachgewiesenen Fähigkeit zum Geburtshelfer erhoben die entsprechenden praktischen Ärzte die Geburtshilfe zu einem Schwerpunkt ihrer Arbeit neben der allgemeinen Medizin. In einer Liste der Zeit um 1850 sind für die Stadt Hamburg 24 Geburtshilfe betreibende Ärzte sowie 63 Hebammen adresslich aufgeführt. Um ihre Arbeit beurteilen zu können, müssen die Leistung der Deutschen Geburtshilfe Mitte des 19. Jahrhunderts und diesbezügliche Besonderheiten in der Hansestadt Hamburg dargestellt werden.

Stand der Geburtshilfe und Gynäkologie in der zweiten Hälfte des 19. Jahrhunderts in Deutschland und in Hamburg

Die erste Entbindungsanstalt zur Ausbildung von Ärzten und Studenten im deutschsprachigen Raum wurde 1728 in Straßburg gegründet. 1751 wurde in der Berliner Charité die Gebäranstalt nach dem Straßburger Muster in eine Hebammenschule umgewandelt. Im gleichen Jahr entstand die Göttinger Einrichtung, 1779 dann in Würzburg. Auch die nächsten Entbindungsanstalten wurden in Universitätsstädten eingerichtet: Kiel 1804, Tübingen 1805, Leipzig 1810, Gießen 1814, Köln 1815. Um 1877 gab es im so genannten Deutschen Reich 61 öffentliche Entbindungsheime.

Im Jahr 1899 wurde im Eppendorfer Krankenhaus die erste Hamburger Entbindungsanstalt eingeweiht. Bedenkt man, dass Hamburg damals schon zweitgrößte Stadt in Deutschland war, ist die Kaufmannsstadt somit (geburts-)medizinisch der Zeit deutlich hinterher gelaufen.

So gab es in Hamburg bis dahin fast nur Hausgeburten. Die Verhältnisse für die Entbindungen von unverheirateten Frauen und Mädchen waren erbärmlich. 1795 hatte die Versicherungsgesellschaft „Hamburger Assekuranz-Kompanie“ 3000 Mark gestiftet zur Einrichtung einer „Accouchieranstalt“. Es sollte die erste Entbindungsanstalt in Hamburg sein, die jedoch als solche die Bezeichnung eigentlich nicht verdient hatte, da es sich um einen Raum auf dem Dachboden des damaligen Werk- und Zuchthauses handelte, der zu einem jährlichen Preis von 100 Mark angemietet wurde.

Vorgehalten wurde ein winziges Kreißzimmer und ein größerer Raum mit neun Betten. Für eine Wärterin aus dem Zuchthaus, die als Helferin für die aufgenommenen Schwangeren und Wöchnerinnen extra engagiert worden war, standen ein Zimmer und eine Küche zur Verfügung. Die Schwangeren - es waren unverheiratete Frauen oder Verehelichte ohne Wohnung - wurden zwei bis drei Wochen vor der Entbindung aufgenommen. Für ihre Verpflegung mussten sie selbst sorgen. Nach der Entbindung wurden sie hingegen bis zu vier Wochen auf Kosten der Anstalt gepflegt und ernährt. Doch dafür mussten sie sich verpflichten, als Amme zur Verfügung zu stehen. Der Bedarf an Ammen war enorm. Bei den Frauen des Hamburger Großbürgertums war es nicht üblich, selbst zu stillen.

Bemerkenswerterweise wurden die Hamburger Frauen insgesamt nicht als sehr geeignet für Geburten eingeschätzt. So schrieb der Geburtshelfer Rambach 1801, dass „die Mehrheit der Hamburgerinnen nicht leicht gebiert" und die Anwendung der Instrumente nur zu oft notwendig würde. In ihrer Nutzung verständen sich die Geburtshelfer gewöhnlich sehr bald, weil die „schwache Konstitution der meisten Hamburgerinnen keine lange Geburtsarbeit aushält".

Die geburtshilfliche Statistik über die ersten neun Jahre der so genannten Entbindungsanstalt im Werk- und Zuchthaus zu Hamburg zeigt, dass in dieser Zeit dort 1.100 Frauen entbunden wurden. 17 Mütter starben unter der Geburt. Von den 1143 geborenen Kindern wurden 102 tot geboren und 82 starben noch in der Anstalt.

Etwa 70 Jahre später – 1872 – war in Hamburg noch keine große Verbesserung der geburtshilflichen Zahlen festzustellen. Die Stadt war allerdings inzwischen enorm gewachsen auf 339.000 Einwohner. In jenem Jahr wurden 1511 Geburten registriert. 75 Frauen (fünf Prozent) wurden operativ durch Zangengeburt entbunden. Dabei wurden 29 Prozent dieser Kinder tot zur Welt gebracht und vier Prozent der Mütter starben in Folge des geburtshilflichen Eingriffes. Kaiserschnitt-Operationen wurden nicht erwähnt.

Im Jahre 1875 wurde eine mütterliche Letalität von 2,5 Prozent angegeben. Der damalige leitende Arzt der Entbindungsstätte. F. Krieg klagte noch 1883 über eklatante organisatorische Mängel zuungunsten der Gebärenden. So war für eine Aufnahme in die Anstalt ein Polizeiattest über die Bedürftigkeit der Frau und damit ihre Berechtigung zur Aufnahme notwendig. Wenn dieses Attest erlangt war, war es für viele Schwangere zu spät, denn auch damals war ein Behördenweg ein langer Weg. Kam aber die Schwangere mit ihren Wehen dann doch über den Behördenumweg in die Entbindungsstätte, fehlte noch die Hebamme, denn es gab zu diesem Zeitpunkt keine fest an das Haus gebundene Hebamme. Vielmehr musste sie aus zum Teil weiter Entfernung gerufen werden, falls sie nicht gleichzeitig mit einer anderen Hausgeburt beschäftigt war. Inzwischen war die „Entbindungsanstalt" auf Anordnung des Hamburger Senats in das damalige Kurhaus an der Binnenalster (ungefähr in der Mitte des heutigen Ballindammes) verlegt worden. Jedoch war hierdurch nicht unbedingt eine Verbesserung der Unterbringung für die Frauen festzustellen: „Das Ameublement ist dürftig, die Bettlade von Holz, die Betten bestehen aus Matratzen von Seegras und wollenen Decken. Jedes Zimmer hatte einen Zugofen. Das erste Zimmer für zwanzig Schwangere, das zweite für zehn neu Entbundene."

Nachdem die Anstalt zwischenzeitlich abgebrannt war, wurde sie im Jahre 1857 im Herrengraben neu eingerichtet und 1867 in ein größeres Haus in die Pastorenstraße verlegt.

Der Hamburger Senat hatte über viele Jahre eine eigenständige Entbindungsanstalt abgelehnt mit der Begründung, dass das Gebiet der Stadt zu klein sei und dadurch „Dienende der umliegenden Länder angezogen würden und in den Genuss der billigen Versorgung und Entbindung kommen könnten". Heute wird dieses Argument in der gesundheitspolitischen Diskussion mit eher umgekehrtem Vorzeichen als „Metropolenfunktion" bezeichnet.

Noch 1893 monierte der damalige Vorsitzende der „Geburtshülflichen Gesellschaft", dass es in Hamburg keine staatliche Entbindungsanstalt gab. Auch das Ammenwesen war nicht offiziell geregelt und überwacht. Die Ammen wurden über private Büros vermittelt. Erst 1896 beschloss die Bürgerschaft, im Allgemeinen Krankenhaus in Eppendorf eine Entbindungsabteilung mit Hebammen-Lehranstalt einzurichten. Die 1899 eröffnete Anstalt verfügte über 47 Betten. Dr. Carl Staude wurde als Leiter ernannt, zwei Assistenten durfte er beschäftigen. Zwei kleinere Entbindungsabteilungen wurden einige Zeit später im Polizei-Krankenhaus, dem späteren Hafen-Krankenhaus, und im alten Allgemeinen Krankenhaus St. Georg eingerichtet.

1914 wurde das „Institut für Geburtshilfe“ an der Finkenau eingeweiht.

In Hamburg hat es also sehr lange gedauert, bis sich aus ärmlichen Vorstufen eine annähernd funktionierende Entbindungsanstalt unter ärztlicher Leitung herausgebildet hatte. An zahlreichen Orten in Deutschland war man wesentlich schneller gewesen, selbst in unmittelbarer Nachbarschaft. Altona hatte nämlich nicht zuletzt durch Struensee initiiert bereits 1765 eine Entbindungsanstalt mit einem fest angestellten ärztlichen Leiter, der auch für den Hebammenunterricht von elf Schülerinnen zuständig war.

In diesem Zusammenhang darf man erneut darauf hinweisen, dass Hamburg bereits damals nicht nur zweitgrößte Stadt Deutschlands war, sondern auch als besonders reiche Stadt galt.

Die Geburtshülfliche Gesellschaft zu Hamburg

Festzuhalten ist somit, dass es 1858 im Jahre der Gründung der „Geburtshülflichen Gesellschaft zu Hamburg“ keine klinische Einrichtung gab, die man Geburtsklinik hätte nennen können. Was hatte die Kollegen Otto de la Camp und Eduard Reusche (seinerzeit einer der am fleißigsten in der Geburtshilfe tätigen Ärzte in Hamburg) auf die Idee gebracht, eine Gesellschaft für Geburtshülfe zu gründen?

„Eine solche war längst in Hamburg dringendes Bedürfnis geworden. Ward doch von dem ärztlichen Verein die Geburtshülfe von je wie ein Stiefkind behandelt, dem die Pforten des Heiligthums kaum einmal geöffnet wurden“, heißt es als Begründung in der Festschrift zum 25-jährigen Stiftungsfest der jungen Gesellschaft.

Also war die „Geburtshülfliche Gesellschaft“ als Ergänzung oder Gegenpart aus dem 1860 in Hamburg gegründeten (und auch heute existierenden) „Ärztlichen Verein“ hervorgegangen. In diesem waren jedoch die Belange der Geburtshilfe betreibenden Ärzte offenbar zu wenig beachtet, wie auch I. Michael 1896 zum 80-jährigen Stiftungsfest in der Geschichte des Ärztlichen Vereins schreibt: „Die Geburtshülfe wurde in diesem Zeitraum (1840 - 1860) fast gar nicht berücksichtigt...“

Als am 8. Oktober 1858 im Hause de la Camps in der Königstraße 21 die konstituierende Versammlung der Geburtshülflichen Gesellschaft stattfand, waren es neun Ärzte als Gründungsmitglieder: De la

Camp, Reusche, Spengel, Ritt, Krüger, Cordes, Steitz, Hotte und Albert.

Eines der Mitglieder, Julius Hotte, hat später die Ambitionen der Gesellschaft wie folgt beschrieben: „Die Gesellschaft hatte nur die Absicht, im bescheidenen Rahmen praktische Zwecke zu verfolgen. Sie war sich wohl bewusst, dass sie mit dem Material des hiesigen Krankenhauses nicht concurriren im Stande sei. Eine gegenseitige Förderung auf dem Gebiet der Geburtshülfe und Kinderheilkunde wollte man durch zwanglose Unterhaltung gelegentlich auch durch passende Referate erstreben."

Wie auch im „Ärztlichen Verein" war in der „Geburtshülflichen Gesellschaft" der Wunsch nach einem kollegialen Verhalten unter den Ärzten besonders ausgeprägt, weil in jener Zeit offensichtlich Uneinigkeit und Neid an der Tagesordnung waren.

Nachweisbar ist dieses Verhalten unter den Ärzten auch in früheren Schriften zu finden. So schrieb der städtische Subphysikus Johann Placcios im Jahre 1640 an Paul Marquard Siegel, Professor in Jena, dass er wegen des unkollegialen Verhaltens gerne wieder von Hamburg wegziehen würde, wenn die Wege nicht so unsicher wären.

Daher war es bereits bei der Gründung des „Ärztlichen Vereins" in Hamburg wichtig gewesen festzustellen: „Unser Verein hat zuerst und zunächst socialen Boden, er führt die Berufsgenossen zu näherer Bekanntschaft zusammen, was unumgänglich nothwendig ist, zur Förderung der Collegialität, zur rein ärztlichen und sittlichen Ausbildung jedes einzelnen von uns."

Und in der Satzung der „Geburtshülflichen Gesellschaft" stand festgeschrieben: „ Es können neben den Mittheilungen fachwissenschaftlicher Gegenstände auch die Interessen der Standesgenossen unter sich berathen werden und es bleibt den Mitgliedern unbenommen, auch nach 10 Uhr im freundschaftlichen Verkehr beisammen zu bleiben."

Weiterhin wurde in der Satzung der „Geburtshülflichen Gesellschaft" Folgendes festgelegt: Die Sitzungen sollen summarisch protokolliert werden. Der Jahresbeitrag wird auf 2 Mark 8 Schillinge Hamburger Courant festgelegt (aber schon ein Jahr später auf 5 Mark erhöht). Das rechtzeitige Kommen zu den Sitzungen wird dringend empfohlen, denn das Fehlen wird mit einer Strafe von 4 Schillingen belegt *(Abb. 1)*.

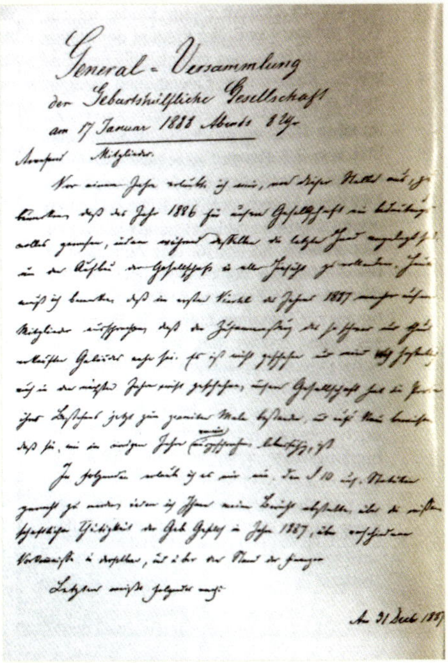
General-Versammlung
der Geburtshülfliche Gesellschaft
am 17 Januar 1888 Abends 8 Uhr.

Abb. 1: Sitzungsbericht von 1888

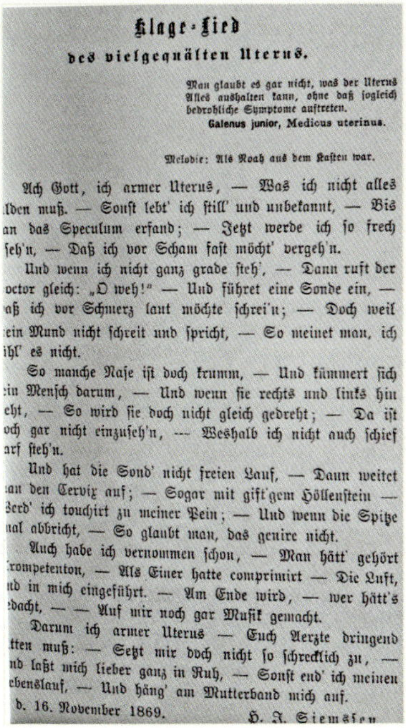
Klage-Lied
des vielgequälten Uterus.

Man glaubt es gar nicht, was der Uterus Alles aushalten kann, ohne daß sogleich bedrohliche Symptome auftreten.
Galenus junior, Medicus uterinus.

Melodie: Als Noah aus dem Kasten war.

Ach Gott, ich armer Uterus, — Was ich nicht alles lden muß. — Sonst lebt' ich still' und unbekannt, — Bis an das Speculum erfand; — Jetzt werde ich so frech seh'n, — Daß ich vor Scham fast möcht' vergeh'n.

Und wenn ich nicht ganz grade steh', — Dann ruft der octor gleich: „O weh!" — Und führet eine Sonde ein, — aß ich vor Schmerz laut möchte schrei'n; — Doch weil ein Mund nicht schreit und spricht, — So meinet man, ich ihl' es nicht.

So manche Nase ist doch krumm, — Und kümmert sich in Mensch darum, — Und wenn sie rechts und links hin eht, — So wird sie doch nicht gleich gedreht; — Da ist och gar nicht einzuseh'n, — Weshalb ich nicht auch schief arf steh'n.

Und hat die Sond' nicht freien Lauf, — Dann weitet an den Cervix auf; — Sogar mit gift'gem Höllenstein — Berd' ich touchirt zu meiner Pein; — Und wenn die Spitze nal abbricht, — So glaubt man, das genire nicht.

Auch habe ich vernommen schon, — Man hätt' gehört rompetenton, — Als Einer hatte comprimirt — Die Luft, nd in mich eingeführt. — Am Ende wird, — wer hätt's edacht, — — Auf mir noch gar Musik gemacht.

Darum ich armer Uterus — Euch Aerzte dringend tten muß: — Setzt mir doch nicht so schrecklich zu, — nd laßt mich lieber ganz in Ruh, — Sonst end' ich meinen ebenslauf, — Und häng' am Mutterband mich auf.

d. 16. November 1869. H. A. Siemssen

Abb. 2: Klagelied des Uterus

Tagungsorte und Stiftungsfeste

Das Vereinsleben der „Geburtshülflichen Gesellschaft" war in den Gründungsjahren mit durchschnittlich 10 - 20 Mitgliedern sicher eher behaglich und überschaubar. Den damals ca. 130 Mitgliedern des „Ärztlichen Vereins" waren persönliche Kontakte hingegen eher nur mit ausgesuchten Kollegen möglich.

Ein Problem der „Geburtshülflichen Gesellschaft" war es, in den ersten Jahren trotz der begrenzten Mitgliederzahl einen geeigneten Raum für Sitzungen zu finden. So musste die Gesellschaft in den ersten 20 Jahren ihres Bestehens nicht weniger als sieben Mal umziehen und lernte auf diese Weise unterschiedliche Gasthäuser kennen. Ein häufiges Problem bestand jedoch darin, „dass zähe Stammgäste der Lokale den Sitzungsverlauf nicht unerheblich störten".

Erst 1879 konnten die Geburtshelfer in ein Zimmer der Patriotischen Gesellschaft einziehen. Nun war es das erste Mal, dass sie einen Raum hatten, den sie mit Bildern schmücken konnten, und es konnte mit dem Aufbau einer eigenen Bibliothek begonnen werden. Den Grundstock dazu bildete der Nachlass von de la Camp, der im Jahre zuvor verstorben war. Die Geburtshülfliche Gesellschaft bestand inzwischen aus 28 Mitgliedern.

Da bei gestiegener Mitgliederzahl im Laufe der folgenden Jahre häufig auch auswärtige Gäste hinzukamen, wurde schließlich auch der Raum im Hause der Patriotischen Gesellschaft zu klein. Durch geschickte Verhandlungen mit dem Vorstand des „Ärztlichen Vereins“ konnte Eduard Reusche als Nachfolger von de la Camp im Vorsitz der „Geburtshülflichen Gesellschaft“ erreichen, dass man ab 1882 in das Lesezimmer des „Ärztlichen Vereins“ einziehen konnte.

Dieses änderte sich erst nach dem 1. Weltkrieg, als ab 1920 die Sitzungen der Gesellschaft im Hörsaal des Allgemeinen Krankenhauses St. Georg abgehalten wurden. Dort gab es auch einen Projektionsapparat und ein Epidiaskop, sodass eine modernere und anschaulichere Präsentation der Vorträge möglich war. Während des 2. Weltkrieges fanden zeitweise keine Sitzungen statt. 1943 traf man sich in der Universitäts-Frauenklinik in Eppendorf am Sonntag Vormittag. Dieser Zeitpunkt wurde gewählt, weil da die geringste Gefahr eines Fliegerangriffes bestand.

Nach dem Krieg zog die Gesellschaft zunächst in den Hörsaal der Frauenklinik Finkenau, wo der übliche, an die wissenschaftliche Sitzung sich anschließende gesellige Teil im dortigen Casino stattfand. Später luden verschiedene Vorsitzende wie Antonowitsch (AK Wandsbek), Muth (Altona/Bülowstraße) oder Bräutigam (Marienkrankenhaus) in ihre jeweiligen Kliniken ein.

1977 schließlich war es Lindemann (Elisabeth-Krankenhaus), der erstmals mit Unterstützung der Pharmaindustrie Räume im Ärztehaus Hamburg in der Humboldtstraße mieten und dort auch ein kleines kaltes Büfett nach dem wissenschaftlichen Teil des Abends anbieten konnte. Dieser Ort ist bis heute Treffpunkt der „Geburtshülflichen Gesellschaft“ für ihre Mitgliederversammlungen und wissenschaftlichen Sitzungen geblieben.

Um den sozialen Charakter und den Wert auf Kollegialität zu betonen, waren bereits zu Gründungszeiten jährliche so genannte Stiftungsfeste ein fester Bestandteil der Gesellschaft. Und man konnte später feststellen: „ Die sociale Richtung der Gesellschaft hat sich überall gekennzeichnet in der wirklichen Anhänglichkeit der Mitglieder an dieselbe, und in der collegialen Rücksichtnahme aufeinander. Ganz besonders haben die Stiftungsfeste durch einen überaus geselligen Ton sich rühmlichst ausgezeichnet."

Auch heute, knapp 150 Jahre nach Gründung der Geburtshülflichen Gesellschaft, lässt sich konstatieren, dass das jährliche Stiftungsfest eine exponierte Bedeutung hat. Julius Hotte, eines der Gründungsmitglieder, schrieb über die ersten Jahre der Stiftungsfeste „dass wir nach der wissenschaftlichen Sitzung mit einer etwas ausgesuchteren Speisekarte als sonst zusammen saßen und Hotte mit einer Vermahnung wegen der in der Gesellschaft eingerissenen Lässigkeit, humoristischen Inhalts, illustrierten". Hotte erinnerte sich an die ersten Stiftungsfeste deswegen so genau, weil er sich bei der Ausgestaltung der Feier als Dichter und Sänger sehr engagiert hatte - eine Aufgabe, zu welcher man die heutigen Vorsitzenden nur schwerlich bewegen könnte.

Zu einigen Stiftungsfesten wurden komplette kleine Liederbücher verfasst, gedruckt und zum Mitsingen der Refrains an die Mitglieder verteilt. Ein absoluter Hit unter den damals vorgetragenen Liedern war das von H. Siemssen verfasste „Klagelied des vielgequälten Uterus" *(Abb. 2)*, dessen Inhalt durchaus medizinisch-historische Bedeutung hat. Die Stiftungsfeste waren von da an stets ein regelmäßiger Anziehungspunkt, eine Veranstaltung, auf der sich die Mitglieder gerne und zahlreich trafen - auch diejenigen, die die wissenschaftlichen Sitzungen oft versäumten. Eine Tradition, die sich in beiden Punkten bis heute erhalten hat.

Das 80-jährige Stiftungsfest wurde am 29. April 1939 im Hotel „Vier Jahreszeiten" begangen und war „zur Festigung der Kameradschaft geeignet", wie es hieß. Es lässt sich aus heutiger Sicht feststellen, dass die „Geburtshülfliche Gesellschaft" unpolitisch gewesen war. Aus ihren Sitzungsprotokollen ist nur wenig über die Kriegs- und Vorkriegsereignisse zu entnehmen. Allerdings muss auch bemerkt werden, dass das letzte Protokoll, welches heute noch einzusehen ist, vom 26.1.1939 datiert ist und das nächste wieder einsehbare Protokoll aus dem Jahre 1947 stammt. Für die Zeit dazwischen fehlen die Protokolle oder sind auch im Protokollbuch Seiten herausgeschnitten.

Schon in ihrem Ursprung war die „Geburtshülfliche Gesellschaft“ zu Hamburg keine wissenschaftliche Gesellschaft, sondern wurde gegründet von praktischen Ärzten, um Erfahrungen auszutauschen und gegebenenfalls Rat beim Kollegen zu holen sowie die Kollegialität und das soziale Miteinander zu pflegen.

Diese Tradition hat sich bis zur Gegenwart durchaus fortgesetzt. Anhand der Sitzungsprotokolle der Gesellschaft lassen sich aber Teile der Medizingeschichte der Gynäkologie und Geburtshilfe im Allgemeinen sowie Hamburger Besonderheiten im Speziellen darstellen. So wurden in den während der Gründungszeiten sehr hochfrequenten Sitzungen (ursprünglich alle 14 Tage; heute ein bis zwei Mal im Jahr) immer aktuelle geburtshilfliche Probleme behandelt: „Die Vorträge der ersten Jahre beschränkten sich vorzugsweise auf das geburtshilfliche Gebiet. Da waren selbstverständlich die brennenden Fragen des Faches wie Eklampsie, Placenta praevia, künstliche Frühgeburt (Cohensche Methode), enges Becken, Wendung dabei oder den Einsatz der Zange sachgemäß zu besprechen“ (Zitat J. Hotte).

Später wurden auch vermehrt gynäkologische Themen behandelt, was durchaus nicht unumstritten war. Insbesondere die älteren Mitglieder, überwiegend praktische Ärzte mit Erfahrung in der Geburtshilfe, wollten nicht auch noch Spezialärzte für Gynäkologie werden.

Dieser Konflikt zwischen den alten Geburtshelfern und jüngeren Ärzten, die sich auf den Weg zu einer Spezialisierung „Frauenheilkunde“ gemacht hatten, war nicht spezifisch für Hamburg sondern zeichnete sich auch in anderen Städten Deutschlands ab. So kam es beispielsweise in Berlin zu einer Abspaltung einer „Gesellschaft für Gynäkologie“ aus der Berliner Geburtshülflichen Gesellschaft. Beide Teile wurden später jedoch wieder zusammengeführt.

Auch in Hamburg gab es unter den Ärzten Operateure, die an neuen gynäkologischen Operationsmethoden interessiert waren. Einer von ihnen, Karl C. Staude, wagte im Jahre 1878 erstmals die Anwendung der abdominalen Uterus-Exstirpation. Der Ausgang für seine Patientin war allerdings tödlich. Staude operierte danach die nächsten Patientinnen mit einem Zervixkarzinom vaginal nach der Methode von Czerny, der dieses 1879 publiziert hatte. Staude war es auch, der aus seiner Berliner Zeit neue Methoden und Behandlungskonzepte nach Hamburg mitgebracht und damit die Diskussionen in der „Geburtshülflichen Gesellschaft zu Hamburg“ sehr belebt hatte. Schon 1872, als er noch als Gast in der Gesellschaft auftrat, plädierte er „bei allen verschleppten Aborten unter tiefer Chloroformnarkose activ einzugreifen und den Uterus sobald als möglich auszuräumen“. Diese Aussage ist vom Protokolleur mit der Vermerkung versehen, dass „Ausräumen“ der technische Ausdruck der Jüngeren sei.

Ein großes Thema der Gynäkologie war die Gebärmutterknickung und -Senkung. An vielen Abenden wurde in der Gesellschaft über die zahlreichen Methoden der Aufrichtung und der Pessarbehandlung diskutiert. Der Hamburger Arzt Zwanck hatte ein Pessar angegeben, das zunächst der „Beglücker der Bauernweiber und des Proletariats zu sein schien“. Aber es zeigte sich, dass damit über längere Zeit und besonders bei körperlicher Belastung der Prolaps nicht verhindert werden konnte. Die Behandlung der Retroflexio erfolgte durch Sonden und Intrauterinstifte, mit denen der Uterus aufgerichtet wurde, und wiederum Pessaren, die den Uterus dann in der neuen Lage halten sollten *(Abb. 3)*. Hier lässt sich also der Beginn einer bis heute andauernden Diskussion über Technik und Materialeinsatz bei der Deszensuschirurgie ablesen.

Beim fixierten Uterus wurde eine allmähliche Dehnung der Adhäsionen beschrieben. Dieses Vorgehen wurde dann als „Massage von der Vagina aus“ bezeichnet. Eine weitere merkwürdige Form der Behandlung einer Retroflexio uteri war „die lokale Blutentziehung“. Geschickte Frauen (die eine spezielle Befähigung nachweisen mussten) setzten Blutegel bei den Patientinnen an die Cervix. Auch wurde versucht, durch Einschnitte eine „Blutentziehung“ zu erreichen. „ Der Vampyrismus des örtlichen Blutentziehens am Scheidentheile sollte durch die Scarisication eingeschränkt werden.“

Intrauterine Injektionen mit verschiedenen Lösungen Jod-Kalium-Glycerin, Karbolsäure u.a.) zur Behandlung von Meno- und Metrorrhagien und Endometritis waren ein ebenfalls immer wieder diskutiertes Thema. Da man die Erfahrung gemacht hatte, dass es in einigen Fällen zu peritonealen Reizungen kam (was man sich gut vorstellen kann), wurde empfohlen, die Lösungen sofort wieder aus dem Cavum uteri abzusaugen.

Erst 1880 setzte sich Prochownick für die Abrasio ein und trug in

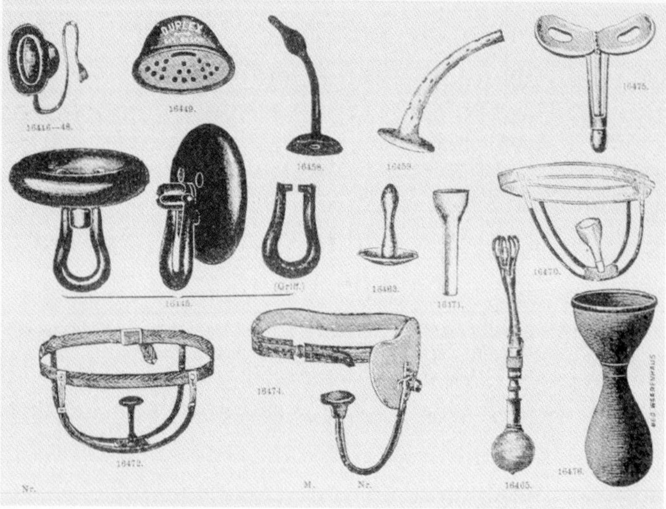

Abb. 3: Pessare von 1910

der Gesellschaft darüber vor. Im Sitzungsprotokoll stand die Ankündigung als besonderes Ereignis, das man vorsichtig und genau beobachten sollte: „Nun kommt Prochownick mit der Auskratzung." Die Hamburger Mitglieder waren keinesfalls überzeugt, obwohl sich doch ihre großen Vorbilder aus Berlin, v. Olshausen und Martin, deutlich für die Abrasio ausgesprochen hatten. Als Unterstützung ihrer ablehnenden Haltung zitierte man in Hamburg den Königsberger Gynäkologen Hildebrandt, der „diese Schabinstrumente" als gefährlich verurteilt, die „bei aller Roheit" nicht einmal ihren Zweck erfüllten. Hildebrandt „brauchte statt ihrer den Fingernagel".

Der Wechsel von der manuellen auf eine instrumentenunterstützte Operationstechnik war dennoch auch in der Gynäkologie nicht aufzuhalten. So war man mit der Anwendung der Cürettage beim Abort in Hamburg etwas forscher. Schon 1873 hatte De la Camp vor der Gesellschaft von einem von ihm behandelten Fall berichtet. Der Protokolleur notierte: „Schon (kommt) die Cürette, die so lange verpönt war, wir werden dreister."

1880, etwas über 20 Jahre nach der Publikation von Semmelweis, wurde vor der „Geburtshülflichen Gesellschaft" erstmals ein Vortrag über „Geburtshülfliche Antisepsis" gehalten. Hier war es wiederum Staude, der in der anschließenden Diskussion jede Ausspülung des Uterus und der Scheide und das „Verschließen der Scheide mit einem

Bausch von Salycilwatte oder Carboljute" verwarf und ausschließlich eine gründliche Reinigung der Hände und Instrumente empfahl, „im Übrigen aber Alles sich selbst überlassen". Nur das äußere Genitale sollte täglich mit Carbollösung abgespült werden (was durchaus auch aktuellen Ansichten entsprechen könnte).

Der Kaiserschnitt wurde in Hamburg selten gewagt. Nach den Protokollen hatte Steitz als Leiter der Entbindungsanstalt 1868, 1869, 1874 und 1875 je einen Kaiserschnitt durchgeführt - sie endeten alle tödlich für die Frauen. Staude schrieb noch 1891 (also etwa zehn Jahre nachdem Kehrer und Sänger den Kaiserschnitt durch ihre Nahttechnik zu einer erfolgreichen Operation gemacht hatten): „Zu den seltensten Operationen, die hier in Hamburg ausgeführt werden, gehört der Kaiserschnitt..."

1903 hielt Pfannenstiel seinen Vortrag über den Unterbauch-Querschnitt, der später nach ihm benannt wurde, vor der Geburtshülflichen Gesellschaft in Leipzig. 1909 wurde er als Kieler Ordinarius zum Jubiläumsfest der „Geburtshülflichen Gesellschaft zu Hamburg" eingeladen. Als ein Ergebnis entwickelte sich aus der Kooperation zwischen dem Kieler Hermann Johann Pfannenstiel und dem Hamburger Karl Staude die Gründung der „Nordwestdeutschen Gesellschaft für Gynäkologie", die heute noch jährliche überregionale Kongresse abhält.

Geburtshilfe und Gynäkologie entwickelten sich auf diese Weise langsam zu einem zusammengehörenden eigenständigen Fach und ihre Ärzte zu Spezialärzten (später Fachärzte). War zunächst die Gynäkologie in der „Geburtshülflichen Gesellschaft" noch sehr umstritten und hatte auch zum Austritt älterer Mitglieder geführt: „Manch älteren Herren gefällt die veränderte Physiognomie der Gesellschaft nicht mehr. Die größere Zahl der Mitglieder ist ihnen nicht sympathisch und es sind junge Elemente hineingekommen mit neueren Ansichten und Meinungen, welche dem Conservatismus des Alters im Allgemeinen nicht zu behagen pflegen", so war nun die Vereinigung beider Fachgebiete unaufhaltsam.

Die Entwicklung zu einem Facharzt, wie wir ihn heute verstehen, vollzog sich in mehreren Schritten. Die 1891 gegründete Ärztekammer Hamburg hatte 1897 eine Standesordnung erlassen, welche festschrieb, dass „die öffentliche Bezeichnung als Spezialarzt nur dem

Arzt zukommt, der seine Tätigkeit auf sein Spezialfach beschränkt". 1901 wurden neue Bestimmungen zur Prüfungsordnung von der Ärztekammer herausgegeben, die in ihren Grundsätzen nahezu heute noch gelten. 1908 hat die Hamburger Gesundheitsdeputation als Abordnung des Senats festgelegt, dass zur Ausbildung als Facharzt eine dreijährige Ausbildung an einer Universitätsklinik, einer Spezialabteilung oder bei einem anerkannten Facharzt nötig sei. Von anderen Landeskammern wurden diese Voraussetzungen zunächst abgelehnt, erst 1924 kam es auf dem Deutschen Ärztetag in Bremen zu einer landesweiten Einigung.

Schlussbetrachtung

Die Tradition der Geburtshülflichen Gesellschaft, die nach dem Krieg ihre Aktivitäten wieder aufnahm, hat sich bis heute, und damit fast 150 Jahre, aufrecht erhalten. Dieses allein ist bemerkenswert, denn damit ist die Geburtshülfliche Gesellschaft zu Hamburg nach der Berliner Geburtshülflichen Gesellschaft, die 1844 gegründet wurde, die zweitälteste noch existierende frauenheilkundliche Fachgesellschaft in Deutschland. Allerdings muss auch unumwunden festgestellt werden, dass trotz einer in den letzten Jahren gestiegenen Mitgliederanzahl (zurzeit ca. 300 Ärzte/Ärztinnen), die fachlichen oder gar wissenschaftlichen Aktivitäten sehr nachgelassen haben.

Unterschiedliche Versuche, die Vitalität der ehrwürdigen Gesellschaft zu beleben - wie mehrere gemeinsame Symposien mit der Berliner Geburtshülflichen Gesellschaft in den 80er- und 90er-Jahren - fruchteten nicht überzeugend. Eine wesentliche Ursache des schleichenden Aktivitätsverlustes liegt natürlich in der Vielzahl der Fortbildungsangebote mit sich überschneidenden Themen und Terminen begründet. Die darüber hinaus jederzeit verfügbaren Informationen über Fachzeitschriften und Internet lassen die Bedeutung regionaler und lokaler Gesellschaften zwangsläufig in den Hintergrund treten. Mag man dieses auch bedauern, so muss diese Entwicklung doch als gegeben und unaufhaltsam akzeptiert werden.

In der Wahl zwischen der Auflösung einer aus wissenschaftlichen Gründen nicht mehr notwendigen Gesellschaft und der Möglichkeit, diese aus traditionellen Gründen am Leben zu halten, hat sich unter der wechselnden Führung der zweijährlichen Vorsitzenden bis heute die zweite Variante durchgesetzt. Sei es, um Tradition und Geschichte im Sog der Geschwindigkeit und der Vielfalt unseres heutigen Daseins festzuhalten, oder aber auch nur, um heute wie vor 150 Jahren den kollegialen Umgang miteinander zu pflegen.

So mag man sich als Schlusssatz mit einem Zitat des Vorsitzenden H. J. Lindemann vom 120. Stiftungsfest (1978) trösten: „Die Geburtshülfliche Gesellschaft zu Hamburg möge weiter leben in der Erfüllung der Aufgaben, die die Gründer festgelegt und die heute ebenso noch Gültigkeit haben. 1. Die Durchführung wissenschaftlicher Abende, 2. das Feiern schöner Feste und 3. die Pflege der Tradition guter Hamburger Geburtshülflicher Kollegialität."

Zusammenarbeit mit Christoph Lindner

Januar 2006

Dr. Jenner impft sein Kind

Am 14. Mai 1796, also vor 210 Jahren, nahm Edward Jenner (1749 – 1823) die Vaccine von der Melkerin Sarah Nelmes und übertrug sie auf den achtjährigen James Phipps. Eineinhalb Monate später, am 1. Juli 1796, übertrug er dann auf den Jungen frischen echten Pockeneiter. Das Kind blieb gesund. Das war für Jenner der endgültige Beweis für den Schutz durch die Kuhpockenimpfung. Etwa 25 Jahre vorher hatte in Sudbury, wo Jenner Lehrling bei dem Wundarzt Daniel Ludlow war, eine Bäuerin zu ihm gesagt: „I cannot have that disease for I have had cow pox.“ Dieser Satz war für Jenner die Ausgangsthese für seine späteren Forschungen.

Die Pockenerkrankung war bis zum Ende des 18. Jahrhunderts eine verheerende, in Epidemien auftretende Infektionskrankheit mit vielen hunderttausend Toten allein im Jahr 1770 in Europa. Die Inokulation der Variola war schon lange bekannt und war gegen Ende des 17. Jahrhunderts über Vorderasien nach Konstantinopel gekommen. In China blies man zerstoßene Pockenkrusten durch ein Röhrchen in die Nase. In Zentralasien impfte man den Eiter mit einer Nadel in die Haut der Gesunden. In Indien wurden die Kinder in die Kleider von Pockenkranken gehüllt. In Afrika achtete man darauf, dass Mädchen geimpft wurden, damit eine Pockeninfektion ihre Schönheit nicht vernichtete und so ihren Wert als Sklavinnen minderte. Viele der Geimpften erkrankten schwer oder starben sogar an der ihnen zugefügten Infektion.

In Konstantinopel lebte der griechische Arzt Emanule Timoni, der 1713 seine Beobachtung publizierte, dass durch Ritzen der Haut mit in Pockeneiter getauchten Nadeln eine lokale oder abgemilderte Form der Pockenerkrankung hervorgerufen wird. Timoni benutzte für seine „griechische Methode“ den Eiter von nur leicht erkrankten Personen.

Die Frau des englischen Gesandten in Konstantinopel Lady Mary Wortley-Montagu (1689 – 1762) ließ 1718 ihren sechsjährigen Sohn impfen und nach ihrer Heimkehr nach London ihre Tochter. Diese zwei erfolgreichen Impfungen führten dazu, dass auch der englische Hof und Mitglieder des Königshauses sich impfen ließen. Um 1740 war das Verfahren in England sehr verbreitet. In Frankreich führte erst der Tod Ludwig XV. durch Pocken im Jahre 1774 zur allgemeinen Anerkennung der Impfung. Katharina die Große ließ sich und den Kronprinzen 1768 durch einen englischen Arzt mit Menschenpocken impfen. 1775 führte Friedrich der Große, erschreckt durch den Tod Ludwig XV., in Preußen die Impfung ein. Es zeigte sich jedoch bald, dass die anfängliche Euphorie nicht berechtigt war. Es traten immer wieder schwere Erkrankungen mit Todesfällen bei geimpften Personen auf, und durch die Inokulation breitete sich die Krankheit sporadisch und auch epidemisch aus. Die Kirche trug zu einer negativen Einstellung gegenüber der Impfung bei, weil sie gegen Gottes Gebot sei.

Als Edward Jenner nun um 1796 seine Untersuchungsergebnisse zur Impfung mit Kuhpockenmaterial der Royal Society vorlegte, wurden sie mit Herablassung zurückgewiesen. Jenner hat sie dann in seiner berühmten, in viele Sprachen übersetzten Schrift veröffentlicht: „ An inquiry into the causes and effects of the variolae vaccinae, a Disease in some of the western counties of England, particulary Gloucestershire and known by the name of the Cow Pox.“ Vakzination hatte er sein Verfahren genannt, abgeleitet von „vacca“ - die Kuh. Jenner glaubte, dass die Kuhpocken eine milde Form der schwarzen Blattern waren. Er konnte nicht wissen, dass es sich um zwei unterschiedliche Erreger handelte.

Es setzte eine heftige Debatte unter Medizinern und Theologen ein. Jenner führte seine Studien fort, brachte weiteres Material als Beweis für seine These. 1802 und 1807 erhielt er vom Unterhaus einen mit Geld verbundenen Preis. 1803 wurde das „Jenner-Institute“ unter dem Protektorat von Georg 111. gegründet, eine Impfanstalt für Arme. Jenner impfte dort bis zu 300 Menschen täglich. Im gleichen Jahr wurde er Präsident der zu seinen Ehren gestifteten „Royal Jennerian Society“. Die Regierung hatte erkannt, wie wichtig Hygiene und medizinische Prävention waren, um die explosionsartig wachsende Bevölkerung vor Seuchen zu bewahren. In der Regierungszeit Georgs 111. (1760 – 1820) war die Bevölkerung von 7 auf 14 Mio. gewachsen. Jenner wurde zum Wohltäter der Menschheit, und 1813 wurde ihm die Doktorwürde verliehen. Er zog sich wieder in seine Praxis auf dem Lande zurück. 1820 erlitt er einen Schlaganfall, an dessen Folgen er 1823 starb.

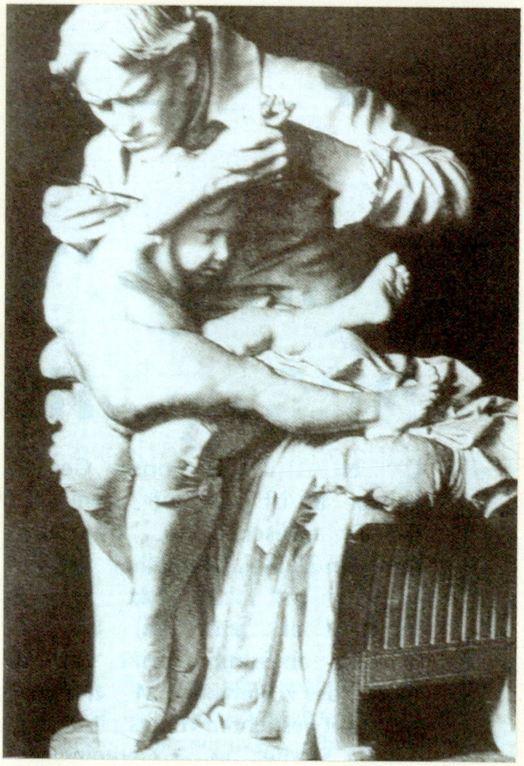

Die Marmorskulptur „Dr. Jenner impft sein Kind" steht heute im Palazzo Bianco in Genua, ein Bronzeguss in der Galleria Nazionale di Arte Moderna in Rom

Mitte des 19. Jh. hatte der englische Historiker Samuel Smiles (1812 – 1904) - er war selbst als Mediziner und Chirurg tätig gewesen – eine Biografie über Edward Jenner geschrieben, die den Bildhauer Guilo Monteverde (1837 – 1917) zu der Marmorskulptur „Dr. Jenner impft sein Kind" animierte. Der Sohn windet sich auf Jenners Schoß gegen die Behandlung. Jenner hält den Arm des Kindes fest gestreckt, um mit der Lanzette die Haut am Oberarm zu ritzen. Der Sohn ist eingeschlossen zwischen Knie und Arm des Vaters, der ganz auf seine ärztliche Tätigkeit konzentriert ist. In ihrem strengen Realismus vermittelt die Skulptur auch heute noch etwas von der Dramatik und Bedeutung der Pockenschutzimpfung für die Menschheit. Monteverde hat sein Werk zwischen 1869 und 1873 geschaffen, als er in Rom Lehrer an der Akademie war.

Mai 2006

„Der verbrannte Rembrandt“

Vor 400 Jahren wurde Rembrandt Harmenz van Ryn geboren. Vor 350 Jahren malte er das Bild „Die Anatomie-Vorlesung des Doktor Joan Deyman“. Nur ein Fragment - etwa ein Drittel des Bildes - ist erhalten, weil der übrige Teil 1723 verbrannte. Im Archiv des Rijksmuseums in Amsterdam findet sich eine Notiz zu dem Geschehen: „Dieses Stück, das mit anderen Gemälden der Chirurgengilde in der St. Antonius-Waage aufbewahrt wurde, verbrannte am 8. November 1723 zufolge Unvorsichtigkeit des Gildedieners.“

Die St. Antonius-Waage in Amsterdam steht noch heute, das Bild wurde als einziges von vielen schwer beschädigt. Es ist deutlich größer gewesen als Rembrandts berühmtes Bild der „Anatomie des Doktor Tulp“. Was noch erhalten ist, zeigt den Leichnam, die Hände Dr. Deymans und den Kollegienmeister Gysbrecht Mathys Calkoen mit der Hirnschale des Sezierten in der Hand.

Auch der Leichnam kann namentlich benannt werden. In den Aufzeichnungen im Protokollbuch des Amsterdamer Anatomieinstituts steht, dass „am 28. Januar 1656 Joris Fonteyn van Diest durch den Strang hingerichtet und uns als anatomisches Studienobjekt durch die achtbaren Hohen Richter des Gerichtshofes überlassen wurde. Am 29. benutzte Doktor Joan Deyman den Leichnam für seine erste Demonstration im Theatrum Anatomicum, insgesamt waren es drei Vorlesungen“.

Diese Leiche war auf legalem Wege erworben, was damals in Europa eher selten war. Wegen starker Zunahme der Sektionen, die nicht immer der medizinischen Ausbildung dienten, sondern auch der öffentlichen Erbauung - es war die Zeit der „Theatra anatomica“ - erhöhte sich der Bedarf an Leichen.

Die reichen und freien Niederlande waren im 17. Jahrhundert eine bürgerliche Insel im aristokratischen Europa. Sie boten ein günstiges Umfeld für wissenschaftliche Arbeiten und selbstbewusste Chirurgen, die sich als angesehene Bürger in ihrem Tätigkeitsfeld künstlerisch darstellen ließen. In Gilden organisiert achteten sie streng auf die Trennung von den Barbieren, kontrollierten Ausbildung und führten Prüfungen durch. Die anatomische Ausbildung wurde oft von Professoren der Universitäten übernommen. Den Chirurgen stand es zu, lange schwarze Roben und einen schwarzen Hut zu tragen.

Dagegen erlitten die Chirurgen in Frankreich um diese Zeit einen herben Rückschlag in ihrer gesellschaftlichen Position. Durch Intervention und Intrigen der Pariser Medizinischen Gesellschaft beeinflusst, erging 1660 ein Parlamentsbeschluss, der Barbiere und Chirurgen wieder vereinigte. Französische Gildebrüder konnten nicht mehr „Baccalaureus, Licentiat oder Doktor“ werden. Sie mussten Robe und Doktorhut ablegen. Erst im September 1724 gelang den Chirurgen in Frankreich eine Wiederherstellung ihrer Position unter Medizinern.

In Amsterdam trugen Nicolaes Tulp und sein Schwiegersohn Joan Deyman den Titel eines Doktors und so wurden sie mit ihren Schülern von Rembrandt gemalt. Tulp war 1628 zum „Praelector anatomiae“ bei der Chirurgengilde ernannt worden, 1653 wurde Deyman sein Nachfolger. Ihnen stand ein Theatrum anatomicum für Sektionen zur Verfügung, wo im Jahre 1723 jener Brand ausbrach, bei dem Rembrandts Bild Schaden nahm.

Es gibt eine Skizze zur „Anatomie-Vorlesung des Doktor Deyman“, die nach Vollendung des Gemäldes von Rembrandt angefertigt worden war, um Rahmen und Aufstellung des Gemäldes anzugeben. Darauf ist der Bildaufbau zu erkennen. Den Kopf des Leichnams hat Rembrandt zum Zentrum des Bildes gemacht. Zu beiden Seiten stehen vier Personen, deren Köpfe in der Bildkonstruktion jeweils in einer gebogenen Linie auf den Kopf mit freigelegtem Gehirn der Leiche hinführen.

In den naturwissenschaftlich-philosophischen Schriften des Barock erhielt das Hirn des Menschen eine zentrale Bedeutung. 1632 schrieb René Descartes einen „Traité de l‘homme“, in dem er das Modell des Menschen als Maschine entwirft, bestehend aus physikalischem Körper (res externa) und rationaler, unsterblicher Seele mit Sitz im Gehirn (res cognitans). 1642 erschien in Leiden seine „Principia philosophica“, 1644 in Amsterdam „De homine“.

Descartes Theorien wurden an den niederländischen Universitäten mit Interesse aufgenommen. Das Gehirn des Menschen als Sitz des Denkens, der Erinnerung und der Seele wurde auch für die Anato-

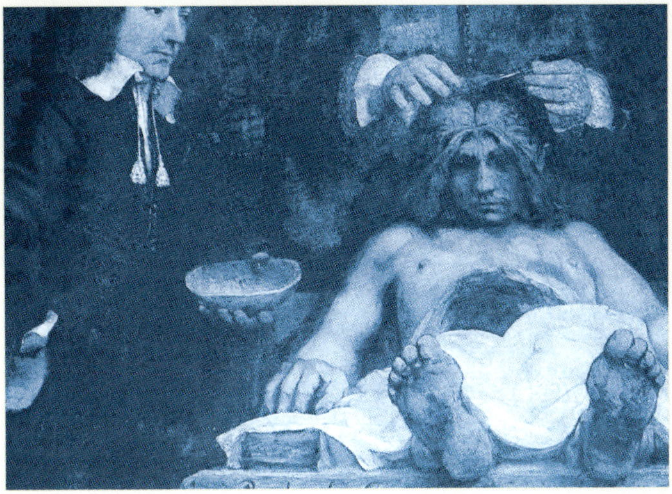

Rembrandt: Die Anatomie-Vorlesung des Doktor Deyman, 1656, Amsterdam

men interessant, denn die neu entwickelte Mikroskopie ermöglichte eine Strukturanalyse der bis dahin als weich, grau und amorph angesehenen Gehirnmasse.

In der „Anatomie des Doktor Tulp" hatte Rembrandt noch die Demonstration der klassischen Anatomie gezeigt: den sezierten Arm und die Hand mit Sehnen und Muskeln als das diffizilste Instrumentarium des Menschen. Auch Vesal hatte Arm und Hand des Menschen auf das erste Blatt seiner „De Humani Corporis Fabrica" gesetzt.

In der „Anatomie-Vorlesung des Dr. Deyman", 24 Jahre später gemalt, wird dagegen der frei gelegte Schädel in den Mittelpunkt des Bildes gerückt, was durch die in die Tiefe laufende Perspektive des aufgebahrten Leichnams betont wird. Rembrandt war mit der Bild-Thematik des sezierten Gehirns auf der Höhe der Wissenschaft seiner Zeit.

Vor gut 90 Jahren schrieb Gottfried Benn nach praktischen Erfahrungen in der Pathologie die Erzählung „Gehirne": „Sehen Sie, in diesen Händen hielt ich sie, hundert oder tausend Stück; manche waren weich, manche waren hart, alle sehr zerfließlich... Nun halte ich mein eigenes in meinen Händen und muß immer danach forschen, was mit mir möglich sei. Wenn die Geburtszange hier ein bisschen tiefer in die Schläfe gedrückt hätte...?"

Juni 2006

Eine Krankheit am Hofe

Im Jahre 1798 malte Francisco José de Goya (1746-1828) das Bild „El conjuro“ (Die Beschwörung), welches bis Oktober dieses Jahres in Berlin in der großen Goya-Ausstellung zu sehen war.

Am Boden hockt ein Mann im weißen Hemd mit gefalteten Händen. Er wird von einer Kupplerin und vier Hexen bedrängt; das Entsetzen ist ihm ins Gesicht geschrieben. Es ist Nacht, Fledermäuse und Eulen mit glühenden Augen umflattern die grotesken Gestalten. Die linke Hexe zählt die Dreifaltigkeit an den Fingern ab, die sich in der Anzahl der dem Tode geweihten Neugeborenen im Korb wiederholt. Die zweite Hexe vollführt mit einer langen Nadel ein mörderisches Ritual an einer Puppe; zwei Fledermäuse formen aus ihrem Kopftuch eine satanische Mitra. Die Hexe neben ihr singt das Totenlied vom Blatt; eine dämonische Kreatur schwebt vom Himmel herab und schlägt mit zwei Knochen den Takt dazu. Der vierten Hexe mit einem Korb voller Kinder wird von einer Eule das Tuch vom Kopf gezogen, sodass ihr kahler Schädel sichtbar wird- für die Zeitgenossen Goyas klar erkennbar als Darstellung der Syphilis.

Als Hexenwerk kommt die Erkrankung über die Menschen, vermittelt durch die Prostitution, zu der arme Frauen und Mädchen gezwungen wurden und derer sich Männer besonders höheren Standes lustvoll bedienten. Bei Goya steht die Kupplerin in ihrem gelben Gewand im Mittelpunkt des Bildes – gelb die damalige Farbe der Prostituierten.

Volksglaube und Aufklärung mischen sich in dem Bild, Fantasie und Realität. In Europa wütete die Syphilis, besonders auch in adligen Kreisen. Die Paradoxie des Lebens ließ gerade Hexen und Zaubersprüche in dieser Zeit in gebildeten Kreisen, zu denen sich auch der Adel zählte, das große Modethema sein.

Ob die Mannschaften des Columbus die Krankheit aus Amerika nach Europa brachten, ist nicht exakt belegt. Für die Historiker ist der Ausbruch der Syphilis in Europa mit dem Feldzug des französischen Königs Karl VIII. nach Neapel verbunden.

1492 war Columbus nach Amerika aufgebrochen. Karl VIII. war 1495 mit seinem Heer durch Italien nach Neapel gezogen. Um bei

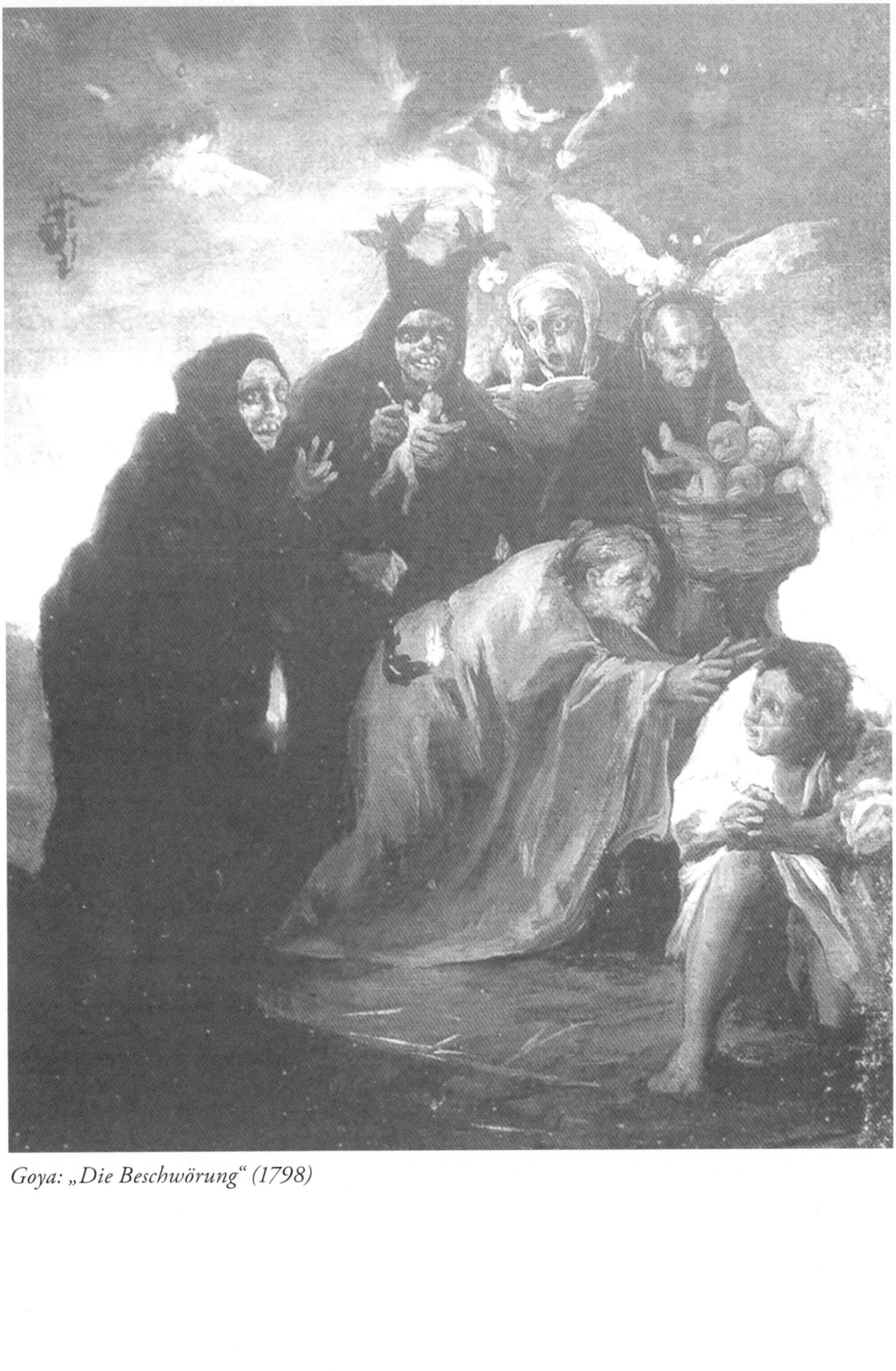

Goya: „Die Beschwörung" (1798)

diesem Feldzug unbehelligt zu bleiben, musste er mit seinem Erzfeind Spanien unter großen Zugeständnissen 1493 in Barcelona Frieden schließen. Die im französischen Heer in Neapel aufgetretene Seuche nannten die Spanier und bald die ganze Welt verächtlich „Franzosenkrankheit". Die Gelehrten bezeichneten sie als „ Morbus gallicus". Es waren zwar im Altertum schon Geschlechtskrankheiten beschrieben worden, aber die erste Syphilis-Epidemie in Europa hatte ihren Ausgang in Neapel.

Bald war auch der europäische Adel erkrankt. Als erster König Frankreichs musste sich Franz I. (1494-1547) einer Quecksilberbehandlung unterziehen. Es war nicht Gottes Strafe gewesen, die den König getroffen hatte – es war die Rache eines gehörnten Ehemannes. Franz I. hatte die Frau des Pariser Rechtsgelehrten Perron zu seiner Geliebten gemacht, was deren Ehemann nicht als Auszeichnung empfand, sondern als Schmach. Der eher zurückhaltende Jurist schwor Rache. Er ging so lange ins Bordell, bis er sich infiziert wusste. Perron steckte seine Frau an und diese den nichtsahnenden König. Franz I. reichte die Krankheit dann an eine andere Maitresse weiter. Von Madame Ferronière befindet sich im Louvre ein wunderschönes Portrait „ La Belle Ferronière", gemalt von Leonardo da Vinci, der als alter Mann am Hofe Franz I. lebte.

Liselotte von der Pfalz (1652-1722), die nach Orléans verheiratet worden war und am französischen Hofe verkehrte, schrieb deftige Briefe über das dortige Leben: „Von neun Leuten von Qualität, so vor etlichen Tagen mit meinem Enkel, dem Herzog von Chartres, zu Mittag assen, waren sieben, so die Franzosen hatten. Ist das nicht abscheulich?"

In der Zeit, als Goya seine Hexenbilder malte, war Katharina II. die Große (1729 - 1796) von Russland bei ihrem lustvollen Leben so in Panik verfallen, sich mit der Syphilis zu infizieren, dass ihre ausgesuchten Liebhaber zunächst einen Parcours von sechs Hofdamen für ein halbes Jahr durchlaufen mussten. Blieben diese Damen („les épreuves") gesund und erkrankten nicht an der Lustseuche, durften die Herren zur Kaiserin vordringen, nachdem noch eine genaue ärztliche Untersuchung durch den schottischen Hofarzt Dr. Rogerson erfolgt war.

Ein anderer Schotte, nämlich John Hunter (1728 - 1793) hat um die gleiche Zeit einen Selbstversuch unternommen, um die Ursache der Syphilis zu klären. Er hat dafür mit dem Leben bezahlen müssen. Hunter wollte beweisen, dass Gonorrhoe und Syphilis eine Krankheit und übertragbar sind. Er wollte die „Unität" nachweisen, indem er sich mit dem Sekret eines an Gonorrhoe erkrankten Mannes infizierte. Hunter hat nicht erkannt, dass der Mann gleichzeitig an Syphilis erkrankt war. Erst 125 Jahre später konnten Fritz Schaudinn und Erich Hoffmann am 24. Mai 1905 in Berlin den Nachweis der Spirochaeta pallida präsentieren. Geglaubt haben ihnen damals nur wenige.

Wenn Goya als Bediensteter am königlichen Hof zu Madrid malte, so bewahrte ihn die Doppelbödigkeit seiner Bildinhalte vor dem Konflikt mit der Inquisition. Und wenn seine Bilder dort gezeigt wurden, war wohl die richtige Klientel versammelt, um seine Botschaft zu verstehen. Viele trugen damals Perücken, um die Alopecia syphilitica zu verstecken. Das Spitzenjabot verdeckte Geschwüre und Effloreszenzen am Hals, die man als „das Halsband der Venus" bezeichnete, und das gepuderte Gesicht war nach Egon Friedell „das erschütternde Sinnbild und die tragische Maske jener Zeit".

Oktober 2006

Napoleon erzählt von der Entbindung seines Sohnes

Napoleon musste nach Sankt Helena. Man wollte es so und ihn in Frankreich nicht wiederhaben. Nur eine kleine Zahl von Getreuen durfte mit ihm gehen. Sein französischer Arzt Maingault weigerte sich, ihn auf die Insel im Atlantischen Ozean zu begleiten.

Napoleon erbat sich den Chirurgen Barry O'Meara von Bord der „Bellerophon" als seinen Arzt. O'Meara war ein gewandter Mann. Er war Ire, sprach aber auch italienisch, Napoleons Muttersprache. Er hatte in Dublin und London studiert. Napoleon wählte ganz bewusst einen Iren aus und keinen Engländer. Frankreich hatte lange Jahre die aufständischen Iren in ihrem Kampf gegen die Engländer unterstützt.

O'Meara führte während der Zeit auf St. Helena ein Tagebuch und notierte seine vielen Gespräche mit Napoleon. Um eine möglichst exakte wörtliche Wiedergabe von Napoleons Worten zu erreichen, nahm er nach Beendigung der Gespräche sehr schnell die Niederschrift vor: „Aussitôt que je quittais Napoleon, je me depechais de rentrer dans ma chambre pour coucher sur le papier les sujets de nos conversations, avec, dans la mesure du possible, les mots exacts qui avaient été employés." (Übers.: Sobald ich Napoleon verlassen hatte, beeilte ich mich, in mein Zimmer zurückzukehren, um unsere Gespräche möglichst wortgetreu aufzuschreiben.)

Am 6. November 1817 erschütterte ein Ereignis die ganze Welt und stürzte England in tiefe Trauer. Die Anwärterin auf den englischen Thron, Tochter des englischen Königs Georg IV., starb unter der Geburt, das Kind, ein Junge, wurde tot geboren. Die 21-jährige Prinzessin war mit Leopold, dem späteren belgischen König, verheiratet worden und beim Volk sehr beliebt.

Nach normal verlaufener Schwangerschaft setzten die Wehen am Termin ein. Bis der Muttermund vollständig eröffnet war, dauerte es 26 Stunden. Der kindliche Kopf trat nur sehr langsam in das Becken ein. Der in den Adel erhobene Geburtshelfer Sir Richard Croft ließ weitere 24 Stunden verstreichen. Nach diesen 50

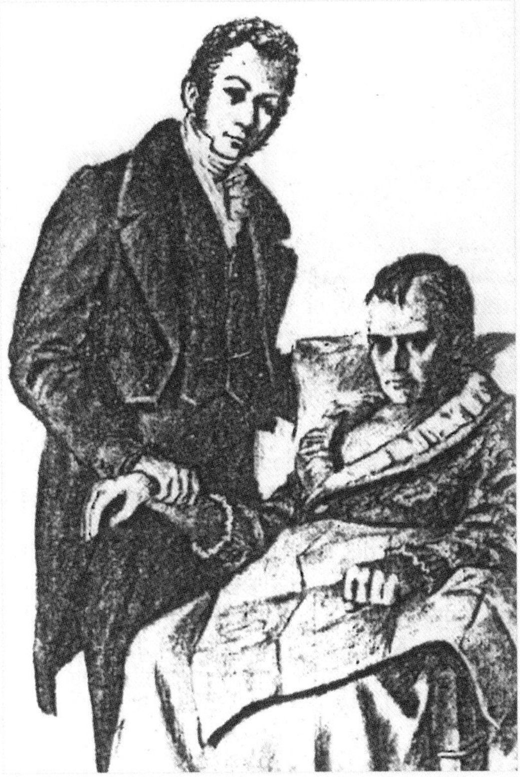

Die beiden Erzähler: Napoleon und Doktor O'Meara auf St. Helena. Zeichnung von Jack Clifton, Fort Monroe Casemate Museum

Stunden Wehentätigkeit dauerte es weitere sechs Stunden, bis der kindliche Kopf den Beckenboden erreicht hatte. Da Croft eine Aversion gegen die Zange hatte, musste die Prinzessin aus eigener Kraft das Kind herauspressen... Das Kind war bereits einige Stunden vorher intrauterin abgestorben. Der Knabe hatte ein Geburtsgewicht von 4100 g. 30 Minuten post partum kam es zu einer atonischen Nachblutung. Croft zog die Plazenta bis in die Scheide. Es setzte eine erneute Blutung ein, nachdem nach einer halben Stunde die Plazenta herausgezogen worden war. Die Prinzessin starb unter den Symptomen eines hämorrhagischen Schocks. Bei der Autopsie wurde über ein Liter Blut im Uteruscavum gefunden.

Ob eine Zangenentbindung zu einem glücklicheren Ausgang geführt hätte, ist nicht sicher. Croft fühlte sich möglicherweise auch den Lehrsätzen des großen William Hunter (1718-1783) verpflichtet, der gegenüber der Zange eine extrem konservative Haltung eingenommen hatte, die die englischen Geburtshelfer noch Jahrzehnte nach seinem Tod wesentlich beeinflusste.

Auf den unglücklichen Croft ging eine Flut von Beleidigungen und Beschimpfungen nieder, was immerhin zur Folge hatte, dass er drei Monate später bei einer Gebärenden viel aktiver, mutiger und erfolgreicher war. Aber Selbstvorwürfe und öffentlich erhobene Anschuldigungen sowie die Forderung nach „hochnotpeinlicher Untersuchung" übten einen unerträglichen Druck auf Croft aus, der ihn zum Selbstmord trieb. Er schoss sich in den Kopf. Es wird auch wenig Trost für den unglücklichen Sir Richard gewesen sein, in der St. James Church neben William Hunter begraben worden zu sein.

Die Nachricht über diese geburtshilfliche Katastrophe im englischen Königshaus erreichte St. Helena im Februar 1818. In seinem Tagebuch berichtet O'Meara, dass Napoleon über dieses Geschehen in London sehr ärgerlich wurde und zornig fragte, warum man diesen Arzt nicht gesteinigt hätte. Er konnte die Vorsicht, Zögerlichkeit und Ängstlichkeit des Arztes nicht verstehen. Mut und Engagement hätte der Arzt zeigen müssen und nicht daneben stehen und warten, was die Natur vollbringt.

Darauf erzählte Napoleon von der Entbindung seiner zweiten Frau, der Kaiserin Marie-Louise. Hier drohte eine ähnliche Katastrophe. Die Geburt dauerte lange. Napoleon lag während dieser Zeit im Nebenraum auf einem Sofa und wartete.

Dann kam der kaiserliche Geburtshelfer Dubois zu ihm und sagte; „L'Impératrice est en grand danger, l'enfant ne se presente pas comme il faut." (Übers.: Die Kaiserin ist in großer Gefahr, das Kind liegt nicht richtig.) Napoleon fragte ihn, ob er solche geburtshilfliche Situation schon einmal erlebt hätte. Dubois antwortete, dass er so etwas nur einmal unter tausend Geburten gesehen hätte, und bedauerte, dass so ein Fall das Schicksal der Kaiserin bestimmen sollte.

Dubois war zu der Zeit der berühmteste Geburtshelfer in Frankreich. Er war der Nachfolger von Beaudelocque und hatte ein eigenes Zangenmodell entworfen.

Napoleon erhob sich von seinem Sofa und forderte Dubois auf zu handeln. Napoleon erzählte O'Meara weiter: „Oubliez, lui dis - je, qu'elle est l'Impératrice, et soignez-la comme la femme d'un petit commençant de la rue St. Denis." (Übers.: Vergessen Sie, sagte ich ihm, dass sie die Kaiserin ist, behandeln Sie sie wie eine Krämersfrau aus der Rue St. Denis.) Dann hätte er Dubois bis an das Kopfende des Entbindungsbettes begleitet und hätte, soweit es ihm möglich war, der Kaiserin Mut gemacht und sie beruhigt. Dubois hätte die Zange genommen und die Kaiserin entbunden; der spätere Herzog von Reichstadt war geboren. Er erschien zunächst leblos, aber eine Reanimation mit Massieren und Beklopfen gelang.

Als medizinischer Laie und nervöser werdender Vater hatte Napoleon die geburtshilflichen Feinheiten dieser Entbindung natürlich nicht erfasst. Als Dubois vor Napoleon getreten war und ihm berichtete, „l'enfant ne se presente pas comme il faut", hatte er bei der Untersuchung der Kaiserin eine Querlage diagnostiziert. Also musste Dubois, als er vom Kaiser zur aktiven Geburtshilfe getrieben

Die beiden Protagonisten:

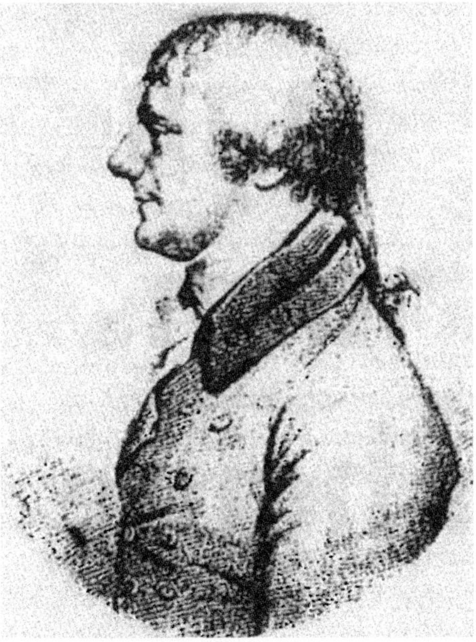

Sir Richard Croft (1762 – 1818)

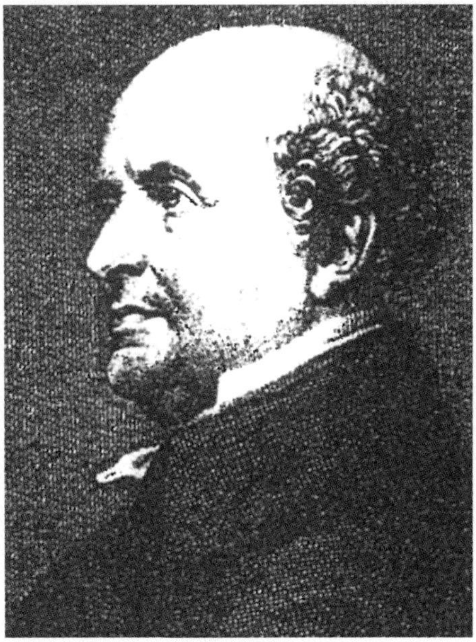

Baron Antoine Dubois (1756 – 1837)

worden war, zunächst eine Wendung auf die Füße mit anschließender manueller Extraktion machen. Es gelang Dubois die Extraktion bis zum Kopf, da der Muttermund noch nicht vollständig geöffnet war. Er musste nun zur Zange greifen und die Entbindung durch eine „Zange am nachfolgenden Kopf" beenden. Dann folgte die Reanimation des Neugeborenen, indem Dubois ihm Cognac einflößte. Dr. Corvisart schlug ihm auf den Rücken und das Gesäß und Gräfin Montesquieu hüllte ihn in heiße Tücher. Nachdem der Prinz seinen ersten Schrei getan hatte, durfte Napoleon ihn in die Höhe heben und soll ausgerufen haben: „Das ist der König von Rom."

Gleich darauf musste Napoleon, der Mann, der im Felde Tausende von Toten und Verwundeten gesehen hatte, das Geburtszimmer verlassen, weil ihm übel geworden war. So hat Dr. Corvisart die Entbindung geschildert.

„König von Rom" ist der Sohn nie geworden. Er wurde bei Großvater Franz I. erzogen und starb schon mit 21 Jahren im Schloss Schönbrunn. Seine Gebeine wurden 1940 auf Anordnung Adolf Hitlers nach Paris in den Invalidendom überführt.

Sa naissance produisit un délire de joie dans la nation" (Übers.: Seine Geburt ließ die Nation im Freudentaumel versinken), sagte Napoleon am Ende seiner Erzählung. O'Meara meinte, Napoleon hätte bei der Entbindung gehandelt wie ein Feldherr: „Il analyse la situation, il décide, puis il agit." (Übers.: Er analysiert die Lage, er entscheidet, dann handelt er.)

März 2007

Der Lutschbeutel

Als Wilhelm Busch, dessen 175. Geburtstag wir im April dieses Jahres feiern können, die „Bilder zur Jobsiade" zeichnete, gab es schon Schnuller aus Kautschuk. Die Vulkanisierung war 1839 durch Charles Goodyear erfunden worden. Um 1846 kamen die ersten Gummisauger auf den Markt.

Es gab aber auch noch den Lutschbeutel, den der wohlgenährte Hieronymus Jobs auf den Bildern von W. Busch im Mund stecken hat. Dass Fliegen, die mehr wie Mücken aussehen, gezielt den Lutschbeutel ansteuern, lässt uns erahnen, dass in dem zugebundenen Säckchen etwas sein muss, was nicht nur bei Hieronymus Wohlbehagen auslöst.

In der Sprache der Akademiker werden Lutschbeutel als Beruhigungssauger bezeichnet. Im Volksmund, je nach geografischer Lage, wurden sie Strutzel, Ditzel, Saugbeutel, Suzel, Zutzel, Nüggi u. a. m. genannt. Sie sind seit dem 15. Jahrhundert bekannt, als B. Mettlinger sie in seiner Schrift „Ein Regiment der jungen Kinder" 1473 beschrieben hat.

A. Peiper hat 1966 in seiner „Chronik der Kinderheilkunde" den Beruhigungssauger als Attrappe bezeichnet, die wie die Wiege die Gegenwart der Mutter vortäuscht. Der Lutschbeutel ging jedoch in seiner Wirkung über die Vortäuschung einer präsenten Mutter hinaus. Er sollte auch der Nahrungsaufnahme dienen, in dem das Kind sich durch das Leinengewebe des Säckchens einen aus vorgekautem Brot bestehenden Brei mit Zucker und Honig gemischt in den Mund drückte und saugte.

Diese Art der Ernährung war für die Mütter bequem, sie mussten nicht stillen; und so waren der Lutschbeutel und seine Variationen sehr beliebt. Die Nahrung war jedoch für Säuglinge äußerst unphysiologisch und durch Verunreinigung und Gärung des Breies eine akute Erkrankungsgefahr. Aber viele Mütter neigten auch schon vor Jahrhunderten zum frühen „Abmuttern" und dem Verfüttern von Breien, die aus Getreide und Kuh-, Ziegen- oder Schafsmilch gerührt wurden.

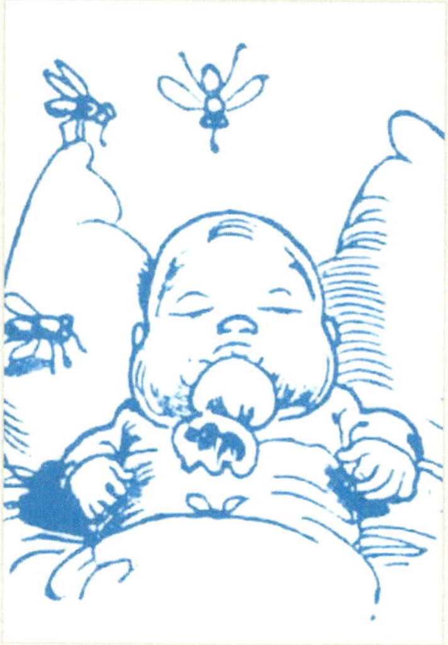

Nach allgemeinem Familienbeschluß
Nennt man den Knaben Hieronymus. –
Meistens war er ganz zufrieden,
Besonders, wenn ihm ein Schnuller beschieden.

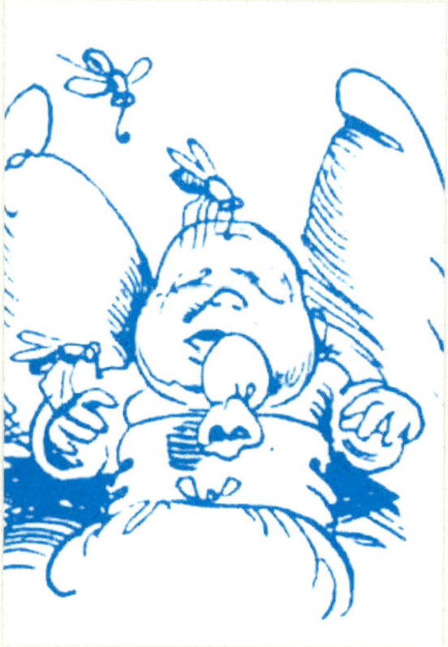

Aber dann kamen die bösen Insekten,
Welche ihn immer so leckten und neckten,

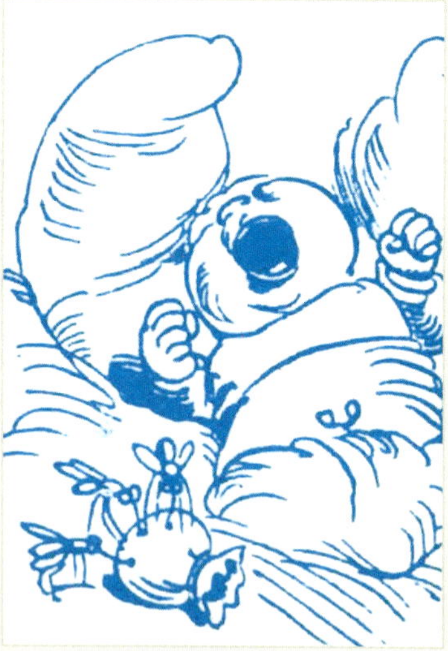

Daß er sich nicht zu helfen wußte,
Und seinen Schnuller entlassen mußte.
Weithin erscholl sein Wehgeschrei
Und lockte die guten Eltern herbei.

Der Lutschbeutel sollte aber nicht nur ernähren, er sollte auch beruhigen, und so band man oft Mohnköpfe in den Lappen, der dann zusätzlich in Branntwein eingetaucht wurde. Die müde machende Wirkung des Alkohols wird von Weinbauern in Italien heute noch genutzt, indem der Finger in den Rotwein getaucht und dem Kind zum Ablecken in den Mund gesteckt wird.

Im 17. Jahrhundert erkannte man die Gefahr für die Gesundheit der Kinder, die von den Lutschbeuteln ausging. Heftige Kritik der Ärzte konnte die Mütter aber nicht von der bequemen Art der Fütterung und Ruhigstellung ihrer Kinder abbringen. Deshalb gehörte auch noch Ende des 19. Jahrhunderts für Wilhelm Busch der Lutschbeutel zur Requisite eines Kleinkindes. Es gab zwar schon seit 25 Jahren den Kautschukschnuller, aber was war geschmacklich ein Gummischnuller gegen einen süßen Lutschbeutel, der auch den Fliegen viel besser gefiel.

Welche beruhigende Wirkung Wilhelm Busch dem Lutschbeutel zuschreibt, zeigt er uns, als der Sauger Hieronymus unter den Attacken der Fliegen aus dem Mund fällt. Ein ohrenbetäubendes Geschrei stimmt der vorher so friedliche Hieronymus an.

Es gibt noch zwei für die Kunstgeschichte bedeutende Bilder, auf denen der Lutschbeutel als kindliches Zubehör abgebildet ist. Dürer hat 1506 die „Madonna mit dem Zeisig“ gemalt. Jesus sitzt auf dem Schoß seiner Mutter. Ein Zeisig sitzt auf seinem linken Arm. In der rechten Hand hält er einen Schnuller, den er vor dem Vogel in Sicherheit bringen will.

Der berühmte Kunsthistoriker H. Wölfflin hat das Bild so interpretiert. Von anderer Seite wurde der Schnuller für einen Beutel mit Vogelfutter gedeutet.

Ganz ohne Zweifel ist der Lutschbeutel als solcher auf dem Bild „Amme mit Kind“ (um 1619) von Frans Hals zu erkennen. Die Amme hält in ihrer rechten Hand das oben zugeschnürte Leinensäckchen dem Kind entgegen.

Wilhelm Busch hat die Zeichnungen 1870 als Illustrationen zu Karl Arnold Kortums heiterem Knittelversepos „Leben, Meinungen und Taten von Hieronymus Jobs" angefertigt. Kortum war von Beruf praktischer Arzt gewesen, er starb 1824.

Von der Groteschen Verlagsanstalt in Berlin hatte Wilhelm Busch das Angebot erhalten, Illustrationen zu dem Versepos zu liefern. Zur Vorbereitung beschäftigte er sich mit den Zeichnungen und Stichen von Daniel Chodowiecki. Über 100 Zeichnungen zum Leben des Hieronymus Jobs reichte Busch beim Verlag ein, wo seine Werke aber nicht überzeugten.

Wilhelm Busch hat dann zwei Jahre später im Stil von Kortum selbst Verse zu seinen Bildern geschrieben. Einige Verse hat Busch von Kortum übernommen, hat aber auch zusätzliche Kapitel verfasst.

Im November 1872 erschien die erste Auflage im Bassermann-Verlag in Heidelberg, wo der Lutschbeutel auch besser hinpasste als in die hektische Großstadt Berlin.

April 2007

Ein Sohn für den König

Wahrscheinlich wusste Jane Seymour, was auf sie zukommen würde, wenn sie die Aufgabe, einen Sohn zu gebären, nicht erfüllte. Sie kannte das Schicksal ihrer beiden Vorgängerinnen, weil sie ihnen gedient hatte.

Die erste war Katharina von Aragon, ihre Ehe mit Heinrich VIII. dauerte 24 Jahre. Sechs Schwangerschaften hatte sie in dieser Zeit ausgetragen, dazu zahlreiche Früh- und Fehlgeburten erlitten. Eine Tochter hatte überlebt, Maria die Katholische oder Blutige. Die anderen Kinder starben. Britische Medizinhistoriker meinen genügend Beweise zu haben, dass diese Kinder am Morbus haemolyticus neonatorum infolge einer Rhesus-Inkompabilität gestorben sind. Die Sensibilisierung sei während ihrer ersten Ehe mit Arthur Tudor, dem Bruder Heinrich VIII., eingetreten, mit dem sie einen Sohn hatte. Als Heinrich VIII. die Ergebnislosigkeit, aus dieser Ehe einen Sohn zu erhalten, akzeptiert hatte, ließ er sich gegen den Willen des Papstes durch den Erzbischof von Canterbury scheiden. Als Katharina die Anerkennung der Scheidung verweigerte, wurde sie bis zu ihrem Tode in Gefangenschaft gehalten. Die zweite war Anne Boleyn, die Heinrich VIII. auch keinen Sohn gebären konnte. Sie wurde in den Tower geworfen und hingerichtet.

Unter diesen Prämissen trat Jane Seymour 1536 einen Tag nach der Hinrichtung ihrer Vorgängerin in den Ehestand mit Heinrich VIII. Im März 1537 wurde ihre Schwangerschaft öffentlich bekannt gegeben: „The Queen is with child."

John Husee, der am Hofe Heinrichs VIII. lebte, schrieb an den Gouverneur von Calais Lord Lisle: „Our most excellent Lady and Mistress Queen Jane ... has conceived and is great with child, and upon Trinity Sunday (27th May) like one given of God, the child quickened in the mother's womb." Alle beteten, dass es ein Sohn werden möge. Thomas Cromwell soll die Ärzte in aller Naivität gefragt haben, ob sie wüssten, ob es ein Sohn werden würde. Die Antwort der Ärzte ist leider nicht überliefert.

Am 20. September zog sich Jane Seymour in den Hampton Court Palace zurück, wo sie ihr Kind gebären wollte. Hampton Court wurde als eng, düster und ungesund beschrieben. Die Königin hatte diesen unfreundlichen Palast gewählt, weil in London die Pest sehr verbreitet und auf dem Land die Gefahr der Seuche geringer war. Am 9. Oktober 1537, etwa zwei Wochen vor dem erwarteten Termin, setzten Wehen ein. Drei Ärzte betreuten die Geburt: William Butts war hauptamtlich der Leibarzt von Heinrich VIII. John Chambre war Priester und hatte in Padua Medizin studiert. Der dritte war der Chirurg George Owen. Als nach 48 Stunden Geburtsdauer keine Anzeichen bestanden, dass die Geburt auf normalem Weg geschehen konnte und das Kind abzusterben drohte, wurde die Geburt aller Wahrscheinlichkeit nach durch einen Kaiserschnitt beendet, vorgenommen durch George Owen. Die Ärzte kannten die Folgen für sich, wenn bei weiterem Abwarten Mutter und Kind sterben würden. Der König würde sehr ungnädig sein. Und so stellten sie eine politische Indikation zur Rettung des Kindes. Viele Berichte sprechen dafür, dass der Thronerbe Edward VI. durch Kaiserschnitt geboren wurde. Den wichtigsten Beweis dafür, hat der Erzbischof von Canterbury Nicholas Harpesfield hinterlassen. Er schrieb 1558: „Lady Jane Seymour whose marriage God did bless, sending a goodly male child, Prince Edward ... who was cut out of his mother‘s belly."

Der Kaiserschnitt war die einzige Möglichkeit, das Kind lebend zur Welt zu bringen. Man wusste vorher zwar nicht, ob es ein männlicher Thronerbe sein würde. Ohne Möglichkeit der pränatalen Geschlechtsbestimmung musste man das Risiko der Enttäuschung eingehen, wohl wissend, wie hoch das Operationsrisiko war. Damals lag die mütterliche Mortalität bei 80 Prozent. Gesundheit und Leben der Mutter wurden dem Ziel einer männlichen Nachkommenschaft rücksichtslos geopfert, auch wenn eine glückliche Ehebindung bestanden hatte.

Im spanischen Königshaus gab es zu etwa derselben Zeit das gleiche Problem, einen männlichen Thronfolger präsentieren zu können. Von Philipp II. mussten vier Ehen geschlossen werden mit 13 Schwangerschaften und acht Geburten, bis der Infant Don Carlos geboren wurde.

Das Glück war dem englischen Königshause hold: Jane Seymour wurde durch Kaiserschnitt von einem Sohn entbunden, der als Edward VI. der letzte der Tudor-Dynastie war. Seine Mutter überlebte

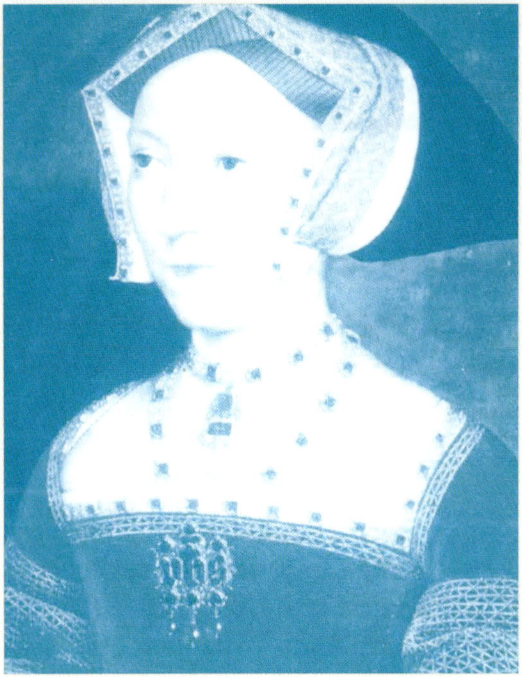

Jane Seymour, Gemälde von Hans Holbein dem Jüngeren

die postoperative Phase nicht; sie starb zehn Tage nach der Operation unter dem Krankheitsbild einer Peritonitis. So endeten in der damaligen Zeit alle Kaiserschnittpatientinnen, denn die lange, der Operation vorausgegangene Wehentätigkeit führte zu einer aufsteigenden Infektion des Uteruscavums. Beim Kaiserschnitt wurde der Uterus nicht durch Naht verschlossen, und so entleerte sich der infizierte Wochenfluss in die Bauchhöhle.

Jane Seymour wurde in der Kapelle von St. George beigesetzt. Zehn Jahre später wurde Heinrich VIII. neben ihr begraben, für den sie in den Tod gegangen war.

Noch 200 Jahre später schrieb der berühmte Chirurg Lorenz Heister in seinem Lehrbuch, dass man bei Königinnen und Fürstinnen, wenn sie das Kind „durch den ordentlichen Weg nicht herausbringen", den Kaiserschnitt vornehmen sollte, da es hier in erster Linie darum gehe, einen Erben zu erlangen, auch wenn die Mutter dabei das Zeitliche segnen müsse.

Juni 2007

Vom Barbiergehilfen zum Leiter der Charité

Man muss häufig ganz unten anfangen, um hoch hinaus zu kommen. Thomas Mann hatte in der Schule im Fach Deutsch eine 4, viele amerikanische Millionäre waren in jungen Jahren Tellerwäscher. Joachim Friedrich Henckels Karriere, die hier erzählt werden soll, zeigt einen ähnlich steilen Anstieg.

Am 4. März 1712 wurde er im damaligen Ostpreußen geboren. Sein Vater war Inhaber einer Barbierstube. Als Barbier nahm er Aderlässe vor, versorgte auch kleinere Kriegsverletzungen und Unfälle. Er durfte sich Wundarzt nennen, hatte aber keineswegs eine akademische, medizinische Ausbildung.

Henckel wurde zunächst als 16jähriger von seinem Vater in der Chirurgie unterrichtet. 1729 folgte eine Ausbildung in Danzig bei zwei Wundärzten. Vor dem chirurgischen Amt in Königsberg legte er seine Gehilfenprüfung ab. In diesen Stand gehoben durfte er am Anatomieunterricht bei Prof. Boretius in Danzig teilnehmen. Viel Geld zum Leben stand Henckel nicht zur Verfügung, er machte in Danzig Schulden. Der Vater mochte diese nicht länger begleichen, und so schickte er den Sohn zum Feldscher des Kleistschen Regiments nach Berlin. Dort besuchte er Vorlesungen des Collegium medicochirurgicum und volontierte an der Charité. Gleichzeitig musste er in Potsdam als Kompaniefeldscher die Leibkompanie der „Langen Kerls“ des Königs Friedrich Wilhelm I. versorgen, was ihm „gnädiges Wohlgefallen“ des Königs und die Beförderung zum „Pensionärchirurgen“ eintrug. Pensionärchirurgen befanden sich für drei Jahre in einer Weiterbildung, erhielten 50 Thaler Jahressold als staatliche Unterstützung (Pension). Danach wurden sie zu Regimentsfeldschern ernannt und durften privat praktizieren. Henckel nutzte diese Zeit, um sich in Paris fortzubilden. Geburtshilfe wurde dort von Vater und Sohn Gregoire auf hohem Niveau geleistet. Sie hatten als erste eine Zange entwickelt, deren Löffel gefenstert waren, und damit das ganze Instrument leichter und schonender gemacht. Von Paris reiste Henckel nach Straßburg zu Johann Jacob Fried, wo es die erste europäische Ausbildungsstätte für Geburtshilfe und Hebammen gab.

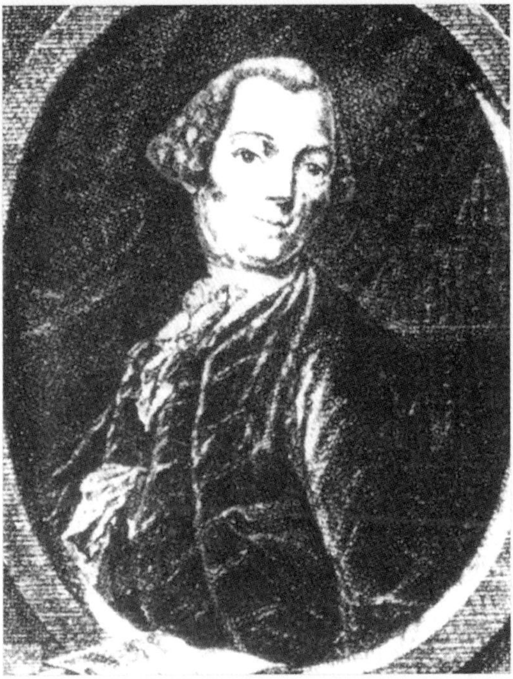

Joachim Friedrich Henckel (1712 – 1779)

1740 kehrte Henckel nach Berlin zurück. Er wollte das Gesehene und Gelernte umsetzen und eine entsprechende Schule einrichten. Sein König interessierte sich aber nicht so sehr für Neugeborene; er wollte „seine großen Kinder hübsch gesund sehen". Und so wurde Henckel zum Regimentschirurgen bei den „Langen Kerls" des Soldatenkönigs ernannt.

Als Friedrich II. im gleichen Jahr der neue preußische König wurde, löste der das Regiment der „Langen Kerls" auf, und Henckel wurde zu den „Gensdarmes" nach Berlin versetzt. Mit diesem Regiment von 2000 Mann zog Henckel im Dezember 1740 in den ersten Schlesischen Krieg. Zwei Jahre später kehrte er nach Berlin zurück und hielt in seinem Privathaus erste Vorlesungen mit dem Titel „Chirurgische Operationen und Bandagen für 2 Dukaten „pro Person". Die Studenten waren begeistert von ihrem Lehrer, zumal die Vorlesungen von praktischen Demonstrationen an der Leiche begleitet waren, was es bis dahin in privatem Unterricht nicht gegeben hatte. Henckel hatte vorher, da er Schwierigkeiten von der Charité erwartete, ein entsprechendes Gesuch um Erlaubnis beim König eingereicht. Dieser hatte ihm ausrichten lassen, er „soll sich allda seiner Kadaver bedienen“. Trotzdem begannen die Streitigkeiten mit der Charité, wo im anatomischen Theater die Vorlesungen über Chirurgie und Anatomie von Professor Simon Pallas nur von wenigen Studenten besucht wurden.

Für Henckels Karriere als Lehrer war der Streit mit der Charité nicht zuträglich, zumal er kein Akademiker war. Um seine Position zu verbessern, beantragte er 1744 die Zulassung zum Staatsexamen und erwarb die Doktorwürde mit einer Dissertation über Operationen des grauen Stars. Damit wurde Henckel Pensionärchirurg an der Charité und die Streitigkeiten mit dem Chirurgen Professor Pallas nahmen an Intensität zu. Da Henckel als streitlustiger, eigensinniger, aber auch überaus empfindlicher Mann beschrieben wurde, konnte es keine gute Zusammenarbeit mit der Leitung der Chirurgie geben. Nur seine Tätigkeit im Gebärsaal der Charité wurde unkritisiert geduldet, da sie Professor Pallas eine ungestörte Nachtruhe verschaffte. So konzentrierte Henckel sich mehr und mehr auf die Geburtshilfe. Er erinnerte sich an seinen Lehrer in Straßburg und erkannte, was in Berlin verbessert werden musste. Er verfasste eine Schrift, 1751 dem König gewidmet, mit „Anmerkungen von widernatürlichen Geburten zur Verbesserung der Hebammenkunst“ und beklagte sich darin über die fehlenden Möglichkeiten, junge Chirurgen zu fähigen Geburtshelfern ausbilden zu können. Henckel schlug die Einrichtung einer Hebammenschule vor und wurde in diesem Plan vom Polizeipräsidenten Berlins unterstützt. Der francophile Friedrich II. ließ eine Anstalt nach französischem Vorbild einrichten, die im März 1751 den Unterricht aufnahm. Aber nicht Henckel sondern der Anatom Johann Friedrich Meckel wurde mit der Lehre beauftragt. Dieser hatte als Arzt einen guten Ruf, besonders bei der Berliner Oberschicht. Für Geburtshilfe hat er sich allerdings nie interessiert und bis zu seinem Tod 1774 wahrscheinlich nie einen Gebärsaal betreten. Henckel war verständlicherweise verbittert. Er begann seinen Kummer im Alkohol und bei verheirateten Frauen zu versenken. Durch den Minister Viereck ließ der König Henckel ausrichten, dass er „ein miserables Subjekt“ sei. Henckel nahm Abschied von der Armee und verfasste in den folgenden Jahren eine umfangreiche medizinische Literatur. 1761 wurden seine „Abhandlungen von der Geburtshilfe“ veröffentlicht, in denen er im 27. Kapitel auch über den Kaiserschnitt schreibt.

In Berlin ist bis zu dieser Zeit wohl kein Kaiserschnitt an einer lebenden Schwangeren durchgeführt worden, so dass die Abhandlung von Henckel lediglich theoretisch gewesen ist.

Als Henckel nach dem siebenjährigen Krieg, den er trotz Austritt aus der Armee als Kriegschirurg mitgemacht hatte, 1763 nach Berlin zurückkehrte, wurde seine Praxis von Patienten aus Adel und Bürgertum überlaufen. Er erteilte Studenten wieder Privatunterricht und diese schrieben 1767 an den König: „Wenn man in Berlin als Chirurg oder Geburtshelfer etwas lernen will, muß man nicht ans Collegium medicochirurgicum, sondern zu Dr. Henckel..." Professor Meckel musste hinnehmen, dass Henckel auf Geheiß des Königs wieder Vorlesungen an der Charité halten durfte.

Im Jahre 1773 veröffentlichte Henckel eine Kasuistik über den Kaiserschnitt an einer lebenden Schwangeren, den er 1769 vorgenommen hatte und der damals in Berlin großes Aufsehen auch außerhalb der medizinischen Welt erregt hatte: „Vor einigen Jahren drängte die Notwendigkeit mich bei einer Mutter, die zusammen mit ihrem Nachwuchs sterben wollte, die Geburt durch Schnitt zu beenden". Es war ein adliges, unverheiratetes Fräulein mit engem Becken, im Alter von 37 Jahren, die in diese missliche Lage gekommen war.

Der von Henckel gestellten Indikation zur Operation widersprach die betreuende Hebamme, die als enge Vertraute von Professor Meckel galt. Es musste eine zweite Meinung von einem französischen Chirurgen eingeholt werden. Dann konnte Henckel zur Tat schreiten. Er war sich bewusst, dass bei Misslingen der Operation seine Karriere beendet sein würde und die Professoren der Charité ihn vor dem König vernichten würden. Die Operation gelang. Die Baronesse überlebte die Operation, das Kind war wohlauf. Der postoperative Verlauf war bei der Mutter allerdings tödlich, so wie ihn 80 Prozent aller anderen Operateure bei ihren Patientinnen auch erleben mussten. Am vierten Tag verstarb die Baronesse unter dem Krankheitsbild einer Peritonitis. Trotz des ungünstigen Ausgangs für die Mutter war die Operation für Henckel ein Erfolg. Friedrich II. war vom Mut des Operateurs fasziniert, beriet sich mit zwei Professoren der Charité, die Henckel wohl gesonnen waren, und ernannte Henckel am 13. November 1769 zum Professor für Chirurgie und zum Hofrat. Im

Frühjahr 1770, nach dem Tod von Professor Pallas, wurde Henckel dessen Nachfolger als dirigierender Arzt an der Charité. 1775 hatte Henckel dann sein eigentliches Ziel als Geburtshelfer erreicht, indem der König verfügte, dass „hinführo allen Studierenden in- und ausländischen Medicis und Chirurgis der völlige Zutritt auf dem chirurgischen Saal, in welchem jährlich einige hundert Kinder geboren werden, erlaubet seyn soll...", was bis dahin nur Hebammen zugestanden war. Als Barbiergehilfe hatte Joachim Friedrich Henckel seine medizinische Karriere begonnen. Als Professor für Chirurgie und Geburtshilfe sowie Ärztlicher Direktor der Charité starb er 1779. Das war soviel wie heutzutage der Weg vom Tellerwäscher zum Millionär – nur zu einer anderen Zeit.

Oktober 2007

Die vier Kaiserschnitte an Anna Margaretha Adametz

Im 16. Juni 1826 setzten bei Frau Anna Margaretha Adametz am Ende ihrer ersten Schwangerschaft die Wehen ein. Frau Adametz aus Wilster in Holstein war 30 Jahre alt und weniger als einen Meter groß, nur 2 Fuß und 2 Zoll hoch. Sie war als Kind an Rachitis erkrankt. Ihre Wirbelsäule, die Beine und das Becken waren als Folge der Erkrankung in höchstem Grade verkrümmt. Die für die Geburtshilfe entscheidende Conjugata vera des Beckens betrug weniger als 6 cm, was einem engen Becken IV. Grades entspricht und eine normale Geburt ausschließt.

Am nächsten Tag versuchte Dr. Seidel im Hause der Frau, durch hohe Zange und Wendung das Kind zu entwickeln. Die Versuche waren erfolglos. Dr. Zwanck aus Eddelack wurde um Unterstützung gebeten. Beide Ärzte kamen überein, dass nur ein Kaiserschnitt die Möglichkeit bot, sowohl die Mutter als auch das Kind zu retten. Am folgenden Morgen wurde Frau Adametz auf den Tisch des Hauses gelegt und mit Servietten an Füßen und Händen festgebunden, Bauchdecken und Uterus wurden schichtweise durchtrennt.

Das Kind wurde entwickelt, es war wider Erwarten tot. Die Wundränder des Uterus und der Bauchdecken wurden aneinander gelegt und ohne Nähte durch breite Pflasterstreifen gehalten. Die Patientin fühlte sich nach vier Tagen wohl, nach vier Wochen war die Behandlung der sekundär heilenden Wunde abgeschlossen.

Kaiserschnitt bei Kerzenlicht

Aber der brennende Kinderwunsch von Frau Adametz war nicht erfüllt worden. Obwohl Dr. Zwanck zur unbedingten geschlechtlichen Enthaltsamkeit geraten hatte, war Frau Adametz wieder schwanger geworden. Am 11. April 1829 war ihre letzte Menstruation gewesen.

Im November stellte sich Frau Adametz im Königlichen Gebärhaus in Kiel zur Entbindung vor. Auf einem Bauernwagen war sie in der 33. Schwangerschaftswoche die 90 km nach Kiel auf holprigen Straßen gefahren. Sie blieb in der Gebäranstalt zur Überwachung.

Prof. Wiedemann führte am 21. Januar 1830, vier Tage über dem errechneten Termin den zweiten Kaiserschnitt in der Nacht bei Kerzenlicht durch. Assistiert wurde ihm von Kieler Prominenz. Prof. Lüders, Direktor des Akademischen Krankenhauses, reichte ihm die Instrumente an, Prof. Diekmann, Chirurg und Anatom an der Universität, sowie Michaelis, Wiedemanns Schüler, assistierten ihm.

Der Operatuer hatte das Glück, die Narbenplatte aus Bauchdecke, Peritoneum und Uterusvorderwand, die sich nach dem ersten Kaiserschnitt gebildet hatte, zu treffen, so dass die Bauchhöhle wohl gar nicht eröffnet wurde und die Gefahr der Peritonitis nicht gegeben war. Wiedemann entwickelte ein 3250 g schweres, gesundes Mädchen aus Beckenendlage. Die Bauchdecke wurde durch drei Nähte versorgt. Die Operation dauerte nicht länger als fünf Minuten. Der postoperative Verlauf war bis auf eine Uterus-Bauchdeckenfistel komplikationslos. Die Fistel schloss sich nach acht Wochen spontan. Das Kind erlitt eine Infektion an der linken Brustwand. Mehrfach war der Entzündungsherd inzidiert worden. Am 32. Lebenstag starb das Mädchen. Wieder trat Frau Adametz die Reise nach Hause ohne Kind an.

Kalte Dusche gegen die Blutung

Sie unternahm einen dritten Versuch. 1832 meldete sich Frau Adametz wieder im Kieler Gebärhaus zur Entbindung. Prof. Wiedemann hatte in den vergangenen zwei Jahren einen Schlaganfall erlitten, der ihn stark beeinträchtigte, so dass Michaelis die Operation durchführte. Gustav Adolph Michaelis war offiziell Assistent geworden, allerdings ohne Gehalt. Am 28. März 1832 entwickelte Michaelis bei dem nunmehr dritten Kaiserschnitt einen gesunden Knaben. Zur Stillung einer starken Blutung aus der Uteruswunde wurde ein kräftiger Strahl kalten Wassers aus möglichst großer Höhe auf den Uterus gegossen. Die Blutung kam zum Stehen und die Bauchdecke wurde mit einfachen Heftnadeln geschlossen und durch einen zirkulären Pflasterverband und eine Leibbinde gestützt. Der postoperative Verlauf war bis auf eine Bauchdecken-Uterusfistel komplikationslos, auch diese Fistel schloss sich spontan. Ende Mai konnte die Patientin entlassen werden. Sie kehrte mit ihrem Sohn nach Wilster zurück. Jedoch musste die tapfere Mutter auch dieses Kind sterben sehen. Der Junge starb nach einem halben Jahr an Scharlach.

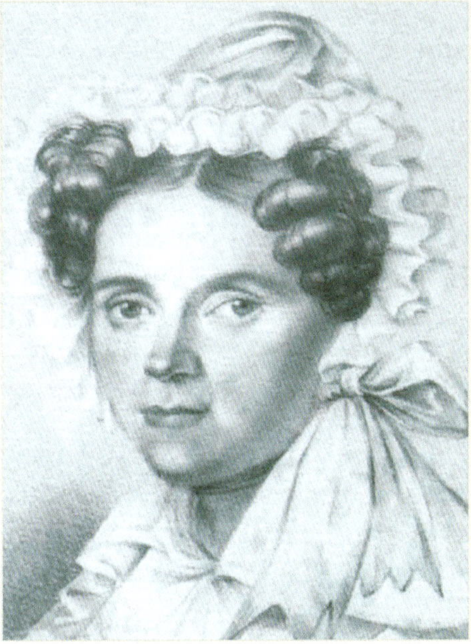

Anna Margaretha Adametz; aus: E. Philipp: Die Kieler Universitäts-Frauenklinik, Stuttgart 1955

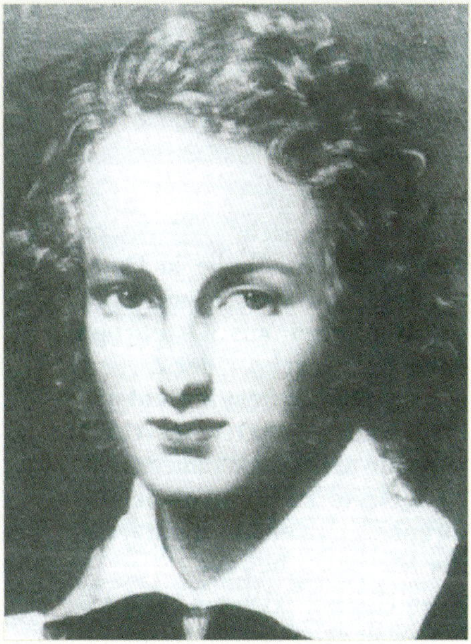

Gustav Adolph Michaelis (1798 – 1848); aus: E. Philipp: Die Kieler Universitäts-Frauenklinik, Stuttgart 1955

Am lebendigen Leibe

Im Jahre 1835 war Frau Adametz wieder guter Hoffnung. „Sie wünschte sich sehnlichst Mutter zu werden, und diese Sehnsucht hatte alle Furcht vor der Operation bei ihr überwunden", berichtet Michaelis, der diesen Fall 1837 publizierte.

In der Nacht zum 27. Juni 1836 sah sich Michaelis genötigt, den vierten Kaiserschnitt an dieser Patientin vorzunehmen. Die Fruchtblase war gesprungen und die Nabelschnur vorgefallen. Eile war angesagt. Auch bei dieser Operation war durch die Verwachsungen von Uterus und Bauchwand mit einem Schnitt der Uterus eröffnet ohne Zugang zur Bauchhöhle. Das Kind, ein Mädchen, war zunächst asphyktisch, schrie aber nach kaltem Guss kräftig. Die dünne Bauchdecke wurde mit drei Seidennähten verschlossen. Heftpflaster und Bauchbinde hielten die Bauchdecken zusammen. Am dritten postoperativen Tag trat eine diffuse Peritonitis mit Ileussymptomatik auf.

Mit zwölf Blutegeln an der Brustwand über dem Herzen, mit Abführmitteln und oral zugeführten Eiswürfeln wurde eine massive

Stuhlentleerung erzielt. Wegen anhaltender Durchfälle musste Opium verordnet werden. Nach acht Wochen konnten Mutter und Kind entlassen werden. Michaelis schreibt in seinem Bericht: „Den 25. August verließ Frau Adametz sehr wohl genährt und von gesundem Aussehen das Haus, dem sie nach manchen Äußerungen vielleicht noch nicht für immer Lebewohl gesagt hat. Bei einem gewissen Bewusstsein ihrer Zelebrität lässt sie darüber mehr verlauten, als andere Frauen unter solchen Umständen äußern wo diese von einer künftigen, möglichen Entbindung fast nie etwas hören wollen."

Seine Majestät der Pate

Das Kind wurde am 24. Juli getauft und bekam die Namen Frederike Caroline Luise Cäsarine. Seine Majestät der König hatte die Gnade, bei demselben Allerhöchst eine Patenstelle zu vertreten.

Die Übernahme einer Patenschaft durch den dänischen König zeigt, welche Bewunderung von einer erfolgreichen Kaiserschnittoperation in viermaliger Wiederholung ausging. Für die damalige Zeit war es auch wirklich eine Sensation. Von der Schwangeren verlangte diese Operation großen Mut. Ohne Narkose, am lebendigen Leibe, wie man so sagt, und in dem Bewusstsein, dass es um Leben und Tod ging. Denn die mütterliche Mortalität betrug damals in Deutschland um die 60 Prozent, aus England wurden 84 Prozent gemeldet.

Hohes Risiko

Dieses dramatische Bekenntnis zum Kinderwunsch führte bei der Patientin zu so einer starken Konzentration auf Erfüllung, so dass der Schmerz und die Angst ertragen werden konnten. Nur bei der ersten Operation war sie auf dem Tisch festgebunden. Bei den folgenden drei Kaiserschnitten war eine Fixierung nicht notwendig gewesen. Auch für den Arzt war es bei den schlechten Erfolgsaussichten keine leichte Entscheidung, das Leben der Mutter aufs Spiel zu setzen. Michaelis kannte sicher die Empfehlung von Friedrich Benjamin Osiander, seiner Zeit der bekannteste Geburtshelfer in Deutschland, der auch Michaelis Promotionsurkunde unterschrieben hatte. Osiander empfahl den Geburtshelfern: „Wenn man für eine Frau die Indikation zum Kaiserschnitt stellt, muss man ihr die Möglichkeit geben, sich auf den Tod vorzubereiten und ein Testament zu machen."

Wegen des hohen Risikos war der Kaiserschnitt in der ersten Hälfte des 19. Jahrhunderts die ultima ratio unter den Entbindungsmethoden und wurde demzufolge nur selten ausgeführt. Michaelis hat trotz sorgfältigster Nachforschung in dem Zeitraum von 1827 bis 1837 im Herzogtum Holstein nicht mehr als zehn Kaiserschnitte registrieren können, also ein Kaiserschnitt pro Jahr.

So nimmt es nicht Wunder, dass trotz nächtlicher Stunde beim vierten Kaiserschnitt an Frau Adametz sich zahlreiche Ärzte und zwanzig Studenten einfanden, um später sagen zu können: „Ich bin dabei gewesen."

In der Öffentlichkeit ist Michaelis durch diese Kaiserschnitte an Frau Adametz bekannt geworden. In die wissenschaftliche Welt ist sein Name mit dem Beginn einer funktionellen Geburtshilfe auf Grund seiner Beckenlehre eingegangen.

Todesfälle im Wochenbett

Die Michaelis'sche Raute ist heute noch den Anatomen und Geburtshelfern ein fester Begriff. Dem Tod der Wöchnerinnen durch das Puerperalfieber, das zeitweise wie eine Epidemie über die Gebärhäuser hereinbrach, stand Michaelis damals so hilflos gegenüber wie seine Kollegen. Doch dann begriff er, aufgeklärt durch die Untersuchungen von Semmelweis, dass die Einführung des geburtshilflichen Praktikums in seiner Klinik mit den zahlreichen Untersuchungen an den Schwangeren und Gebärenden Ursache einer Reihe von Todesfällen im Wochenbett war, und er dafür die Verantwortung trug, verantwortlich auch für den Tod seiner Cousine, die er selbst entbunden hatte. Diese Schuld hat ihn niedergedrückt, mit ihr konnte er nicht leben. Er erlitt schwere Depressionen. Auch eine Erholungsreise nach Norderney konnte ihn nicht retten. Auf der Rückreise am 8. August 1848 warf er sich in seiner Verzweiflung vor den fahrenden Zug.

Februar 2008

Daumier und die Medizin

Vor 200 Jahren wurde der Maler, Bildhauer und Zeichner Honoré Daumier geboren. Er gilt als hervorragender Karikaturist des 19. Jahrhunderts. Sein Spott richtete sich in seinen Lithographien gegen König und Bourgeoisie, aber auch gegen habgierige Ärzte und eingebildete Kranke.

Am 26. Februar 1808 erblickte Honoré Daumier in Marseille das Licht der Welt *(Abb. 2)*. Sein Vater war Glasermeister und fühlte sich zum Poeten berufen. Er hoffte, in Paris ein größeres Abnehmerfeld für seine Gelegenheitsgedichte bei den Herren des Bürgertums und des Adels zu finden, für jene Herren, die sein Sohn später schonungslos karikierte. Doch der Vater hatte seine literarischen Fähigkeiten überschätzt. Der Sohn musste als Laufbursche bei einem Gerichtsvollzieher und als Lehrling bei einem Buchhändler zum Auskommen der Familie beitragen. Nebenbei suchte der junge Daumier die Galerien der Stadt auf, studierte antikc Plastiken und Bilder, besonders die von Rembrandt, Rubens und Tizian.

1828 begann er sich mit der noch in der Entwicklung befindlichen Technik der Lithographie auseinanderzusetzen. Grundlage seiner figürlichen Zeichnungen waren immer selbst hergestellte plastische Modelle. Seine Lithographien wurden zunächst für zwei Jahre in der Zeitschrift „La Silhouette" veröffentlicht. Ab 1832 arbeitete er für die neu gegründete Zeitschrift „La Caricature". Schon vorher hatte er als glühender Republikaner politische Lithographien gezeichnet und gedruckt, die den Bürger-König Louis-Philippe aus dem Hause Orléans angriffen, der nach seiner Wahl 1830 nicht die erhofften republikanischen Freiheiten brachte. Die eigentlichen Sieger der Juli-Revolution war die „Finanzbourgeoisie".

König und Bourgeoisie

Diese politische Situation hatte Daumier aus seiner Sicht in seiner Karikatur „Gargantua" 1831 dargestellt: Der König, bei Daumier auch auf anderen Bildern als Birne dargestellt, frisst zahllose Geldsäcke, deren Inhalt vom ärmsten Teil der Bevölkerung aufgebracht wurde. Die Säcke werden von Senatoren, Ministern und Abge-

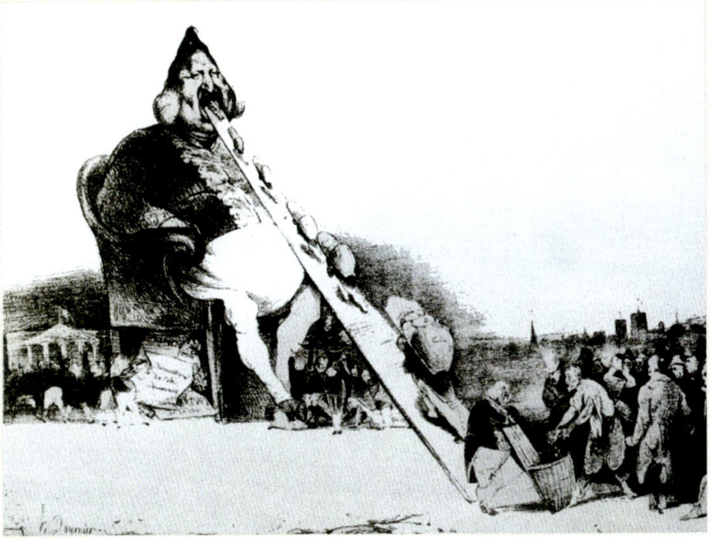

Abb. 1: „Gargantua“

ordneten in das aufgerissene Maul des Königs geschleppt. Das Geld erscheint wieder unter dem Toilettenstuhl des Königs umgewandelt in Titel, Diplome und Orden, die von den Anhängern des Königs in seinen Palast geschleppt werden *(Abb. 1)*. Die Birne wurde von Philipon, dem Herausgeber der „Caricature“, als satirisches Symbol für den Bürgerkönig erfunden.

Gefängnis

Als im Jahr darauf die Lithographie „Die Weißwäscher. Die blaue Farbe geht heraus, aber dieses teuflische Rot haftet wie Blut“ erschien, reichte es der Obrigkeit: Daumier wurde zu einer Strafe von sechs Monaten Gefängnis verurteilt. Auf dem beanstandeten Bild versucht der Staatsanwalt Persil (die Assoziation bleibt nicht aus), das Rot der Tricolore mit Bürste und Waschbrett weiß zu waschen, während der Polizeipräsident Gisquet dem Marschall Soult das schon verblasste weiß-blaue Ende der Fahne vorweist *(Abb. 5)*.

Soult hatte im Dezember 1831 den Aufstand der Lyoner Seidenweber niedergeschlagen. Persil spielte eine Hauptrolle in den Prozessen gegen die republikanische Opposition. Als Daumier aus der Haft entlassen worden war, fand er Hilfe bei Dr. Pinel, dem Verfechter einer neuen, modernen Psychiatrie, der ihn in seiner Privatklinik im Westen

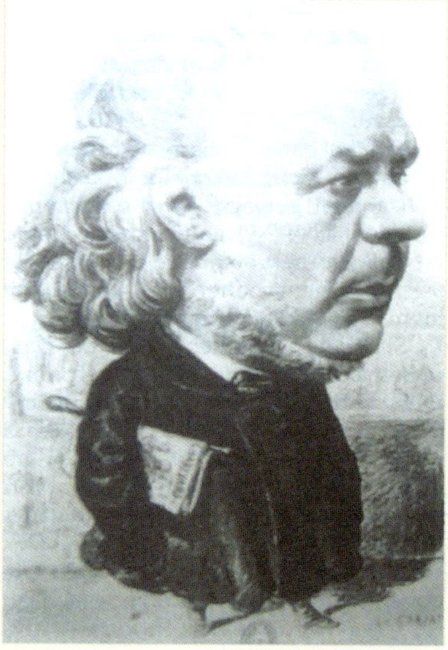

Abb. 2: Honoré Daumier

von Paris aufnahm - nicht als Patient, sondern als Freund. Philippe Pinel (1755 - 1826) hat seinen Platz in der Medizingeschichte als der Reformer der Irrenpflege. Er erreichte gegen den großen Widerstand der Behörden, aber auch der Kollegen die Trennung der Irren von Verbrechern. Die Irren wurden fortan als Patienten angesehen und nicht nur bildlich gesehen von ihren Fesseln befreit. Bei Pinel kam Daumier zum ersten Mal mit der Medizin und dem ärztlichen Milieu in Kontakt. Seine ausgeprägte Beobachtungsgabe, die zu einer tiefen Menschenkenntnis führte, und seine Gabe der dramatischen Akzentuierung menschlicher Verhaltensweisen ließen ihn jene Zeichnungen auf den Lithostein bringen, die ihn zwar nicht reich, aber berühmt gemacht haben.

Die Gefängnishaft hatte seine republikanische Einstellung nicht beeinflusst, er war nur etwas vorsichtiger geworden. Die von ihm angegriffenen Personen kleidete er jetzt in allegorische Figuren. Der König wurde nicht mehr als unförmige Birnengestalt dargestellt, sondern als Arzt.

1833 schuf Daumier eine kolorierte Lithographie, die damals jeder verstand und die Daumier der breiten Bevölkerung bekannt machte: Primo saignare, deinde purgare, postea clysterium donare. Der Arzt, der zur Ader lässt, ist der König Louis-Philippe. Der Herzog von

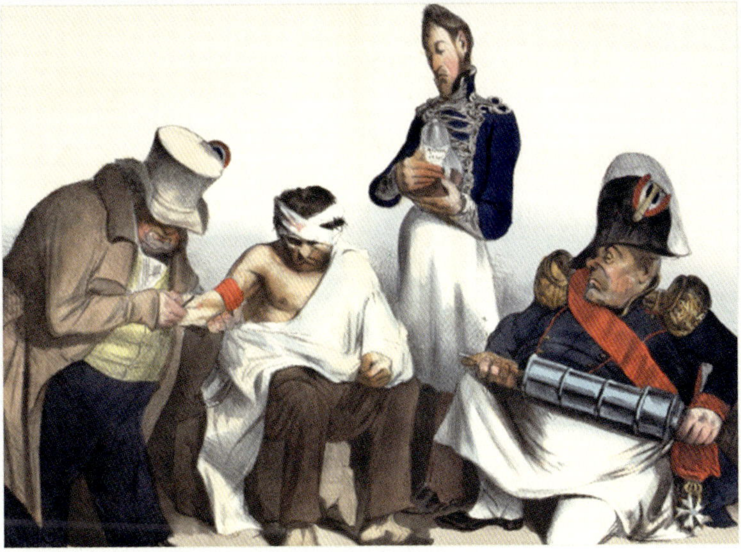

Abb. 3: Primo saignare, deinde purgare, postea clysterium donare.

Orléans und Marschall Lobau warten mit Abführmittel und Klistierspritze, um dem verwundeten Kämpfer der Juli-Revolution den Rest zu geben. *(Abb.3)*

Dieses Blatt war eine klare politische Aussage, reichte aber nicht für eine Anklage wegen Majestätsbeleidigung. Indem Daumier drei der damals wichtigsten Heilmethoden in lächerlicher Weise darstellte und auf die politische Situation übertrug, spottete er über die französische Regierung, ohne jedoch eine Person direkt zu attackieren.

Irritationen

Die Anspielungen und Attacken in Daumiers Zeichnungen sind oft vielfältig und versteckt und erforderten auch in damaliger Zeit eine große Aufmerksamkeit und ausreichende Assoziationsfähigkeit des Betrachters. Heute brauchen wir zum Teil überlieferte Informationen, um die Bissigkeit dieser Karikaturen ganz zu verstehen. Das Klistierkanonenrohr ist nicht nur das Instrument, das dem politischen Patienten den Rest geben soll, sondern zugleich ein Hinweis auf die damals der Pariser Bevölkerung bekannte Wiederbelebungsspritze des Dr. Broussais.

Francois Joseph Victor Broussais (1722-1838) war Physiologe,

Pathologe und Arzt. Der Begriff der Reizung (Irritation) und das Fehlen der Reizung (Abirritation) waren für ihn eine Erklärung für allgemeine, elementare physiologische und pathologische Vorgänge. Und so war das kräftige Klistier eines seiner Instrumente, beim Patienten Irritationen auszulösen, die zur Gesundung führen sollten. Als 1835 nach dem Attentat auf König Louis-Philippe die so genannten „Septembergesetze" zur massiven Einschränkung bürgerlicher Freiheiten führten, besonders die Pressefreiheit beschnitten wurde, musste die Wochenzeitschrift „La Caricature", für die Daumier arbeitete, ihr Erscheinen einstellen. Daumier wechselte zur Tageszeitung „Charivari". Das war ein Witzblatt, das täglich mit einem Umfang von vier Seiten erschien. Auf der dritten Seite war ganzseitig eine Lithographie mit Untertiteln oder Kommentar wiedergegeben. Das Monatsabonnement kostete fünf Francs. Das Wort „Charivari" bedeutet Katzenmusik und spielte auf einen Brauch an, unangenehme Redner durch Radaumusik zu stören.

Aber auch diese Zeitung entging der Zensur nicht. Sie wurde unpolitischer und begab sich auf eine mehr sozialkritische Ebene, auf die der gesellschaftlichen Satire. Daumier musste diesen Weg zum persönlichen Schutz mitgehen. Fast vierzig Jahre hat er diese Zeitung mitgestaltet und von seinen insgesamt 4.000 Lithographien etwa 3.500 im „Charivari" publiziert. Balzac hatte den Wert dieser täglich erscheinenden Karikaturen früh erkannt: „Diese Sammlung wird gewiss eines Tages zum Kostbarsten unserer Epoche zählen."

Mediziner unter Beschuss

Die revolutionäre Begeisterung konnte von Daumier künstlerisch nicht mehr ausgelebt werden. Er richtete seine Waffen auf die Gesellschaft und nahm das Bürgertum als Stütze des Regimes aufs Korn. Da geriet auch die Welt der Mediziner unter Beschuss, sei es der Arzt mit seiner Eitelkeit, seiner Geldgier, seinem Hang zur Scharlatanerie, sei es der Patient in seinem Vertrauen, Misstrauen oder in seinem Selbstmitleid. Zahlenmäßig sind es in Bezug auf das Gesamtwerk nur wenige Zeichnungen, die sich mit der Medizin befassen. Etwa 120 Blätter sind es, die Daumier zugeschrieben werden.

Die Bedingungen hatten sich durch neue Pressegesetze weiter verschlechtert. Jetzt werden Behandlungsmethoden des Dr. Broussais

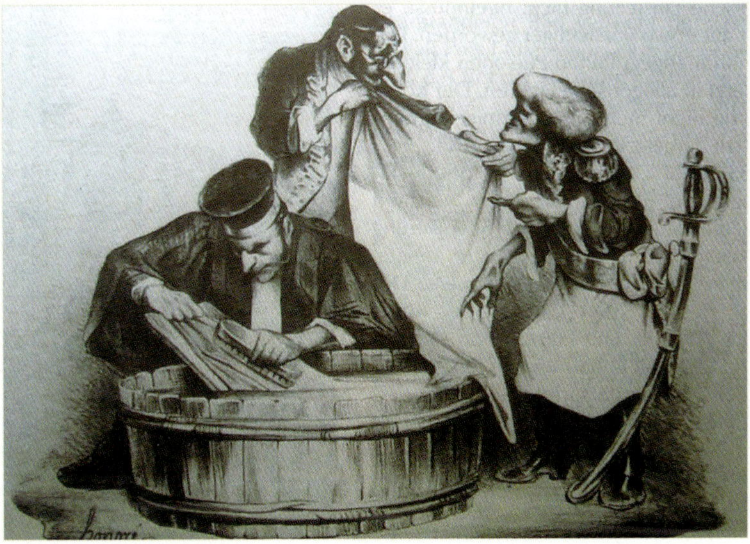

Abb. 5: Die Weißwäscher

nicht mehr als politische Allegorie benutzt, sondern sie werden direkt satirischer Kritik unterzogen. Er arbeitete als Arzt im Militärhospital Val-de-Grace in Paris. Dort behandelte er die Gastroenteritis mit unglaublichen Mengen von Blutegeln. Seine Gegner wiesen ihm nach, dass die von ihm betreuten Patienten im Hospital eine bedeutend höhere Sterblichkeit aufwiesen als die seiner Kollegen. Auf Daumiers Karikaturen will der Arzt den Kranken von seinen abdominellen Beschwerden zunächst mit 30 Blutegeln heilen, die er ihm auf die Magengegend setzen wird. Sollte die Behandlung nicht anschlagen, wird er die Dosis auf 60 Egel erhöhen.

Phrenologie

Broussais war ein Anhänger der Phrenologie, die von Franz Joseph Gall (1758-1828) gelehrt wurde. Gall war in Tiefenbrunn bei Pforzheim geboren worden. Er hatte schon während seiner Studienzeit in Straßburg und Wien anatomische Untersuchungen über das Gehirn vorgenommen und beachtenswerte Ergebnisse erzielt. Im Jahre 1796 trug er zum ersten Mal in Wien den Gedanken vor, dass im Gehirn funktionell verschiedenartige Teile für die einzelnen Arten der Gemüts- und Verstandestätigkeiten, Triebe, Gefühle, Vorzüge und Laster vorhanden sein müssten. Dies war die Grundlage für seine

Schädellehre (Phrenologie oder Kraniologie). Nach vielen Reisen durch Europa ließ Gall sich 1808 in Paris nieder, wo er vor 180 Jahren starb. Seine umfangreiche Schädelsammlung ist im Musée de l'Homme ausgestellt.

Die Phrenologen glaubten, aus dem äußeren Knochenbau der Schädelkapsel die Formation der Hirnwindungen erkennen zu können, in denen umschriebene Lokalisationen für Charaktereigenschaften und Geistestätigkeit des Menschen angenommen wurden. Den Grad der Ausprägung von Fortpflanzungssinn, Freundschaftssinn, Verteidigungssinn, Mordsinn, Einsammlungssinn, Kunstsinn oder Sinn für Witz meinten sie durch Vermessung und Abtasten des Schädels diagnostizieren zu können. Ungleichheiten, Protuberanzen oder Vertiefungen waren die Markierungen für geistige und sittliche Anlagen des Menschen. Diese Lehre erwarb in Europa viele Anhänger durch emsige Vortragsreisen von Gall. Zwischen 1830 und 1850 stand sie in Paris hoch im Kurs. Broussais schlug vor, alle Anwärter auf eine Beamtenlaufbahn einer kraniologischen Prüfung zu unterziehen. Der Kollege Dr. Beunniche la Corbière forderte eine solche Überprüfung bei allen Kandidaten, die sich um einen Sitz im Parlament bewerben wollten. Diese diagnostische Methode war natürlich ungemein geeignet, den Witz und die Satire herauszufordern.

In der Zeitschrift „Charivari" hatte ein namentlich nicht bekannter Künstler es noch einmal gewagt, den König Louis-Philippe lächerlich zu machen, indem Dr. Gall die hervorspringenden charakterlichen Eigenschaften des Königs mit einem Stechzirkel und durch Abtasten des Schädels erkannte: „Dieu de Dieu quelles bosses! Vous avez la protubérance de la prodigalité, celle de la générosité, celle de la probité, celle de la veracité." (Mein Gott, welche Beulen! Sie haben die Erhebungen der Verschwendungssucht, der Freigiebigkeit, der Rechtschaffenheit und der Wahrheit.") Beschwörend hält Dr. Gall die Schwurhand über den König und sagt: „Ab sofort wird meine Lehre die Wahrheit sein."

So eine direkte politische Karikatur hat Daumier nicht gewagt. Er hat die Eitelkeit und Selbstüberschätzung des Großbürgertums in seiner Lithographie zur Phrenologie vorgeführt *(Abb. 4)*. Ein Herr im Gehrock tastet seinen deformierten, einem Hydrocephalus ähnelnden Kopf ab, die linke Hand zum Vergleich auf den römischen Schädel einer Skulptur gelegt, und ist über das Ergebnis glücklich: „Ja, das ist es, ich habe die Beule der Idealität, der Kausalität, der Lokativität, es ist ein wahres Wunder."

Die Lehre von Gall hat sich am längsten in den USA und in England gehalten. Es ist sicher kein Zufall, dass der Engländer Francis Galton, ein Cousin von Charles Darwin, 1883 den Begriff „Eugenics" prägte und ein „Anthropometric Laboratory" gründete „for measurement in various ways of Human Form und Faculty." Wohin diese Erblehre in Deutschland geführt hat, haben wir nicht zu vergessen.

Der eingebildete Kranke

Auch der Patient war es Daumier wert, vorgeführt zu werden. „Der eingebildete Kranke", den Moliere 60 Jahre zuvor auf der Bühne zeigte, zeichnete Daumier für „Charivari". Versehen wurde die Zeichnung mit einer spitzen Anspielung auf einen Dr. Vernon. Dieser Arzt hatte in Paris eine florierende Praxis eröffnet, nachdem seine akademische Laufbahn an der Pariser Fakultät gescheitert war. Neben der Tätigkeit als Arzt pflegte er seine Begabung für kommerzielle Nutzung. Von einem Apotheker kaufte er das Rezept einer Brustsalbe, der so genannten Pâte Regnault. Er stellte sie selbst her, verschrieb sie unter großem propagandistischem Aufwand seinen Patienten und ließ sie in Apotheken vertreiben. Bis an sein Lebensende brachte ihm die Lizenz dieser Salbe eine jährliche Rente von 100.000 Goldfranken. Diese Verbindung von ärztlicher Handlung (niemand wusste allerdings, ob die Salbe einen therapeutischen Wert hatte) und wirtschaftlichen Interessen bot natürlich eine Angriffsfläche für Satiriker. Und so lautet der Kommentar zum ängstlich seinen Puls fühlenden Hypochonder: „Die Klasse von Mitbürgern ist das Heil der Medizin, die Segnung der Apotheke, der Engel, der den weißen Senf, die Regnault-Salbe und anderes inspiriert hat, alle jene Erfindungen, dazu bestimmt, die nicht leidende Menschheit zu erleichtern..." Daumiers Satire konnte in seinen Lithographien so scharf werden, dass sie fast zynisch wirkte. Der erblindete Patient klagt dem Arzt, dass dessen als Wunderwasser verschriebene und entsprechend teure Arznei nicht wirkt. Er ist immer noch blind, sieht nur sein Vermögen zerrinnen durch das teure Wasser und die hohe Liquidation. Worauf der Arzt trocken antwortet, wenn er das sähe, dann sei das doch schon etwas.

Das Schicksal wollte es, dass Daumier in den letzten Jahren seines Lebens erblindete. Er war immer arm gewesen. Als ihm 1868 die Wohnung gekündigt werden sollte, kaufte sein Malerfreund Camille Corot kurzerhand das Haus und schenkte es Daumier. Seit 1845 hatte sich Daumier verstärkt der Ölmalerei zugewandt. Er konnte allerdings nur Achtungserfolge erzielen. Er litt darunter, dass er als Maler von seinen Malerfreunden nie als einer der ihren anerkannt wurde. 1878 begann sich ein Erfolg für Daumier abzuzeichnen. Auf einer Auktion fanden sich Käufer für seine Ölbilder. Im gleichen Jahr richtete der bekannte Galerist Durand-Ruel eine Ausstellung für seine Werke ein, die von der Presse günstig aufgenommen wurde. Doch Daumier blieb nur kurze Zeit, um zu erfahren, was ein Leben ohne finanzielle Not ist. Er starb im Februar des folgenden Jahres nach einem Schlaganfall. Daumier hat sein Leben lang Menschen gezeichnet und gemalt. Sie waren sein großes Thema, nicht die Landschaft, die die Maler der Schule von Barbizon bevorzugt malten.

Setzen wir an das Ende der Reihe die Lithographie „Der akademische Empfang“ *(Abb. 6)*. Den beiden Akademikern können wir in ihrer Haltung noch heute auf jedem Symposion, jeder Konferenz, jeder Ärzteversammlung begegnen: wohlerzogen, formvollendet, voller falscher Zuneigung. Man verneigt sich voreinander, beweihräuchert sich gegenseitig, traut sich aber nicht über den Weg. Das gab es zu Daumiers Zeiten wie heute. Er durchschaute die menschlichen Verhaltensweisen, und so sind seine Zeichnungen bis heute aktuell.

März 2008

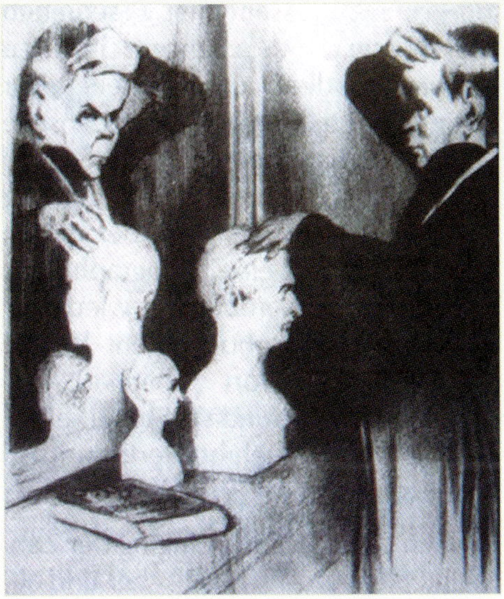

Abb. 4: Das Kranioskop - Phrenologistoskop

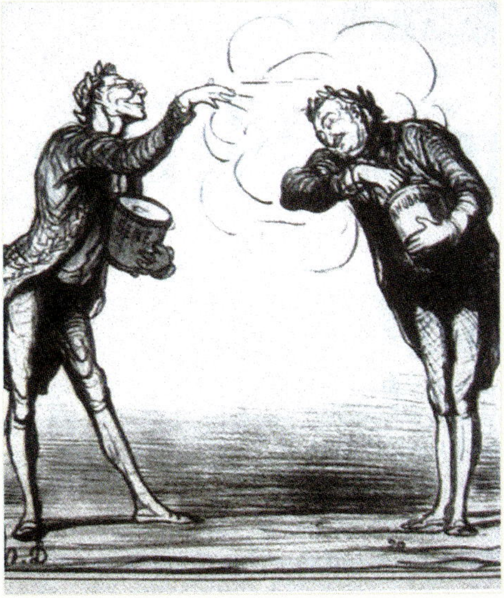

Abb. 6: Akademischer Empfang

Das „Antoniusfeuer“

Das „Antoniusfeuer“ wurde als Strafe Gottes empfunden und nach dem heiligen Antonius benannt, der bei seinen Versuchungen durch den Teufel auch dem Feuer widerstanden hatte, vor dem Feuer schützen, aber auch strafen konnte. Wer Lust hat, die Versuchungen des Heiligen Antonius zu betrachten, kann bis zum 18. Mai im Bucerius Kunst Forum Hamburg die Ausstellung „Schrecken und Lust. Die Versuchung des heiligen Antonius von Hieronymus Bosch bis Max Ernst“ sehen.

Ein Chirurg sägt einen Unterschenkel ab. Dem Patienten hat man ein feuchtes Tuch über das Gesicht gelegt, um dessen Schmerz zu verringern und ihm den Anblick der Operation zu ersparen. Der Gehilfe des Chirurgen kniet vor ihm und nimmt den gerade amputierten Unterschenkel entgegen. Daneben steht ein Mann, dessen linke Hand amputiert und der Stumpf verbunden ist. Auf seinem Gewand erkennt man deutlich das griechische Tau (der 19. Buchstabe des klassischen griechischen Alphabets), das eine stilisierte Krücke als Symbol für die Pflege der Verkrüppelten darstellt.

Auf dem Holzschnitt sind die Behandlung und die Folgen einer Erkrankung dargestellt, die erstmals im Jahre 857 n. Chr. als Epidemie beschrieben wurde.

Zwei Krankheitsbilder

Man unterschied durch Beobachtung zwei Krankheitsbilder; das eine wurde später „Ergotismus gangraenosa“ genannt wegen Bildung lokaler Hautnekrosen und Ausbildung einer Gangrän an den Extremitäten, das andere „Ergotismus convulsivus“ wegen tonischer Kontraktionen der Beugemuskulatur und typischer Kontrakturstellungen der Hand sowie Abnahme der geistigen Fähigkeiten.

Der Mönch Sigebert aus dem Kloster Gembloux beschrieb im 11. Jahrhundert Erkrankung und Verlauf: „Viele, deren Inneres das heilige Feuer verzehrte, verfaulten an ihren zerfressenen Gliedern, die schwarz wie Kohle wurden. Sie starben entweder elendig, oder sie setzten ein noch elenderes Leben fort, nachdem die verfaulten Hände und Füße abgetrennt waren. Viele wurden von nervösen Krämpfen gequält.

Dunkles, verderbtes Korn

Aus dem Jahre 1125 gibt es einen ersten ätiologischen Hinweis. Die Ursache der Epidemie wurde darin gesehen, dass dem Getreide ein dunkles, verderbtes Korn beigemischt sei, infolgedessen das Mehl sanguinolent, missfarbig und giftig wurde. Diese Beobachtung von Robert Dumas hatte leider keine Konsequenzen. Noch viele Epidemien folgten. Die Menschen standen diesen Erscheinungen völlig machtlos gegenüber. Als Strafe Gottes wurde die Krankheit empfunden und deshalb wurden Himmelskräfte um Hilfe ersucht. Was lag näher, als auf die wundersamen Kräfte der Heiligen zu setzen, deren Wirklichkeit verbürgt war und die in den Reliquien sicht- und fühlbar waren. Die von der Krankheit Befallenen fühlten sich als Zeugen der heiligen Macht. Die Verstümmelten erhielten eine gewisse Aura des Besonderen; sie wurden auch Martyres Sancti Antonii genannt.

Heiliges Feuer

Der heilige Antonius war zunächst nur einer von vielen Wundertätern, von denen Hilfe erbeten wurde. Die wegen ihrer Symptomatik auch „ignis sacer“ (heiliges Feuer) genannte Krankheit wurde mit der Zeit dem Heiligen Antonius zugeordnet, der bei seinen Versuchungen durch den Teufel auch dem Feuer widerstanden hatte, vor dem Feuer schützen, aber auch strafen konnte. Für die Erkrankung fand die Bezeichnung „Antoniusfeuer“ in Schrift und Wort Eingang. „Nemo impune peccat in Antonium.“ (Niemand sündigt ungestraft im Antonius-Spital), lautet die drohende Inschrift über dem Portal des Spitals in Sainte-Antoine (Dauphiné, Frankreich).

Die Gebeine des Heiligen Antonius ruhten in einer kleinen Kirche des Dorfes Sainte-Antoine, das sich schon vor Aufnahme der Reliquien entsprechend benannt hatte. Der Pilgerstrom zur Dorfkirche wuchs von Jahr zu Jahr, und die Mönche des Priorats der mächtigen Benediktinerabtei St. Pierre in Montmajour sahen sich nicht in der Lage, die große Zahl der Kranken unter den Pilgern zu versorgen. So fanden sich um das Jahr 1095 Bauern und Bürger, Adlige und auch Frauen zusammen, die ihr Werk der Nächstenliebe zunächst als vorübergehende Notmaßnahme gesehen hatten. Da der Strom der Hilfesuchenden aber über die Jahre nicht abriss, wurde zur Versorgung ein eigenes Haus errichtet, und die Notgemeinschaft wurde zu einer ständigen Bruderschaft. Geholfen wurde nicht nur akut Erkrankten, sondern auch denen, die an den Folgen der Krankheit litten, also den Amputierten.

Spitalbruderschaft

Diese Form der Spitalbruderschaft breitete sich lawinenartig über Frankreich, dann nach Spanien und Deutschland aus. Der Erfolg dieser Laienbruderschaft erweckte das Misstrauen der hierarchischen Kirche, denn die lose Form der Gemeinschaft der Antoniusbrüder entzog sich der kirchlichen Macht. Erst 1175 legten sich die Antoniter das blaue Tau als gemeinsames Zeichen zu, das wir auf dem Gewand der männlichen Figur auf dem Holzschnitt sehen. Die örtlichen Bischöfe setzten so genannte Konzilsforderungen durch, und die Gemeinschaft der Spitalbrüder wurde 1247 zu einem Orden, deren Mitglieder nach den Regeln des Augustinus zu leben hatten.

Die Krankenpflege überließen die Ordensmitglieder den Laienbrüdern und Schwestern, den so genannten Konversen. Der Orden blieb aber der Krankenhausbetreiber. Die medizinische Versorgung beschränkte und spezialisierte sich auf das Krankheitsbild des „Antoniusfeuers“. Die Spitäler waren also Spezialkrankenhäuser; sie konnten drei Behandlungsmethoden einsetzen. Die zwei „singularia remedia“ (einzigartigen Heilmittel) waren Sainte-Vinage und Antonius-Balsam.

Die stärkste Heilkraft traute man dem „Sainte-Vinage“ zu, weil er wundertätig war. Jedes Jahr am Himmelsfahrtstag wurde er in Sainte-Antoine neu bereitet, indem die Gebeine des Heiligen Antonius mit Wein benetzt wurden, die abtropfende Flüssigkeit gesammelt und dann den Kranken tropfenweise zu trinken gegeben wurde.

Das zweite Heilmittel war der Antonius- Balsam. Die Zusammensetzung wurde streng geheim gehalten, das Rezept ist verloren gegangen. Der Isenheimer Altar in Colmar zeigt auf einer Tafel den Besuch des Heiligen Antonius beim Heiligen Paulus. Zu Füßen des Antonius hat Grünewald vierzehn verschiedene Kräuter gemalt. Historiker glauben, dass diese Kräuter die Behandlungsgrundlage der Antoniter gewesen sind. Im Auftrag der Antoniter hatte Matthias Grünewald den Altar gemalt. Hahnenfuß, Spitzwegerich und Huflattich waren

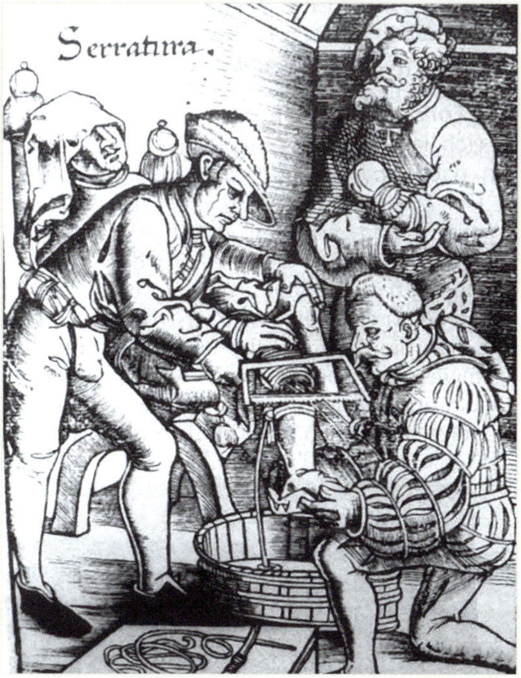

„Unterschenkelamputation", Holzschnitt aus „Feldtbuch der Wundartzney" von Hans von Gersdorff, Straßburg, 1517

sicher dabei. Bienenwachs wurde mit Schweineschmalz und Talg gemischt. In diese Paste rührte man die Heilkräuter, die dann auf die kranke Haut aufgetragen wurde.

Amputation

Wenn diese konservative Therapie nicht half und es nach Eintreten des Brandes nicht zur Selbstabstoßung des befallenen Gliedes kam, musste ein Chirurg zur Amputation schreiten. „Arm, Bein abschneiden hat sein Kunst, vertreiben Sanct Anthonienbrunst", steht über dem Holzschnitt geschrieben.

Das Bild ist dem „Feldbuch der Wundartzney" entnommen. Es ist im Jahre 1517 erschienen, wurde von Hans von Gersdorff geschrieben und war über 150 Jahre ein weit verbreitetes Lehrbuch. Gersdorff wurde zwischen 1450 und 1460 im elsässischen Dörfchen Görsdorf geboren und starb 1529 in Straßburg. Als Feldscher diente er in den Kriegen gegen Karl den Kühnen in den Jahren 1476/1477. Er ließ sich dann als Wundarzt in Straßburg nieder. Seine Praxis übte er im Spital des Antoniterordens aus und war dort Facharzt für Amputationen. Bis zu 200 Amputationen hat er dort vorgenommen.

Wie kompetent diese Krankenhäuser der Antoniter speziell zur Behandlung des „Antoniusfeuers" angesehen wurden, geht aus einer Schweizer Gerichtsakte aus dem Jahre 1458 hervor, in der ein Ehemann angeklagt wurde, seine Frau nicht rechtzeitig zur notwendigen speziellen Behandlung in den Antoniterhof gebracht zu haben.

Ein weiterer Beleg für die Anerkennung der Spezialbehandlung in Antoniter- Krankenhäusern ist ein Brief des Rates der Stadt Colmar von 1451 an den Antoniterorden in Isenheim. In diesem Brief bittet der Rat darum, einen im Colmarer Spital liegenden Knecht zur Amputation nach Isenheim verlegen zu dürfen („dass man ime abhöven muss").

April 2008

Aufstieg und Fall der Hebamme Louise Bourgeois

Vor 370 Jahren hat Rubens das Bild der „Geburt der Maria de Medici“ gemalt, keine realistische Szene, sondern eine mythologisch erhöhte Darstellung aus dem Leben der französischen Königin. Der neugeborene Sohn ist abgebildet, und aus einem Füllhorn blicken schon die zukünftigen Geschwister in die Welt. Die Hebamme, die wesentlichen Anteil am Überleben des Dauphins hatte, ist auf dem Bild nicht zu sehen. Aber Heinrich Mann hat sie in seinem großen Roman „ Heinrich IV“, der vor 70 Jahren erschienen ist, aufgenommen. Der König spricht sie mit „Boursier“ an, sie war bekannt geworden unter ihrem Mädchennamen „ Louise Bourgeois“. Unter diesem Namen sind auch ihre Hebammenlehrbücher veröffentlicht worden.

Heinrich Mann hatte für seinen Roman gut recherchiert. Das, was er schrieb, ist historisch überliefert: „Boursier“, redete er die Amme an. „Der Dauphin war nach seiner Geburt sehr schwach. Nächst der Königin sind Sie es, der er das Leben verdankt, denn mit ihren Lippen bliesen Sie ihm Wein in den Mund, als er sich verfärbte.“ „Sire“, erwiderte die Amme. „Wäre es ein anderes Kind gewesen, ich hätte es von selbst getan. Sie befahlen es mir, da wagte ich‘s.“ Sie wendete sich an die Königin. „Unser Herr,“ sagte sie, „zitterte, bis er sah, dass es wahrhaftig ein Dauphin war. Die Enttäuschung hätte er gewiß nicht überlebt. Er war vor Glück von Sinnen, zweihundert Personen ließ er in das Zimmer, ich musste böse werden, aber er sagte, dies Kind gehört allen, jeder sollte seine Freude teilen.“ - „Schwatzen Sie nicht unnütz, Amme,“ erwiderte die Königin. Ein Schatten der Angst zog schnell über ihr Gesicht. Das Geschlecht des Kindes hatte allerdings über sie selber entschieden. Wäre es ein Mädchen gewesen, Maria de Medici hätte abziehen müssen aus dem Tor, durch das sie gekommen war.“

In dieser kurzen Passage aus Heinrich Manns Roman ist die ganze Problematik der Erbfolge an den europäischen Höfen angedeutet. Ein gesunder Erbe musste her. Unter diesem Zwang hatten auch die Geburtshelfer zu leiden. Bei den Geburten im Hause Heinrich VIII, bei der Geburt von Napoleon III unter Beobachtung des kaiserlichen Vaters, bis zu den Hohenzollern war es zwar eine große Ehre für Hebamme und Geburtshelfer, aber auch ein hohes Risiko, bei ungünstigem Ausgang der Entbindung Ansehen und Stellung, manchmal sogar das Leben zu verlieren.

Bei jedem anderen Kind hätte Louise Bourgeois den Mut gehabt, diese etwas merkwürdige Methode der Reanimation einzusetzen. Bei der königlichen Entbindung war sie froh, nicht eine eigene Entscheidung treffen, sondern nur einem Befehl folgen zu müssen.

Für Maria de Medici war es der Höhepunkt in ihrem Leben, dem König einen Thronfolger geliefert zu haben. Das war ihre Pflicht gewesen, und die hatte sie gleich mit ihrer ersten Schwangerschaft erfüllt.

Die große Bedeutung dieser Geburt hat Peter Paul Rubens etwa 20 Jahre später zum Anlass genommen, in den Zyklus seiner Gemälde zum Leben der Maria de Medici dieses Ereignis aufzunehmen, nicht als dokumentarisches Geschehen, sondern als allegorisch überhöhte Darstellung.

Auch für die Hebamme Louise Bourgeois war die Entbindung des Sohnes, des späteren Königs Ludwig XIII, ein großer Sprung in ihrer Karriere. Erst mit 30 Jahren entschloss sich Louise Bourgeois aus finanzieller Not, Hebamme zu werden. Sie war wissbegierig und ehrgeizig. Sie studierte die Schriften von Ambroise Paré, dem größten Chirurgen seiner Zeit und dem Vorgesetzten ihres Mannes, der als Feldscher bei ihm diente. Louise Bourgeois studierte Anatomie, indem sie Sektionen weiblicher Leichen beiwohnte. Sie arbeitete zunächst fünf Jahre in einem Armenviertel von Paris als Hebamme. Danach unterzog sie sich 1598 erfolgreich der Prüfung durch einen Arzt, einen Chirurgen und zwei diplomierten Hebammen. Danach gehörte sie in Paris zum Kreis der vereidigten Hebammen, obwohl eine der prüfenden Hebammen gegen ihre Aufnahme Einspruch erhob. Louise Bourgeois leistete in der folgenden Zeit eine erfolgreiche Arbeit, und sie wurde eine gefragte Hebamme in den Häusern des Großbürgertums und der Aristokratie.

Ende September 1601 wurde sie an den königlichen Hof zur Entbindung von Maria de Medici, der Frau von Heinrich IV, gerufen. Nachdem sie Ludwig XIII mit alkoholisiertem Atem so lebensfrisch

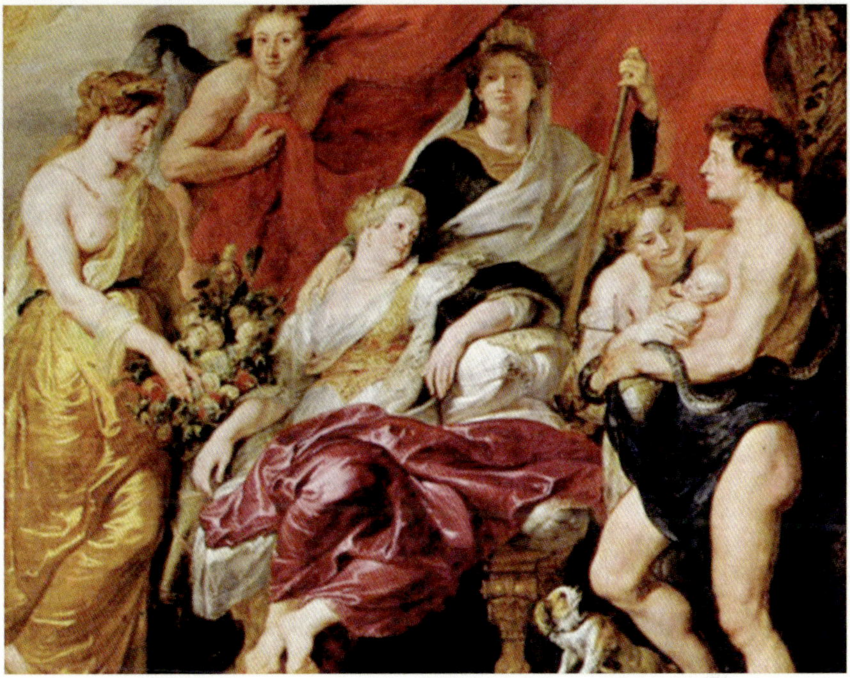

Die Geburt von Ludwig XIII, Peter Paul Rubens (1620 – 25 gemalt)

gemacht hatte, kam sie in den folgenden Jahren noch fünfmal zur Entbindung von Maria de Medici in das königliche Schloss. Über ihre Arbeit am königlichen Hof hat sie später in dem Buch „Sechs Niederkünfte der Maria de Medici“ berichtet. Aus diesem Buch hat Heinrich Mann sein Wissen über die Geburt Ludwig XIII bezogen.

Nach der dritten Entbindung, bei der Louise Bourgeois die Prinzessin Christiane in die Welt gehoben hatte, bekam sie als Dank für ihren Beistand eine Kappe aus schwarzem Samt als Zeichen, dass sie die königlich-französische Hebamme war.

Mit dieser Kappe hat sie sich porträtieren und das Bild auf den Einband oder die Titelseite ihrer Bücher setzen lassen. Außer den Berichten über die Entbindungen der Maria de Medici hatte sie „ Unterweisung für meine Tochter“, eine „Sammlung von Geheimnissen“ geschrieben und „Verschiedene Beobachtungen über die Unfruchtbarkeit“ veröffentlicht. Die Beobachtungen hat sie dann über die Jahre zu einem dreibändigen Hebammenlehrbuch erweitert.

Auch finanziell machte sich ihre Tätigkeit am königlichen Hof bezahlt. Für die Entbindung des Dauphins erhielt sie 500 Kronen, für die seiner Schwestern allerdings nur 300 Kronen. Ein Sohn war aus staatspolitischen Erwägungen wertvoller. Aber auch Prinzessinnen konnten durch Verheiratung zu diplomatischen Verbindungen genutzt werden. Außer des Einzelhonorars hatte das Königshaus für Louise Bourgeois eine jährliche Rente von 300 Kronen auf Lebenszeit zugesagt. Im Jahr 1627 wurde die Karriere von Louise Bourgeois durch den Tod der Gräfin von Monpensier, die sie entbunden hatte, beendet. Die Gräfin starb im Wochenbett an einer Sepsis. Maria de Medici ordnete eine Sektion an. Im Bericht stand keine Schuldzuweisung. Trotzdem fühlte sich Louise Bourgeois tief verletzt durch diese Untersuchung der Todesursache. In ihrer gekränkten Ehre ließ sie sich zu einer Schrift hinreißen, die weniger zu ihrer Verteidigung diente als ein Angriff auf die Ärzte war, die den Sektionsbericht unterschrieben hatten. „Apologie contre le Rapport des Médecins" hatte sie ihre Abrechnung mit den Ärzten überschrieben, in der sie die Mediziner der Ahnungslosigkeit in der Geburtshilfe bezichtigte. Sie schrieb: „Sie tun zur Genüge kund, dass sie weder die Nachgeburt noch die Gebärmutter vor und nach der Entbindung kennen; genauso wenig wie ihr Meister Galen. Obwohl er nie verheiratet war und selten Frauen entbunden hatte, maßte er sich an, Hebammen in einem Buch zu belehren. Darin offenbart er, dass er weder die Gebärmutter einer Schwangeren noch ihre Nachgeburt kannte."

So ganz Unrecht hatte Louise Bourgeois nicht. Nur wenige Ärzte verstanden in damaliger Zeit etwas von praktischer Geburtshilfe. Die Entbindung war Sache der Hebammen. Chirurgen wurden nur hinzugezogen, wenn komplizierte Wendungen oder zerstückelnde Operationen notwendig wurden. Marguerite du Tertre, Oberhebamme der damals größten Entbindungsanstalt in Europa , dem Hôtel-Dieu, schrieb 1674 ihrem Neffen, der Priester war, dass eine Frau sich nicht durch einen Mann entbinden lassen dürfe, da sie sonst Gefahr liefe, fünf ihrer Tugenden zu verlieren: die Scham, die Reinheit, die eheliche Treue, das gute Vorbild und die Kasteiung. Der Streit zwischen Hebammen und Ärzten über die größere Kompetenz in der Geburtshilfe sollte noch Jahrhunderte andauern. Und manchmal merkt man heute noch etwas davon. Der öffentliche Angriff von Louise Bourgeois auf die Ärzte löste bei ihnen Empörung aus. Charles Guillemeau, einer der Unterzeichner des ärztlichen Berichtes und Sohn des

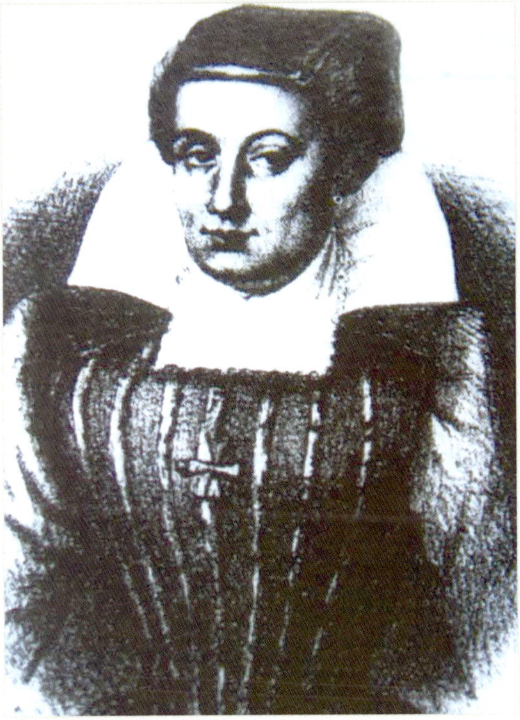

Hebamme Louise Bourgeois

auch in praktischer Geburtshilfe erfahrenen und berühmten Jacques Guillemeau, setzte eine vierzehnseitige Schrift auf, in der er der Hebamme persönlich vorwarf, durch ungeschickte Versuche, die Plazenta zu lösen, eine Entzündung der Bauchhöhle verursacht zu haben. Diese Anschuldigung bedeutete das Ende der Tätigkeit als königliche Hebamme und Geburtshelferin der Pariser Aristokratie für Louise Bourgeois. Sie führte noch eine kümmerliche Praxis weiter. 1636 starb sie und wurde neben dem Grab von Ambroise Paré beigesetzt. Ein Ehrenplatz in der Geschichte der Geburtshilfe war ihr jedoch sicher. Das berühmteste ihrer entbundenen Kinder - Ludwig XIII - wurde nach 23 Jahren Ehe mit Anna von Österreich zum Vater eines Sohnes ausgerufen. Dieser Sohn - Ludwig XIV - der spätere Sonnenkönig, sah seinem Vater so gar nicht ähnlich; dazu die lange Zeit der Kinderlosigkeit und das bekannte Desinteresse Ludwig XIII an Frauen, führte zu einem anhaltenden Historiker-Streit über die Vaterschaft. Aber das gehört nicht mehr zur Geschichte der Louise Bourgeois.

Juni 2008

Steinschneider und Melancholiker

Malvolio ist Melancholiker. Ist die Melancholie eine Form des Wahns und daher behandlungsbedürftig?

Der Mann ist Haushofmeister am Hofe der Herzogin Olivia und heißt Malvolio. Er ist Melancholiker, wie seine Herrin, deren Verehrer Orsino und dessen ihn liebende Viola. Alle sind Melancholiker. Für den einen eine Krankheit, für die anderen ein „in den Wurzeln menschlichen Daseins begründeter Gemütszustand" (Panofsky). Die melancholischen Adligen und das Personal am Hofe sind der Meinung, dass Malvolios Melancholie eine Form des Wahns ist und als behandlungsbedürftig eingeschätzt wird.

Er zeigt ein Betragen, das der englische Philosoph Thomas Hobbes (1588-1679) im „Leviathan" für den Melancholiker als kennzeichnend hält: „Man has no pleasure, but on the contrary a great deal of grief, in keeping company, where there is no power able to over-awe hirn all."

Reiner Wahnsinn

Hochmut, Depression und undisziplinierte Leidenschaft sind meistens reiner Wahnsinn. Shakespeare hat alle diese Eigenschaften seinem Malvolio in „Was Ihr wollt" angedichtet. Psychische Krankheiten haben die Menschen seit jeher gekannt und schon immer Mittel und Wege gefunden, mit ihnen umzugehen. Geisteskranke auf den Weg der Vernunft zurückzuführen, lag damals mehr in den Händen kirchlicher Würdenträger als bei den Ärzten, denn Ursprung und Wesen der Geisteskrankheiten waren in eine göttliche oder dämonische Geistersphäre verlegt. Weit verbreitet war auch der Glaube an den „Narrenstein" als Ursache von Geisteskrankheiten. Man glaubte, mit Entfernen des Steines aus dem Kopf würde auch die Krankheit beseitigt und der Patient gesunden. Und so gab es auf den Jahrmärkten Wanderoperateure, die vor Publikum das so genannte „Narrenschneiden" vornahmen, so wie auch der Blasenstein öffentlich herausgeschnitten wurde. Im Prado in Madrid ist das Bild von Hie-

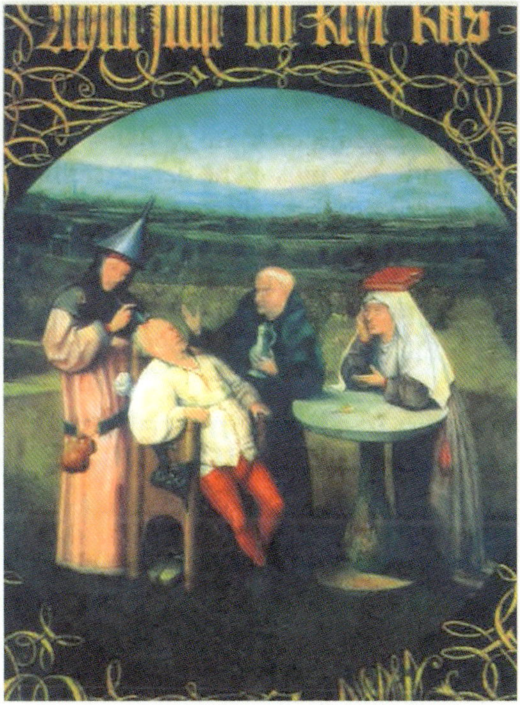

Hieronymus Bosch „Steinschneiden", um 1485

ronymus Bosch zu sehen, das er um 1485 gemalt hat. Das „Steinschneiden" ist einer seiner bildlichen Beiträge zur Darstellung der Narrheit des Menschen. Die Inschrift auf dem Bild lautet: „Meester synt die keye ras – Myne name is Lubbert das." (Meister schneidet die Steine raus – Mein Name ist Lubbert das). Lubbert bedeutet im Deutschen entmannter Dachs. Der Patient sitzt leidend im Stuhl, der göttliche Segen durch den Mönch soll zur Heilung beitragen, der Operateur trägt den Trichter der Weisheit auf dem Kopf, die Nonne das Buch der medizinischen Wissenschaft. Es gibt Bilder vom Steinschneiden von Jan Steen, Pieter Bruegel dem Älteren und Frans Hals. Wie so eine Operation auf dem Jahrmarkt vor zahlendem Publikum vor sich ging, hat Hans Sachs (1491-1576) in seinem Fastnachtsspiel „Das Narrenschneiden" geschildert. Dcr Operateur brachte dem Opfer einen Schnitt am Kopfe bei und zog dann mit großer Theatralik Steine hervor, die ihm ein Gehilfe vorher heimlich zugesteckt hatte. Das Publikum staunte und der Patient hoffte nun auf anschließende Linderung seiner Kopfschmerzen, der Krampfanfälle oder seiner Wahnvorstellungen.

Steine und giftige Dämpfe

Die Vorstellung, dass bei Geisteskranken etwas im Kopf sei, was entfernt werden muss, reicht schon in prähistorische Zeit bis etwa 6000 v. Chr. Medizinhistoriker glauben, dass eine der Indikationen zur Trepanation die Entlassung böser Dämonen aus dem Schädel gewesen sei, die den von Kopfschmerzen, epileptischen Anfällen Geplagten und an Geisteskrankheit Leidenden befallen hatten. Der Narr sagt in „Was Ihr wollt": „Nein, einem Besessenen will ich niemals glauben, eh ich nicht sein Gehirn gesehen hab."

Als Robert Schumann 1854 in die Heilanstalt von Endenich eingeliefert worden war, hat man ihm ein Loch in die Schädeldecke gebohrt, damit die „giftigen Dämpfe" austreten konnten. Dieses grausame Verfahren wurde an Schumann bis zu seinem Tode mehrfach wiederholt.

Der von Zacchias, dem Leibarzt von Papst Urban VIII., 1624 formulierte Grundsatz, dass allein der Arzt kompetent sei, den Geisteszustand eines Individuums zu beurteilen, hatte zunächst der Entwicklung einer adäquaten Therapie der Geisteskranken nicht viel genutzt. Bis zum Anfang des 19. Jahrhunderts glichen Unterbringung und Versorgung der Geisteskranken denen von wilden Tieren. Sie wurden auch wie diese für ein Publikum öffentlich ausgestellt.

Das Volk am Hofe der Gräfin Olivia hat für den zum Narren gemachten Malvolio die damals zeitgemäße Behandlung vorgesehen. Zunächst soll der vermeintliche Pfarrer ihm, dem angeblich Besessenen, bei der Austreibung des Dämons durch Exerzitien und intensive Gebete helfen. Danach wird er gefesselt in eine Kammer eingesperrt.

Doch die Gräfin Olivia, als ein aufgeklärter Mensch in der Welt des Humanismus, fordert, Malvolio nicht einzusperren oder in Ketten zu legen, sondern gut auf ihn acht zu geben, sich um ihn zu kümmern. „Nicht um mein halbes Vermögen wollt ich, dass ihm etwas zustieße... Wir müssen sanft mit ihm umgehen."

Es gibt Kulturhistoriker, die behaupten, dass Shakespeare einer der ersten gewesen ist, der eine humane Irrenpflege propagierte. Denn seine Empfehlung eines einfühlsamen, sanften Umgangs mit den Kranken war für die damalige Zeit ein erstaunlicher und revolutionärer Therapieplan.

190 Jahre später hat der französische Arzt Philippe Pinel eine Wende in der Behandlung Geisteskranker eingeleitet. Dem Vorkämpfer sind viele Ärzte allerdings erst Jahrzehnte später gefolgt.

November 2008

Marat – un ami du peuple

Marat litt unter Depressionen und Verfolgungswahn. Drei Jahre lang schrieb er im Untergrund für seine Zeitung „L'Ami du Peuple", dann wurde er ermordet.

Am 13. August 1792 erschien die 678. Ausgabe des „L'Ami du Peuple". Das abgebildete Exemplar ist durchtränkt vom Blut des ermordeten Jean-Paul Marat. Erst drei Tage vor Erscheinen der Zeitung, am 10. August 1792, hatte die Regierung der Republik seine Arbeit legalisiert.

Davor hatte Marat drei Jahre im Untergrund gelebt und Nacht für Nacht die Texte für seine Zeitung geschrieben. Er war ständig auf der Flucht vor der Polizei gewesen. Aber die „kleinen Leute", für die er schrieb, warnten ihn vor Razzien, versteckten ihn, pflegten ihn während seiner Fieberschübe und verteilten seine Zeitung.

Sein „L'Ami du Peuple" war die populärste Revolutionszeitung. Sie trat für die Sorgen und Belange der kleinen Leute ein, für Handwerker, Tagelöhner, Frauen und Obdachlose, sowie für die durch Unrecht ins Elend Geratenen. Marat als Rousseauist glaubte, dass das Volk gut sei und was es tut, könne nur Recht sein. Der Elende hat das Recht, dem Glücklichen sein Glück streitig zu machen, notfalls mit Gewalt. Marat war voller Hass auf die Herrschenden und damit auch maßlos. Er litt unter Depressionen und Verfolgungswahn. Eine chronische Hauterkrankung gab ihm das Stigma des Ausgestoßenen. Seine Haut war mit Geschwüren, Narben und Verschorfungen übersäht. Um sich Linderung zu verschaffen, nahm er häufig Wannenbäder. Seine marmorweiße Haut auf dem berühmten Gemälde von Jacques Louis David ist eine Ästhetisierung und Erhebung Marats zum Helden.

Der „Held" Marat

David hatte eine Zeichnung des in der Wanne ermordeten Marat vor Ort angefertigt, das Bild noch im gleichen Jahr gemalt; es war nicht nur ein Bild der Trauer, sondern auch ein Propagandabild. Für seinen Freund inszenierte David den ganztägigen Trauerzug, bei dem der tote Körper Marats, die Wanne, die Schreibfeder und das Mordmesser unter Chorgesang und Rezitationen durch die Stadt getragen wurden. Übrig geblieben und aufbewahrt in der Nationalbibliothek in Paris ist das Exemplar des „L'Ami du Peuple“ vom 13. August 1792, gefärbt vom Blut Marats.

Zurzeit wird im Deutschen Schauspielhaus in Hamburg Marats Verfolgung und Ermordung gezeigt, wie Peter Weiss sie sich vorgestellt und was Peter Lösch daran interessiert hat. Vielleicht wäre uns Marat nie in den Geschichtsbüchern und schon gar nicht auf der Bühne begegnet, vielleicht hätten wir von Marat nie oder kaum Notiz genommen, wenn er die von ihm so innig gewünschte Mitgliedschaft der Akademie an der Pariser Universität erlangt hätte. Arzt und Tierarzt war er gewesen und Naturforscher, wie es damals üblich war. Er hatte wissenschaftlich fleißig gearbeitet. Aber er kämpfte vergeblich um die Anerkennung durch die wissenschaftlichen Akademien. Dafür hasste er die Enzyklopädisten und etablierten Akademiker.

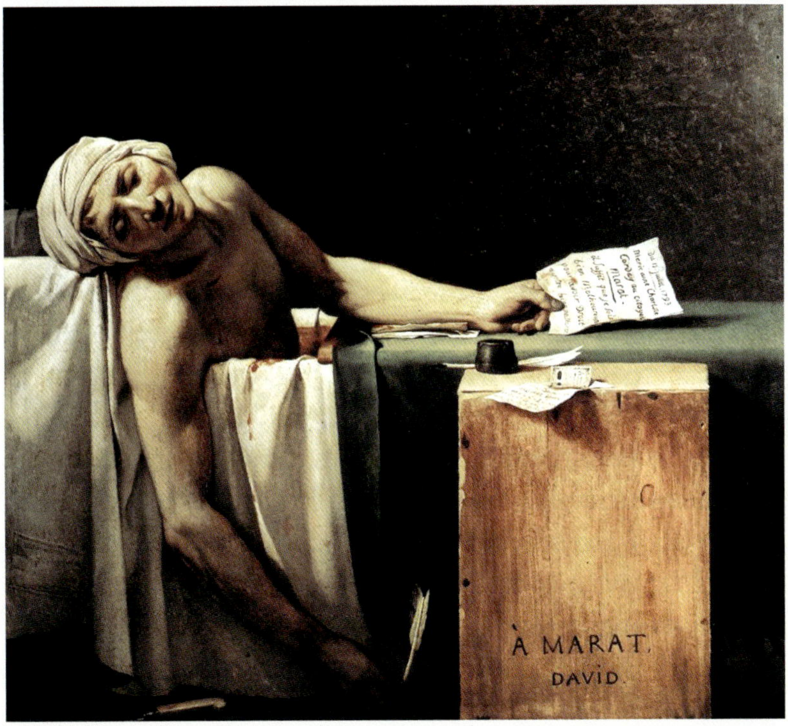

Jacques-Louis David, „Der Tod des Marat“, Königl. Belgisches Kunstmuseum

Arzt in London

Geboren 1743 und aufgewachsen in der Schweiz, hatte Marat in Genf und Toulouse Philosophie und Naturwissenschaften sowie Medizin und Tiermedizin in Bordeaux, Paris und London studiert. Zwei Jahre arbeitete er als Arzt in London. Die medizinische Fakultät der Universität St. Andrews in Schottland verlieh ihm die Doktorwürde. Anschließend kehrte er nach London zurück. Dort betätigte er sich auch als politischer Schriftsteller. Bereits seine erste Veröffentlichung „Die Ketten der Sklaverei“ wiesen ihn 1774 als Gegner des Absolutismus aus. Das hinderte ihn aber nicht, ein Jahr später in Paris die Stelle eines Stallarztes und später eines Arztes der Leibgarde beim Grafen von Artois anzutreten. Ob Marat in dieser Zeit persönlichen Kontakt zum Leibarzt des Grafen gehabt hat, ist nicht bekannt. Charles Deslon hieß der Arzt; er war begeisterter Schüler von Franz Anton Mesmer, der das Heilverfahren des „tierischen Magnetismus“ verbreitete und nach ihm benannt als „Mesmerismus“ in Europa große Verbreitung fand.

„Mesmerismus“

Mesmer und Deslon ging es ähnlich wie Marat. Ihre Beobachtungen, Thesen und Heilungsstatistiken fanden keine Anerkennung durch die Pariser Fakultät.

1778 war Mesmer in Paris angekommen und machte mit seinem Magnetismus als Therapie in der Ärzteschaft und in der Pariser Gesellschaft großen Eindruck. Nach einiger Zeit, als der Zulauf der Patienten so zugenommen hatte, dass Mesmer eine neue Form der Anwendung finden musste, schloss er die Patienten im Prinzip an eine elektrische Batterie an. Durch dieses von Mesmer erdachte „Baquet“ ließen sich serienweise Patienten magnetisieren.

Marat interessierte vor allem die „tierische Elektrizität“. Er beschäftigte sich außerdem mit Phänomenen des Lichtes. Die acht Jahre seines geregelten Lebens beim Grafen von Artois hatte Marat ausgiebig zur Forschung genutzt. Seine experimentell gewonnenen Erkenntnisse über die „tierische Elektrizität“ setzte er wie Mesmer ebenfalls therapeutisch und Gewinn bringend bei seinen Patienten ein.

Prinzip der elektrischen Stimulation

Das Prinzip der elektrischen Stimulation war bereits bekannt gewesen. F.G. Fontana stimulierte 1757 elektrisch die Hirnrinde bei Tieren und auch Gehirne enthaupteter Verbrecher. Den Begriff der Stimulation, der Erregbarkeit, hatte John Brown in die Medizin eingeführt. Nach seiner Theorie, die in Europa große Verbreitung fand, ist das Leben weder eine spontane, noch eine unabhängige Erscheinung, sondern das Ergebnis unaufhörlicher Reaktionen zwischen Reizen, die eine bestimmte Menge von Erregbarkeit verbrauchen. Gesundheit ist demnach das Gleichgewicht zwischen einem adäquaten Maß von Reizung und einem normalen Grad der Erregbarkeit. Aber auch Browns Theorien und seine sich daraus ergebende ärztliche Tätigkeit wurde vom medizinischen Establishment in Edinburgh nicht anerkannt; das Diplom wurde ihm verweigert. Vier Jahre nach Marat erhielt Brown sein Diplom ebenfalls von der Universität St. Andrews, die als „Diplomfabrik“ bezeichnet wurde.

Das System, in das Brown die Medizin einpasste, fand jedoch auch in Deutschland großes Interesse. Unter anderem hatte sich Adalbert Marcus, der Direktor des Hospitals in Bamberg, der Theorie angeschlossen. Marcus war ein Stammtischbruder von E.T.A. Hoffmann, dem er seine psychisch auffälligen Patienten im Krankenhaus zeigte, die dann literarisch umgesetzt in Hoffmanns Erzählungen „Der Magnetiseur“ und „Der unheimliche Gast“ erschienen.

Schmaler Eingang in die Literatur

Marats Veröffentlichungen fanden keine Beachtung. 1784 hatte er seine Beobachtungen der „tierischen Eletrizität“ als „Mémoires sur l‘électricité médicale“ herausgegeben. Aber es gab kein Echo darauf. Nur zwei Arbeiten über „Découvertes sur le feu, l‘électricité et la lumière“ aus dem Jahr 1779 und „Notions élémentaires d‘optique“ von 1784 haben einen schmalen Eingang in die Literatur gefunden, aber nur um inhaltlich abgelehnt zu werden. Goethe hat 1820 in der „Geschichte der Farbenlehre“ die zwei Aufsätze von Marat kurz diskutiert, bezweifelte die Richtigkeit seiner Thesen, nahm ihn aber in Schutz gegen das Gutachten der Pariser Kommission, die Goethe ansah als „Muster, wie grimassierend böser Wille sich gebärdet, um etwas, das sich nicht ganz verneinen lässt, wenigstens zu beseitigen.“

1784 verlor Marat aus ungeklärten Gründen seine Stellung beim Grafen von Artois und auch seine Patienten. Er verarmte, mit dem Verkauf von obskuren Heilmitteln schlug er sich durch.

Rechtmäßigkeit des Mordes aus politischen Gründen

Ab 1790 gibt er den „L'ami du Peuple“ heraus, in dem er dem Volk immer und immer wieder die Rechtmäßigkeit des Mordes aus politischen Gründen erklärte. In gewisser Einförmigkeit forderte er den Tod aller Feinde der Revolution, vermehrte von Tag zu Tag die Zahl der abzuschlagenden Köpfe: 600, 10.000, 20.000 bis zur Zahl von 270.000 Köpfen. Für diese geforderten Zahlen bedurfte es einer maschinellen Tötung. In enger Nachbarschaft zu Marats Druckerei, das ist eine Zufälligkeit der Geschichte, arbeitete der Kollege und Arzt Guillotin, der in seiner Werkstatt zu dieser Zeit seine Maschine an Schafen ausprobierte. Ab 1792 funktionierte sie und wurde das Hinrichtungsgerät der französischen Revolution. Charlotte Corday, die Mörderin Marats, starb vier Tage nach ihrer Tat am 17. Juli 1793 unter der Guillotine, „der Sichel der Gleichheit“.

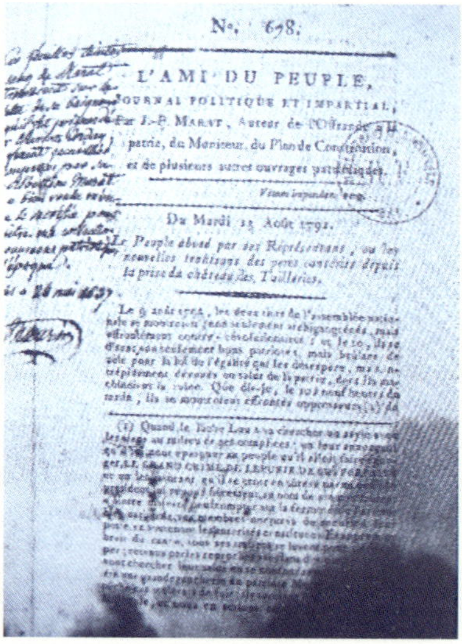
No. 678.

L'AMI DU PEUPLE,

JOURNAL POLITIQUE ET IMPARTIAL;

Par J.-P. MARAT, Auteur de l'Offrande à la patrie, du Moniteur, du Plan de Constitution, et de plusieurs autres ouvrages patriotiques.

Vitam impendere vero.

Du Mardi 14 Août 1792.

Marat, „L'ami du peuple“

Januar 2009

Der König und der Arzt

Als letzte Hoffnung ließ Friedrich der Große den „Königlich Großbrittanischen Leibarzt in Hannover", Ritter von Zimmermann, vor seinem Tode kommen.

Dem König ging es schlecht. Die Gicht plagte ihn, die „Wassersucht" war fortgeschritten. Die Beine waren angeschwollen und die inzwischen eingetretene „Brustwassersucht" machte das Atmen schwer, ein ständiger Husten quälte den Patienten. Im Lehnstuhl wurde er auf die Terrasse seines geliebten Landhauses bei Potsdam in die Sonne getragen. Da saß er dann klein, zusammengefallen unter dem Portal, über dem der berühmte Name prangte mit der merkwürdigen Interpunktion: „Sans, Souci."

Als letzte Hoffnung auf Hilfe ließ der König den berühmten Arzt Ritter von Zimmermann rufen. Er hatte diesen schon einmal vor vierzehn Jahren begrüßt. Der König hatte damals in seiner Schrift „De la littérature allemande" dem Leser beiläufig geraten, er solle nur einen Arzt konsultieren, der schon mehr als einen Kirchhof gefüllt habe, nicht aber einen jungen, der vielleicht noch nie einen Menschen getötet habe. Damals hatte er den Kgl. Großbrittanischen Leibarzt Georg Ritter von Zimmermann gefragt: „Wie viele Kirchhöfe haben Sie angefüllt?" – und Zimmermann soll schlagfertig geantwortet haben: „Nicht so viele wie Eure Majestät, aber auch nicht mit so vielem Ruhme."

Nach beschwerlicher Reise in einer Kutsche mit lahmen Postpferden durch märkischen Sand kam der Arzt aus Hannover am 24. Juni 1786 in Potsdam an. Friedrich der Große schildert ihm die Symptome seiner Krankheit: „Engbrüstig bin ich, aber die Wassersucht habe ich nicht. Sie sehen indessen, wie meine Beine angeschwollen sind... Mein Leib ist jetzt dick, weil ich aufgebläht bin. Da ist kein Wasser."

Aus den Aufzeichnungen des Arztes Selle und des Geheimrates und Leibarztes Cothenius ersieht Zimmermann, dass der König allen Arzneien gegenüber misstrauisch ist und außer einem leichten Abführpulver aus Rhabarber und Glaubersalz nichts einnimmt und alle empfohlenen Medikamente ablehnt. Der König isst unmäßig und unkontrolliert preußische Erbsen, „von denen man sogar in Niedersachsen und vollends in Westfalen sagen würde, sie sind hart." Oft befällt ihn daher bei der Tafel Übelkeit und Erbrechen und ein paar Mal in der Woche nach dem Essen eine heftige Kolik.

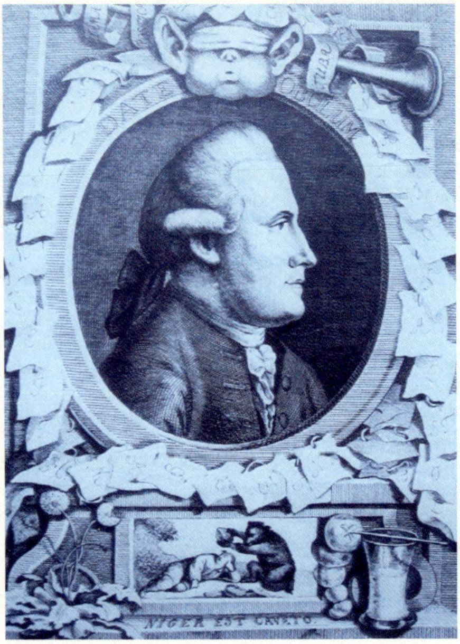

Johann Georg Zimmermann

Auf seine Ärzte habe er nicht gehört. Zunächst habe er manchmal die verschriebene Medizin genommen und gelobt, aber gleich nach der zweiten Dose, bei der ersten Übelkeit habe der König gesagt: „Dies ist die schändliche Folge der Arzeneien, die man mir gibt... Dann habe der König, sobald er sich die Ärzte vom Leibe geschafft, wieder gegessen und gelitten... So werde es nun ferner gehen, und so werde die Krankheit steigen bis zum Tode." Zimmermann war klar geworden, dass man Friedrich nicht mehr heilen, sondern nur seine Beschwerden lindern konnte. Zwei Tage später, am 26. Juni, wurde Zimmermann vom König wieder empfangen und trug ihm seinen Therapieplan vor: „Eure Majestät haben große Verstopfungen, zumal in den Eingeweiden des Unterleibes. Man muss trachten, das Stockende aufzulösen, den richtigen Umlauf aller Säfte herzustellen." – „Aber was wollen Sie mir denn geben?" – „Ein sehr gemeines, allgemein bekanntes, äußerst einfaches Mittel, dessen sich die Griechen und Römer schon bedienten, den zur Honigdicke eingekochten Saft von Löwenzahn." Der Versuch, die Arzenei als einfach sowie harmlos und über Jahrhunderte erfolgreich darzustellen, scheiterte. Misstrauisch sagte der König: „Das ist eine Pflanze, die ich nicht kenne. Aber kennen Sie die Wirkungen dieser Pflanze aus eigener Erfahrung?" Seit 30 Jahren war Löwenzahnsaft das bevorzugte Arzneimittel von Dr. Zimmermann.

Endlich erklärte sich der König bereit, die Medizin einzunehmen. Am nächsten Tag musste Zimmermann aber feststellen, dass der König seiner Verordnung nicht gefolgt war. Er kam mit einer Vielzahl von Einwänden, die gegen die Arzenei sprächen. Als Zimmermann ihn notdürftig von der positiven Wirkung des Pflanzensaftes überzeugt hatte, setzte der König die Dosierung selbst fest. Anstatt den Löwenzahnsaft auf dreimal einen Esslöffel über den Tag zu verteilen, war der König nur zu der Therapie bereit, die Tagesdosis auf einmal zu nehmen: „Ich nehme Ihre Arzenei nur einmal im ganzen Tag." – „Aber dann kann Majestät übel werden." – „Dann nehme ich den Löwenzahn nicht. Aber der Löwenzahn kann ja auch die Kraft verloren haben, die er zur Zeit der Griechen und Römer hatte." So setzte sich das Gespräch zwischen Arzt und Patient fort.

Friedrich hat den Löwenzahnsaft genommen nach seiner Façon und am nächsten Tag unmäßig zu Mittag gegessen, anschließend fühlte er sich nicht gut. Arzt und Patient merkten, dass wirkliche Hilfe nicht möglich war. Nach zehn Tagen verabschiedete der König den Kgl. Großbrittanischen Leibarzt.

An seine Schwester schrieb Friedrich vier Wochen später: „Meine angebetete Schwester, der hannoversche Arzt hat Ihnen sagen wollen, er habe das Äußerste getan, was er konnte; die Wahrheit ist aber, dass er mir nicht helfen konnte." Am 17. August des gleichen Jahres, also etwa acht Wochen nach Zimmermanns Visite, starb Friedrich II. im Alter von 74 Jahren.

Johann Georg Zimmermann war ein gefragter Arzt und hatte Beziehungen zu den Geistesgrößen seiner Zeit. So hatte er 1775 auf einer Durchreise in Goethes Haus in Frankfurt gewohnt. 1787 hatte Katharina die Große ihn geadelt, nachdem sie sein Buch „Über die Einsamkeit" gelesen hatte. Sie war beeindruckt und begann einen regen Briefwechsel mit Zimmermann. Wie viele seiner Zeitgenossen verfasste er aufklärerische Schriften. Schon 1758 war eine populärphilosophische Schrift „Vom Nationalstolze" erschienen. Seine Schriftstellereien erlitten aber zunehmend negative Kritiken und mit seinen „Anecdoten" im Hannoverschen Magazin verscherzte er sich die Freundschaft mit Goethe, Herder und Wieland. Besonders mokierte man sich über die Veröffentlichung seines Krankenbesuches bei Friedrich dem Großen. Der Bericht hatte einen eitlen, selbstgefälligen Grundton, der ihm zusammen mit der verletzten Intimität zwischen Arzt und Patient harsche Kritik eintrug.

Zimmermann hatte eine gute medizinische Karriere hinter sich, bevor die Schriftstellerei ihm soviel Ungemach einbrachte. In Brugg in der Schweiz war er 1728 geboren, dort begann er auch sein Studium, wechselte dann 1747 nach Göttingen zu Albrecht von Haller; Promotion 1751 in Göttingen. Haller vermittelte ihn dann nach Bern, wo er als praktischer Arzt für zwei Jahre tätig war. Haller, der in Bern geboren und dort im Großen Rat der Stadt gesessen hatte, besorgte ihm auch die Stelle als Stadtphysikus in Brugg. Im Jahre 1768 wurde Zimmermann dann in Nachfolge von Werlhof und Haller Königlich Großbrittanischer Leibarzt in Hannover.

Im Jahre 1775 erschien die Radierung, die erkennen lässt, dass der anonyme Künstler zu denen gehörte, die Dr. Zimmermann nicht wohlgesonnen waren. Das Bild zeigt den Arzt und Literaten Zimmermann im Profil. „Date Obulum" (Gebt den Obulus) deutet auf einen gewissen Hang zum Gelde. Der Faunskopf mit aufgeblasenen Backen, übergroßen Ohren und verbundenen Augen, die dahinter mit dem Schriftband umwickelte Trompete, auf der „Famae Postica Tuba" (die hintere Trompete des Ruhmes) zu lesen ist, lassen allerlei Interpretationen zu. Die Titel seiner schriftstellerischen Hauptwerke sind als zerrissene Zettel wie eine Kette um sein Portrait gewunden: oben „Anecdoten", links „Einsamkeit", rechts „Nationalstolz", unten „Magazin".

Die Löwenzahnpflanze soll die pharmakologische Vorliebe Zimmermanns lächerlich machen. Das Glas mit Strohhalm und Seifenblasen ist eine allegorische Darstellung für Eitelkeit und Vergänglichkeit. Dazwischen will ein Bär mit einem Stein die Fliege auf der Stirn eines Schlafenden erschlagen. Ein schwerer Einsatz für ein kleines Problem.

März 2009

Sauerbruch und Stauffenberg

Die Sauerbruch-Prothese sollte die Hand des schwer verwundeten Graf Stauffenberg ersetzen. Doch es blieb keine Zeit.

Im Frühjahr 1915, kurz vor den Semesterferien, gingen Prof. Ferdinand Sauerbruch und Prof. Aurel Stodola gemeinsam die Rämistraße in Zürich hinauf. Rechts der Straße lag die Chirurgische Universitätsklinik, links die Eidgenössische Technische Hochschule (ETH).

Die beiden Herren sprachen über den Krieg, Stodola fragte Sauerbruch nach der Rolle des Arztes im Kriege. Dieser hatte sich als deutschnational Gesinnter zum Kriegsdienst fürs Vaterland gemeldet. Zwischen Schweizer und Deutscher Botschaft war man überein gekommen, dass Sauerbruch seine Vorlesungen im Semester in Zürich halten musste, aber in den Semesterferien Kriegsdienst leisten sollte. Er wurde für diese Zeit zum beratenden Chirurgen des XV. Armeekorps ernannt.

Sauerbruch schilderte Stodola die Gefühlslage eines Chirurgen, der täglich jungen, kräftigen Männern Arme und Beine amputieren muss. Man kam auf das Thema des Ersatzes verlorener Gliedmaßen. Stodola als Lehrstuhlinhaber für Mechanik an der ETH sah durchaus Möglichkeiten, künstliche Glieder zu konstruieren, die in ihren Funktionen den natürlichen ähnelten. Der Arzt müsste eine Methode finden, die Prothese an die Muskulatur am Amputationsstumpf anzuschließen, um eine willkürliche Beweglichkeit zu ermöglichen.

In den Semesterferien 1915 gelang Sauerbruch die Umsetzung. Er löste die Streck- und Beugemuskeln am Unterarm, isolierte sie durch Umkleidung mit Haut. In den Muskelwülsten bildete er jeweils einen Kanal, in den ein Elfenbeinstift eingelegt wurde, der mit einem Band versehen war für die Verbindung zur Handprothese. Wurde jetzt der jeweilige Muskel kontrahiert, spannte sich auch das Band und beugte oder streckte die Glieder der Prothese. Während eines Einsatzes im Reservelazarett in Greifswald führte Sauerbruch erstmals die Operation mit der Handprothese aus. Die Operation war erfolgreich. Der Chef des Feldsanitätswesens, von Schjerning, sagte seine Unterstützung zu, das Projekt der Prothetik in größerem Maßstab umzusetzen.

Da Sauerbruchs Verpflichtungen in Zürich blieben, suchte man einen Ort, der eine kurze und günstige Verbindung zur Schweiz hatte, und fand ihn in Singen. Dort wurde ein den Bedingungen entsprechendes Lazarett mit Werkstatt für den Prothesenbau eingerichtet.

In den folgenden Jahren wurde durch Weiterentwicklung der Prothesen die Beweglichkeit der Hand differenzierter. Im Medizin-Historischen Museum in Zürich ist eine „Sauerbruch-Prothese", die um 1930 angefertigt wurde, ausgestellt (s. Abb.).

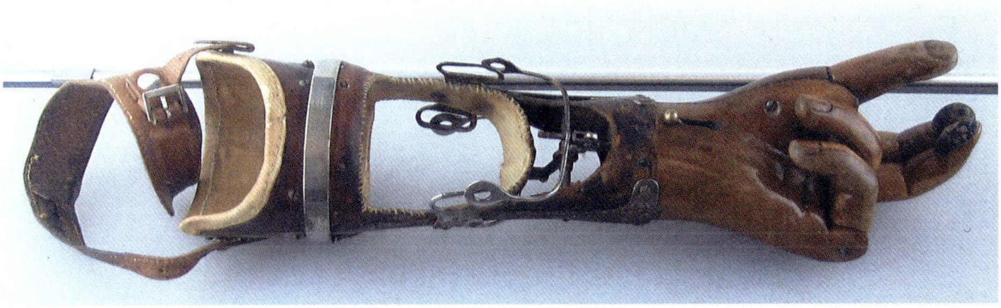

Die Sauerbruch-Prothese

Im Jahre 1918 nahm Sauerbruch einen Ruf an die Universität in München an, 1927 ging er nach Berlin an die Charité. 1943 wurde Graf Stauffenberg als Patient annonciert. Er war in Tunesien schwer verwundet und im Flugzeug nach München gebracht worden. Stauffenberg hatte das linke Auge verloren, das Geschoss saß noch im Schädelknochen. Außerdem hatte er die rechte Hand eingebüßt, an der linken Hand fehlten der vierte und fünfte Finger. Zehn Wochen war er im Lazarett in München behandelt worden. Jetzt sollte in Berlin eine orthopädische Nachbehandlung erfolgen. Die Sauerbruch-Hand sollte ihm angepassst werden. Sauerbruch beriet den Patienten und stellte ihm einen Zeitplan der Behandlung über mehrere Monate vor. Einen ausgemachten Operationstermin sagte Stauffenberg kurzfristig ab mit den Worten. „Ich habe nicht so viel Zeit, ich habe eine dringende Aufgabe zu erfüllen."

Die militärische Lage hatte sich in den Monaten nach Stauffenbergs Verwundung dramatisch verschlechtert. Den Widerständlern blieb nicht viel Zeit. Sauerbruch schildert in seinen Memoiren „Das war mein Leben", dass Stauffenberg ihn ein paar Wochen später wieder angerufen und um eine vertrauliche Unterredung gebeten hätte. Dieser bat darum, in seiner Wohnung ein Treffen mit den Generälen Olbricht und Beck haben zu dürfen, das streng geheim gehalten werden müsste. Allerdings dürfe der Hausherr nicht teilnehmen. Sauerbruch willigte ein.

Die Treffen der Widerstandskämpfer fanden in verschiedenen Wohnungen statt. Sauerbruchs Haus wurde als unverdächtiger Ort angesehen. Später hielt man Besprechungen im Grunewald bei Spaziergängen ab, da man Zusammenkünfte in Wohnungen für zu gefährlich hielt. Als die drei nach Stunden das Haus von Sauerbruch verließen, soll Beck zu Sauerbruch gesagt haben: „Stauffenberg ist bereit, die Aufgabe zu übernehmen."

Anfang Juli trafen sich nach den Erinnerungen Sauerbruchs nochmals mehrere Generäle und Politiker in seinem Haus. Sauerbruch war an der Versammlung nicht beteiligt. Als sich diese aufgelöst hatte, blieb Stauffenberg zurück und wollte Sauerbruch in die Pläne einweihen. Sauerbruch unterbrach ihn und wollte ihm sein Vorhaben ausreden, weil er glaubte, Stauffenberg sei nicht im vollen Besitz seiner körperlichen und geistigen Kräfte. So ist es in den Memoiren Sauerbruchs zu lesen.

Zwei Wochen nach dem 20. Juli 1944 wurde Sauerbruch von Kaltenbrunner, dem Chef der Gestapo, zum Verhör vorgeladen. Kaltenbrunner ließ ihn laufen.

Sauerbruchs eigene Darstellung lässt vermuten, er hätte zum Kreis der Widerständler gezählt. Daran muss stark gezweifelt werden. Er hat zwar die Politik im Bereich der Medizin und Rassenlehre kritisiert. Er war aber als Generalarzt der Wehrmacht ein Mitglied im NS-Staat. Hitler und Göbbels waren seine Patienten. Doch darüber soll hier nicht geurteilt werden. Für Stauffenberg gab es zumindest keine Zeit mehr, die Sauerbruch-Prothese zu tragen.

April 2009

100 Jahre Norddeutsche Gesellschaft für Gynäkologie und Geburtshilfe

Dr. Karl Staude und Prof. Hermann Johannes Pfannenstiel gründeten vor 100 Jahren die Norddeutsche Gesellschaft für Gynäkologie und Geburtshilfe.

Am 5. und 6. Juni dieses Jahres feierte die Norddeutsche Gesellschaft für Gynäkologie und Geburtshilfe ihr 100jähriges Bestehen. Am 8. Mai 1909 hatte in Hamburg die Gründungssitzung stattgefunden. Gründungen von Gesellschaften oder Vereinen finden in Deutschland statt, wenn mehr als drei Menschen zusammentreffen. So sagt man. Bei der Nordwestdeutschen Gesellschaft für Gynäkologie (so hieß der Verein bei seiner Gründung) waren es nur zwei: Dr. Karl Staude aus Hamburg und Prof. Hermann Johannes Pfannenstiel aus Kiel (s. Abb.). Was hatte die beiden bewogen, eine überregionale Gesellschaft zu gründen als Konkurrenz zu den örtlichen Vereinen wie z. B. der Geburtshülflichen Gesellschaft zu Hamburg? Die beiden Herren hatten auch noch den Mut gehabt, auf der 50-jährigen Jubiläumssitzung der Geburtshülflichen Gesellschaft am 10. Oktober 1908 den Vorschlag zu machen. Der Vorsitzende der Geburtshelfer zu Hamburg Dr. Lomer sagte unter anderem in seiner Festrede: „Manch älteren Herren gefällt die veränderte Physiognomie der Gesellschaft nicht mehr. Es sind jüngere Elemente hereingekommen, mit neuen Ansichten und Meinungen, welche dem Konservatismus des Alters im Allgemeinen nicht zu behagen pflegen. Wir müssen aber eine solche Behaglichkeit anstreben. Diese Behaglichkeit, diese Harmonie muss unser erstes Ziel sein. Unser Verein entspricht an Bedeutung nicht der Größe der Stadt. Viele Spezialkollegen bleiben uns fern, viele praktische Ärzte, die geburtshilfliche Praxis treiben, meiden uns, vielleicht, weil bei uns zuviel Gynäkologie getrieben wird." Und dann sagte Lomer einen Satz, mit dem er versuchte, diplomatisch und ungenau, einc mögliche Änderung im Vereinswesen der norddeutschen Ärzte anzudeuten: „Ja, einigen von uns schwebt sogar für die Zukunft das Bild von einer Zusammenfassung unserer Kräfte mit denen der benachbarten Städte vor, wenigstens für gewisse periodisch abzuhaltende Sitzungen."

Die von Lomer als „einige von uns" bezeichneten Personen waren zwei: der eine aus Kiel, der andere aus Hamburg. Die beiden strebten eine Gründung einer Nordwestdeutschen Gesellschaft für Gynäkologie an. Und nicht irgendwann in der Zukunft, wie Lomer gesagt hatte, sondern sofort. Lomers vorsichtige Rede von dem „schwebenden Zukunftsbild einer solchen Vereinigung in weiterer Behaglichkeit" hatte Pfannenstiel und Staude natürlich enttäuscht. Ihnen waren die regionalen Zusammenschlüsse in den Ärztevereinen oder geburtshilflichen Gesellschaften zu eng und zu gemütlich geworden. In den Statuten der Geburtshülflichen Gesellschaft, in der Staude und Pfannenstiel Mitglieder waren, stand: „Es können neben den Mitteilungen fachwissenschaftlicher Gegenstände auch die Interessen der Standesgenossen unter sich beraten werden, und es bleibt den Mitgliedern unbenommen, auch nach 10 Uhr in freundschaftlichem Verkehr zusammenzubleiben." Man muss wissen, dass es Mitglieder gab, die erst um 10 Uhr kamen.

Höhepunkte des Vereinslebens

Dieser zweite Teil der Veranstaltung war der wesentliche, und die jährlichen Stiftungsfeste, die sich durch Reichtum an Liedern und sonstigen poetischen Ergüssen, sowie durch Originalität der Dekorierung des Vereinslokals auszeichneten. Sie waren die Höhepunkte des Vereinslebens. „Der Humor entfaltete sein Panier jedes Mal und Siemssens (ein Hamburger Geburtshelfer) Humor ließ sein Klagelied des vielgequälten Uterus zum ersten mal erschallen." So steht es im Protokoll der Gesellschaft. „Jedesmal herrschte ein flotter studentischer Ton, der Alle, selbst die alten Herren unwiderstehlich fortriss." Das Klagelied vom Uterus war jahrelang eine Art Hymne der Hamburger Geburtshelfer. Sie bildeten eine kleine zur Gemütlichkeit einladende Gesellschaft. Es ist an dieser Stelle aber kein spöttisches Lächeln angebracht. Im Jahre 2008 auf der vorletzten wissenschaftlichen Sitzung der Geburtshülflichen Gesellschaft zu Hamburg hatten sich neun Teilnehmer versammelt: ein Eremitierter, zwei Pensionäre und fünf Rentner, sowie ein in aktivem Leben stehender Arzt. Sechs Wochen später auf dem Stiftungsfest im Hotel „Vier Jahreszeiten" waren es dann fast 100 an der Zahl. In anderen Gesellschaften ging es da-

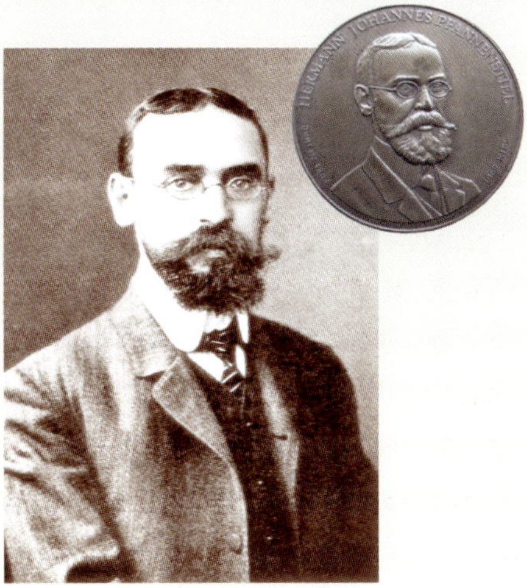

Prof. Hermann Johannes Pfannenstiel

mals ähnlich gemütlich zu. Im gleichen Jahr wie die Hamburger Gesellschaft, also 1858, wurde in Kiel der Ärzteverein gegründet, in dem Pfannenstiel Mitglied war. Auch hier war die Geselligkeit ein wesentlicher Faktor des Vereinslebens. Die Zusammenkünfte fanden, soweit es irgend möglich war, in Gastwirtschaften statt, im Hygiene-Institut oder in den Hörsälen der Kliniken nur als Notbehelf. Gab es doch dort keine Getränke. Grünkohlessen und Maskenball waren die Höhepunkte. 1896 wurde als Ergänzung ein Ärzte-Kegelclub gegründet. Das war nicht das, was Pfannenstiel und Staude wollten. Sie wünschten sich eine wissenschaftliche Gesellschaft, der es um Austausch klinischer und experimenteller Beobachtungen ging. Die Geburtshilfe und Gynäkologie bewegten sich in eine naturwissenschaftliche Richtung. Die Gynäkologie setzte sich immer mehr von der Chirurgie ab. Die Chirurgen beobachteten es mit Misstrauen und versuchten z. T. in Überheblichkeit, ihren Ärger über die Eigenständigkeit der Gynäkologen zu verbergen. Im Jahre 1940 hat Sauerbruch, wie es üblich war, im Hörsaal vor Studenten operiert. Er eröffnete die Bauchhöhle über einen Querschnitt und fragte die Zuschauer: „Was habe ich da eben gemacht?“ – „Herr Professor, Sie haben einen Pfannenstiel-Querschnitt gemacht!“ – Sauerbruch: „Wer ist das denn?“ – „Ein berühmter Gynäkologe.“ Da drehte Sauerbruch die Augen zum Himmel und sagte: „Das ist doch alles nur eine kleine Rosette in der großen Kathedrale der Chirurgie.“

Ein Neubau der Universitäts-Frauenklinik in Kiel konnte 1862 bezogen werden, viele Jahre nachdem ein Vorgänger von Pfannenstiel in aktiver Hilfe beim Pressen einer Gebärenden mit dieser durch den Fußboden vom I. Stock in das Erdgeschoss durchgebrochen war. In Hamburg wurde erst 1899 eine unter ärztlicher Leitung stehende Klinik in Eppendorf gebaut (s. Abb.). Staude war ihr erster Chefarzt. Beide Kliniken, in Kiel und in Hamburg, zeigen die typischen Merkmale der Gründerzeitarchitektur. Sie waren nach modernen Gesichtspunkten konzipiert und eingerichtet worden. In ihnen sollte Geburtshilfe und operative Gynäkologie zusammengeführt werden. Pfannenstiel und Staude hatte die große Freude und der große Ehrgeiz für die operative Gynäkologie zusammengeführt und das Gefühl entwickeln lassen, dass es eine Institution geben müsste zum Austausch von Wissen und Erfahrung, nicht so sehr von Behaglichkeit. Aus diesen Gründen waren sie an den Vorsitzenden der Geburtshülflichen Gesellschaft Dr. Lomer herangetreten mit ihrem Vorschlag zur Gründung einer über-regionalen Gesellschaft.

Nach anfänglichem Zögern wurde am 10. Oktober 1908 die Gründung beschlossen. Pfannenstiel und Staude sollten die Statuten ausarbeiten. Am 8. Mai 1909 fand im Patriotischen Gebäude die erste Sitzung statt. Dabei wurde Staude zum Ersten Vorsitzenden und Pfannenstiel zum Zweiten Vorsitzenden gewählt. Von 64 Teilnehmern traten 23 der Gesellschaft bei, die sich „Nordwestdeutsche Gesellschaft für Gynäkologie“ nannte. Dass auch die Geburtshilfe ein Schwerpunkt der neuen Gesellschaft sein sollte, wurde durch das Hauptreferat auf dieser ersten Sitzung betont. Pfannenstiel sprach über „Hilfsoperationen bei uneröffnetem Muttermund.“ Dieses Eröffnungsreferat mit seinem Redner war ein taktischer Schachzug, um die misstrauischen Geburtshelfer zu beruhigen. Pfannenstiel war die treibende Kraft gewesen. Er hatte Erfahrung mit der Gründung gynäkologischer Gesellschaften. Bereits in Gießen war er 1902 einer der Gründungsmitglieder der mittelrheinischen Gesellschaft gewesen.

Pfannenstiel der Planer, Staude der Macher

Staude fand in ihm den Kollegen, der an der Weiterentwicklung gynäkologischer Operationen arbeitete. Als führender Operateur in Hamburg hatte Staude die Methode der vaginalen Uterusexstirpation eingeführt. Pfannenstiel und Staude ergänzten sich ideal bei der Durchsetzung ihrer Pläne. Der eine war 1907 auf den Lehrstuhl nach Kiel berufen worden, der andere hatte sich zunächst 1872 als praktischer Arzt in Hamburg niedergelassen. Der eine war in Berlin geboren, der andere hatte in Berlin sein operatives Handwerk an der Charité erlernt bei einem Ordinarius, der sich noch mit seinem chirurgischen Kollegen körperlich auseinandergesetzt hatte, als es um den Kaiserschnitt ging. Pfannenstiel war ruhig, besonnen und überlegte ausgiebig, bevor er diplomatisch zur Tat schritt. Er war ein mehr introvertierter, stiller Mann. Staude war explosiv, aktionsfreudig, aber auch beharrlich. Vorschriften der Gesundheitsbehörde, die er für sinnlos hielt, ignorierte er einfach. Das macht ihn so sympathisch, auch heute noch. Er wurde von der Behörde mit Geldstrafen belegt. Staude, der Platzhirsch in Hamburg, der das Revier vorbereitete, und Pfannenstiel, der zarte Ordinarius und Taktiker aus Kiel, ergänzten sich gut. Pfannenstiel der Planer, Staude der Macher.

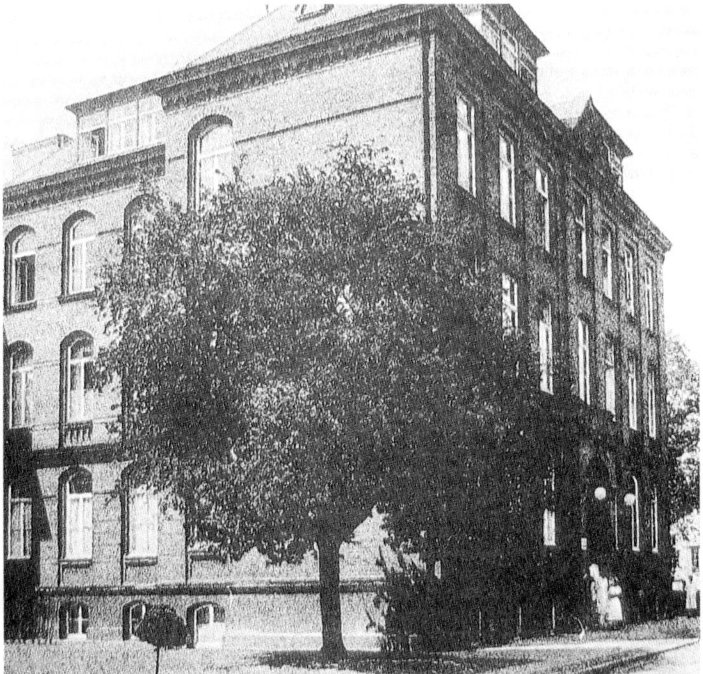

Frauenklinik in Eppendorf

Aber die erste Präsidentschaftsperiode war sehr kurz und wurde mit einem tragischen Ausgang beendet. Am 8. Mai 1909 hatte Pfannenstiel sein Hauptreferat auf der ersten Sitzung gehalten. Am 3. Juli 1909, also etwa acht Wochen später, war Pfannenstiel tot, gestorben an einer Sepsis. Durch einen kleinen Nadelstich in den Mittelfinger der linken Hand bei der Operation eines Tuboovarialabszesses infizierte sich Pfannenstiel. Vier Tage später war Pfannenstiel gestorben, eine der großen Hoffnungen der deutschen Gynäkologie. 45 Jahre ist er alt geworden. Anlässlich des 70. Todestages hat die Kieler Universitäts-Frauenklinik ihm 1979 eine Medaille gewidmet. Seines 100. Todestages gedenken wir in diesem Jahr. Staude war tief getroffen durch den Tod seines Freundes. Drei Monate später bat Staude den Hamburger Senat um seine Entlassung als leitender Arzt des Eppendorfer Krankenhauses und lebte danach zurückgezogen bis 1916 in Hamburg. Es war also ein eher trauriger Anfang für die Gesellschaft, die zweimal ihren Namen änderte. 1981 fand eine Umbenennung statt in „Nordwestdeutsche Gesellschaft für Gynäkologie und Geburtshilfe". Nach der Wiedervereinigung wurde 1993 die Bezeichnung „West" aus dem Namen gestrichen; jetzt heißt sie „Norddeutsche Gesellschaft für Gynäkologie und Geburtshilfe". Nach 100 Jahren hat sie wohl ihren endgültigen Namen gefunden.

Juli 2009

Es steht ein Stuhl im Vatikan

Der Film „Die Päpstin" läuft in diesen Tagen in den Kinos an. Die katholische Kirche wird wieder dementieren: keine historische Wahrheit, nur eine Legende ...

Die Kirche tut die Geschichte der Päpstin Johanna als protestantische Fälschung ab. Seit dem Mittelalter haben sich mehr als 500 Chronisten mit der Päpstin befasst. Die Kirche versucht, glaubhaft zu machen, dass die bekanntesten und angesehensten Chroniken aus dem Mittelalter, die das Fundament der historischen Forschung bilden, nachträglich in der Zeit der Reformation verändert worden sind. Wahrscheinlich ist die ganze Geschichte auch nur eine Legende, eine „storiella", wie die römische Kirche sagt.

In der Berliner Staatsbibliothek wird eine Abschrift der ältesten Chronik über die Päpstin aus dem 14. Jahrhundert aufbewahrt. Das Original aus dem Jahre 1265 ist verloren gegangen. Die Chronik wurde verfasst vom Dominikaner Martinus Polonus. „Chronicum Pontificum et Imperatum" hatte er sein Werk genannt.

Tod von Leo IV.

Die Geschichte berichtet über den Tod von Leo IV. im Jahre 855. Danach hatte Johannes den Stuhl Petri zwei Jahre, fünf Monate und vier Tage inne. Er soll eine Frau gewesen sein, die bereits in jungen Jahren in Männergewändern nach Athen gebracht worden war und dort eine große Karriere als Lehrerin der Künste machte. Sie wurde nach Rom berufen. Große Meister hätten dort zu ihren Schülern gehört. Nach dem Tod Leo IV. wurde sie einmütig zum Papst gewählt. Doch in diesem Amte wurde sie schwanger. Den Zeitpunkt ihrer Niederkunft kannte sie nicht, so dass sie auf dem Wege von St. Peter zum Lateran von Wehen überrascht wurde und zwischen dem Kolosseum und der Kirche San Clemente ein Kind gebar. Dabei starb sie und wurde am selben Ort beerdigt.

Das ist in dürren Worten die Geschichte, die der Vatikan nicht gelten lässt und die über Jahrhunderte ausgeschmückt wurde. Vier historisch belegte Umstände sind es, die zur Legendenbildung und ihrem Fortbestehen beigetragen haben: ein Stein mit einer Inschrift, eine Statue mit der Figur eines Kindes, die Vorschrift, bei Prozessionen vom Lateran zum Vatikan eine bestimmte Straße zu meiden, sowie zwei an der Sitzfläche durchbrochene Stühle, die in der nachfolgenden Zeit bei der Inthronisation eines neu gewählten Papstes eingesetzt wurden. Dass Stein und Statue in der Straße gefunden wurden, die laut päpstlicher Verfügung bei Prozessionen nicht beschritten werden durfte, ist für die Anhänger der Geschichte ein Beweisstück für historische Wahrheit. P. Pater Patrum P.P.P. stand auf dem Stein. Nun bot sich folgende Lesart an: „Petre Pater Patrum papissae prodito partum“ (Petrus, Vater der Väter, enthülle die Niederkunft der Päpstin). Eine wohl spöttische Interpretation aus dem Volke machte aus den vielen Ps: „Papa Pater Patrum peperit papissa papellum.“ (Der Papst Pater Patrum brachte der Päpstin ein Päpstchen). Die Statue mit der Figur eines Knaben fand sich in der Nähe. Die Legende machte daraus Ort der Niederkunft und Grab der Päpstin. Verständlich, dass die nachfolgenden Päpste an dieser Gedenkstätte nicht vorbeiziehen wollten.

Bei der Legendenbildung haben die durchbrochenen Sessel eine wichtige Rolle gespielt. Sie sind in Material, Form und Farbe identisch. Der eine befindet sich heute im Louvre. Napoleon hat ihn aus Rom nach Paris mitgenommen. Der andere steht in einem kleinen Raum abseits im weitläufigen Museum des Vatikan ohne Hinweis. Die Benutzung dieser Sessel bei der Papstwahl ist historisch verbürgt. Sie wurde eingeführt nach der Wahl von Papst Paschalis II. im Jahre 1099. Die Stühle wurden „porphyreticae“ genannt wegen des Materials, aus denen sie gefertigt sind. Ob sie vor ihrem Einzug in den Vatikan als Geburtsstühle benutzt wurden, ist nicht nachgewiesen.

Das Inthronisationsritual

Beim Inthronisationsritual musste sich der Papst zunächst auf den rechts stehenden Stuhl setzen. Dann wurde ihm ein Gürtel mit sieben Schlüsseln der Basilika und des Lateranpalastes sowie sieben Siegeln angelegt. Zugleich wurde ihm ein Stab in die Hand gegeben. Der Papst setzte sich anschließend auf den links stehenden Stuhl und gab Stab und Schlüssel einem Prior zurück. Durch die Öffnung in der Sitzfläche des Stuhles wurden anschließend seine Geschlechtsteile betastet. Nach der Peinlichkeit von damals, eine Frau irrtümlich zum Papst gewählt zu haben, sollte so jeglicher Zweifel ausgeräumt werden. Über diese Zeremonie gibt es mehrere Augenzeugenberichte. In einem Bericht steht: „Deshalb nun, um das Geschlecht zu erkennen und damit ja nicht der geringste Zweifel obwalte, sei es Sitte, nach dem Gemächte zu greifen und zu rufen: Wir haben einen Mann zum Herrscher." Später wurde die Erfolgsmeldung des Kardinals, der die Untersuchung leitete, knapper formuliert: „Habet."

Der letzte Papst, der auf den Stuhl musste, war Pius IV (1560). Danach wurde die Prozedur eingestellt, die Stühle beiseite gestellt. Doch die Geschichte von der Päpstin war so populär, dass es für Künstler ein interessanter Stoff war, um von ihnen bearbeitet zu werden. Giovanni Boccaccio ist der erste gewesen, Berthold Brecht als letzter Namhafter hat den Entwurf eines Theaterstückes hinterlassen. Tilla Durieux und Liv Ullmann haben die Johanna in Filmen dargestellt. Nun ist es Johanna Wokalek, die über die Leinwand flimmert.

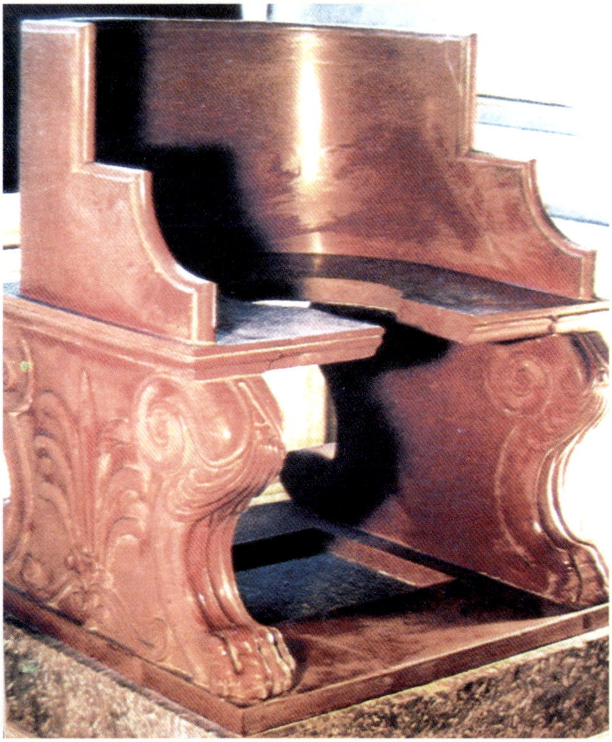

Oktober 2009

Gall und die Phrenologie

Der Charakter eines Menschen ist an der Form seines Schädels zu erkennen, predigte Franz Joseph Gall noch 1823.

Im Museum für Völkerkunde unserer Stadt ist der Gallsche Schädel aus dem Jahre 1812 ausgestellt, der zu den berühmtesten Einzelobjekten des Museums zählt. In der Hamburger Kunsthalle werden Karikaturen von Rowlandson gezeigt, nach Hogarth der berühmteste satirische Zeichner in England. Gall und Rowlandson wurden im gleichen Jahr geboren (1758), Gall lebte ein Jahr länger (gest. 1828).

Franz Joseph Gall war ein bedeutender Hirnanatom, der wichtige Arbeiten über die weiße Substanz des Gehirns und seine Physiologie verfasst hat. Galls Verdienst war es, einer damals sehr verbreiteten „Religionsanatomie" eine seiner Meinung nach wissenschaftliche so-

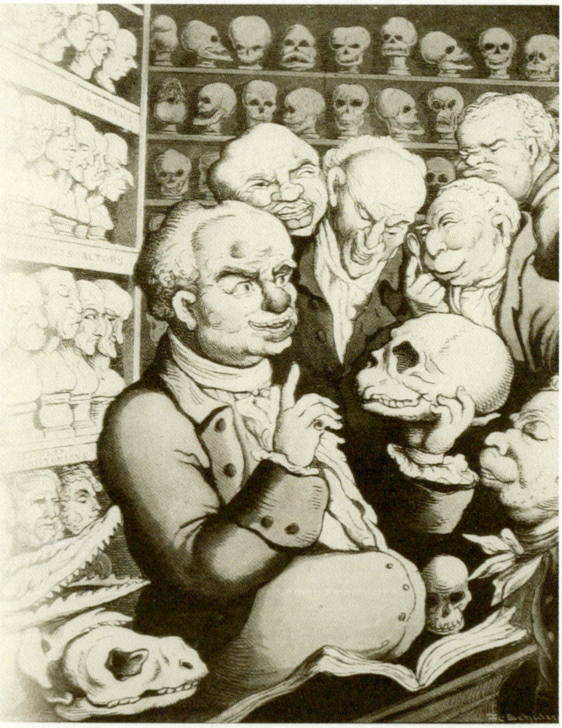

Thomas Rowlandson: „Eine Vorlesung des Doktor Gall"

matisch ausgerichtete Organbeschreibung entgegengestellt zu haben. Viele Ärzte und Theologen glaubten, dass der Ursprung aller Krankheiten in der Sünde liegt und sich daraus die Notwendigkeit einer rein christlichen Heilkunde ergab. „Und der Arzt, der das Wesen und die Kräfte des Exorzismus nicht kennt, entbehrt das wichtigste Heilmittel", schrieb der Arzt Windischmann noch 1824. Arthur Schopenhauer glaubte im gleichen Jahr, dass nur der Intellekt an das Gehirn gebunden, während die Charaktereigenschaften dem Herzen zuzuordnen seien. Und dabei hatte Platon bereits geschrieben: „Denn dahin, wo die Seele ihren eigentlichen Ursprung hat, ließ Gott das Haupt, die Wurzel des Menschen, gerichtet sein."

Dem Geist, den Gall als Lebensprinzip betrachtete, wollte er einen konkreten Träger zuschreiben. Es war die Lehre, die seelische Reaktionen somatisch greifbaren Strukturen zuordnete. Gall nahm in der Gehirnrinde 27 „Organe" an, wie Fortpflanzungssinn, Kindesliebe, Freundschaftssinn, Verteilungssinn, Einsammlungssinn, Mordsinn, Kunstsinn usw., die er bestimmten Hirnwindungen zuordnete. Diese „Organlehre" verbreitete er durch Vortragsreisen nach Frankreich, Nordamerika und England, wo seine Predigten eher skeptisch aufgenommen wurden. Seine Thesen wurden mit der Zeit immer unwissenschaftlicher und volkstümlicher. In Europa entstanden, durch seine Vortragsreisen initiiert, Gesellschaften und phrenologische Vereine. Sie glaubten, dass sich die Hirnwindungen mit ihren lokalisierten seelischen Eigenschaften je nach Ausprägung am knöchernen Schädel abbildeten. Deren Form und Protuberantien könnte man sehen und damit würde die Charakterisierung eines Menschen auszumessen sein. Gall legte eine umfangreiche Sammlung von knöchernen Schädeln und Gipsabdrücken an, die im Musée de l'homme in Paris zu besichtigen ist.

In Hamburg ist der mit den menschlichen Eigenschaften beschriftete Schädel ausgestellt. Gall hatte Messinstrumente und Anleitungen zum Abgreifen der Schädelformen entwickelt. Auf den Soiréen der bürgerlichen Gesellschaft wurde das Thema „Phrenologie" nicht nur diskutiert, sondern auch angewendet.

Die Gallschen Hypothesen und die unreflektierte Aneignung durch die bürgerliche Gesellschaft machte für Satiriker und Karikaturisten den Einstieg in dieses Thema geradezu zwingend. Die in die

Scharlatanerie abgerutschten wissenschaftlichen Bemühungen und zahllosen Auftritte von Gall in England konnten sich die britischen Karikaturisten nicht entgehen lassen. In Frankreich und Preußen mussten Karikaturisten auf diesem Gebiet zurückhaltend sein, doch

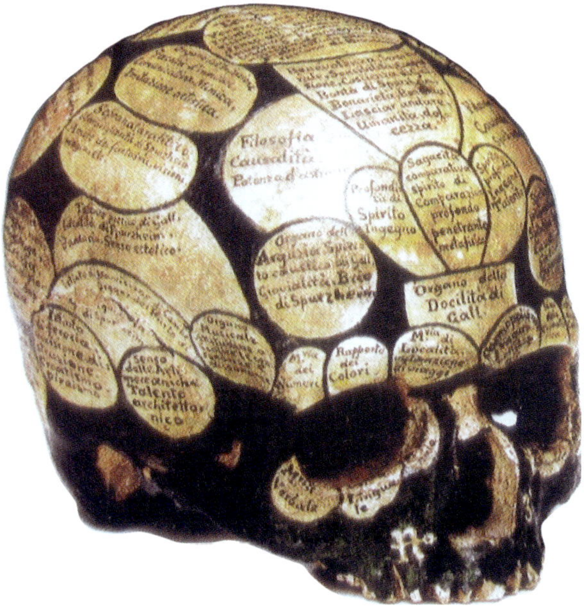

in England arbeiteten sie bei weitgehender Pressefreiheit. Ihre Karikaturen kamen in hoher Auflage auf den Markt. Allein in London gab es etwa 70 Geschäfte, in denen die Blätter gehandelt wurden. Einer, der den Markt mit seiner Ware professionell versorgte, war Thomas Rowlandson. Von ihm zeigt die Hamburger Kunsthalle in der Ausstellung „Englische Karikaturen, 1780 – 1830“ neun Blätter. Rowlandson nahm sich des Themas „Gall und die Schädellehre“ an. „Eine Vorlesung des Doktor Gall“ heißt ein Blatt (in Hamburg nicht ausgestellt) von ihm. Die Vorlesung geschieht in Galls Räumen seiner berühmten Sammlung. Fünf Gelehrte stehen um Gall, alle mit absurd verbeulten Köpfen. In den Regalen stehen die Gipsköpfe von Gaunern, Mördern, Dichtern, Dramatikern, Schauspielern, Philosophen und Staatsmännern. Über Eck stehen Affenschädel aufgereiht. Gall zeigt mit erhobenem Finger einen Affenschädel, der in seinem Profil ganz der Gesichtsbildung eines Zuhörers gleicht. Die physiognomische Ähnlichkeit von Tier und Mensch war später ein beliebtes Thema Rowlandsons. Es gibt eine Reihe von Zeichnungen, die die groteske Ähnlichkeit von Tiergesichtern neben ihren menschlichen Vorbildern zeigen. Ob Gall und Rowlandson sich je gesehen haben, ist nicht bekannt.

1823 kehrte Gall von seiner Vortragsreise aus London nach Paris zurück und vermachte seine Schädelsammlung der Universität.

Widerlegt wurde die lokalistische Auffassung über den Geist und seine Krankheiten vom Zürcher Neurologen und Gehirnanatom Constantin von Monakow (1853–1930). Seine Forschungen ergaben, dass für die Lokalisation gewisser seelisch-geistiger Funktionen und deren Störungen kein anatomischer Beweis erbracht werden kann.

September 2009

Das Lied vom Frosch

Der Arzt, Schriftsteller und Zeichner Heinrich Hoffmann dichtete zu Ehren des enthaupteten Frosches.

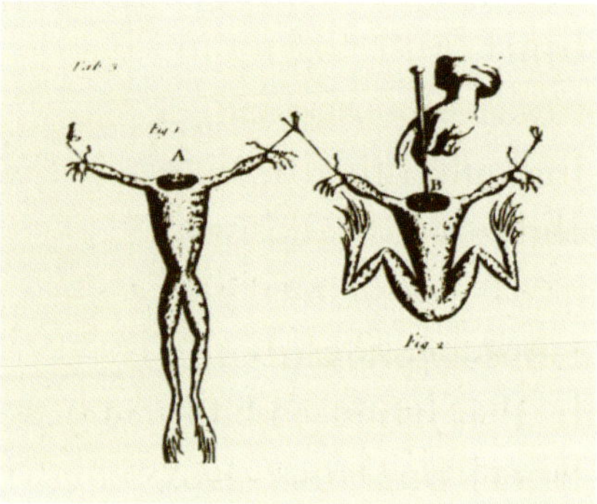

Das Lied vom Frosch

Mel.: Crambambuli, das ist der Titel

Ihr wäret ohne mich verloren,
Ihr Physiologen ohne Frosch.
Ihr wart wie Katzen blind geboren,
Ein Licht, das jämmerlich erlosch.
Als ihr noch ganz im Finstern stakt,
Hab ich euch Licht in's Hirn gequakt.
Quak. quak. quak, u.s.w.

Was kanntet ihr vom Rückenmarke?
Was wußtet ihr von dem Reflex?
Ich bin der Führer euch, der starke,
Und ohne mich war's damit ex.
Die Weisheit, die ihr eingesackt,
Wir haben sie euch vorgequakt.

Der Blutbahn lustiges Getreibe.
Das haben wir euch dargelegt;
Wir zeigten euch in unserem Leibe
Den Strom, der euer Herz bewegt.
Wie habt ihr euch herumgeplackt,
Bis daß wir Trost euch zugequakt!

Von euch gekreuzigt und zerschunden,
Geköpft, geätzt, doch würdig stumm,
Erdulden wir mit tausend Wunden
Ein wissenschaftlich Martyrtum.
Wie ihr an uns auch zwickt und zwackt,
Der Frosch ist's,
der euch Weisheit quakt.

Und rana esculenta meint ihr,
Das sei ein schöner Name da;
Ein einz'ger passend nur erscheint mir:
Die rana scientifica.
Und temporaria, wie vertrackt!
Wer hat euch so was vorgequakt?

Geht darum nur in frommer Demut
An jedem Sumpfe still vorbei,
Und lauscht mit dankerfüllter Wehmut
Auf unsere Abendmelodei.
Begleitet fein in schönem Takt,
Was wir euch lieblich vorgequakt!

Im Jahre 1730 stellte Stephan Hales bei dekapitierten Fröschen Kontraktionsbewegungen der Hinterbeine fest, wenn er in die Haut stach. Nach Zerstörung des Rückenmarkes blieben die Bewegungen aus. Hales hat seine Untersuchungsergebnisse nicht veröffentlicht. Publik wurden seine Beobachtungen, als Alexander Stuart 1738 in drei Vorlesungen darüber berichtete und ein Jahr später eine Schrift mit einem Kupferstich dazu vorlegte, die eine Erweiterung von Beobachtungen bedeutete. Beim Reizen des Rückenmarkes kam es zu maximalen Bewegungen des enthaupteten Frosches.

Dieser Tierversuch, der bis heute jedem Medizinstudenten vorgeführt wird, war Ausgangspunkt für ein Gedicht über den Frosch als Forschungsobjekt von dem Arzt, Schriftsteller und Zeichner Heinrich Hoffmann, dessen 200. Geburtstag wir in diesem Jahr feiern und den der „Struwwelpeter" unsterblich gemacht hat.

Im Jahre 1867 fand in Frankfurt/Main die 41. Versammlung der „Gesellschaft Deutscher Naturforscher und Ärzte" statt. Auf den Festabenden solcher Gesellschaften war es üblich, lustige Lieder und Gedichte zur Unterhaltung der Abendgesellschaft vorzutragen.

Was heute als Kuriosität betrachtet wird, gehörte damals als Selbstverständlichkeit zur geselligen Kultur. Die „Geburtshülfliche Gesellschaft zu Hamburg" kennt aus den Protokollen der Vergangenheit ähnliche humoristische Ergüsse. Die Texte wurden zu bekannten Melodien gesungen, Volksliedern und dem Kommersbuch der Studenten entliehen. Als die Bakteriologie durch Neisser und Schaudinn zwei Erreger identifiziert hatte, gab es für die Herrenabende kein Halten mehr; die Späße wurden derber.

Das war jedoch nach Hoffmanns Zeit. Dieser ließ die Physiologen durch den Frosch mahnen, dessen großen Anteil an ihren wissenschaftlichen Erfolgen nicht zu vergessen. Die Beiträge wurden im „Naturforscher Liederbuch" über die Jahre bis 1893 gesammelt. 450 „Fest-, Tafel- und Kommerslieder ernsten und heiteren Inhalts für naturwissenschaftliche, allgemein- und spezialärztliche sowie auch Doctor-, Jubilar- etc. Versammlungen" enthielt das Buch. Acht Lieder hatte Heinrich Hoffmann beigetragen. Er war damals ein angesehener Bürger der Stadt Frankfurt. Der Geheime Sanitäts-Rath hatte erst drei Jahre vor der Tagung der Naturforscher und Ärzte die neue Irren-Anstalt nach zehnjähriger Planungs- und Bauzeit einweihen können. Also nicht schneller als heute wurde das Institut realisiert. Hoffmann war der Chef und einziger Arzt in dieser Krankenanstalt. Hundert Patienten konnten aufgenommen werden. Im Alter von 79 Jahren bat Hoffmann um seine Pensionierung.

Dezember 2009

Mehr als ein Dorfschulmeister
Samuel Heinicke

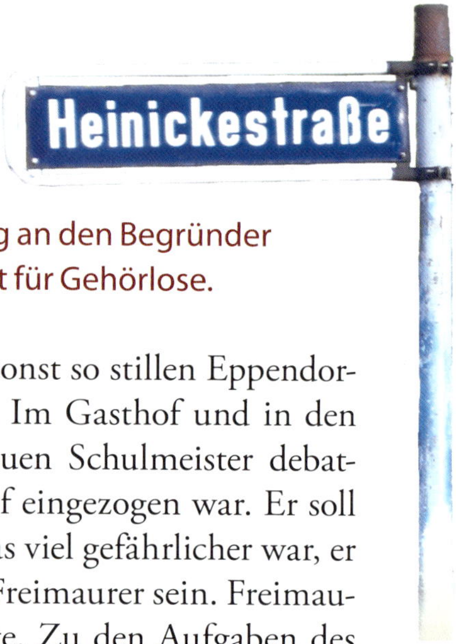

Ein Straßenschild erinnert in Hamburg an den Begründer der Lautsprachmethode im Unterricht für Gehörlose.

In der Neujahrszeit 1769 hatte die sonst so stillen Eppendorfer eine gewisse Unruhe ergriffen. Im Gasthof und in den Familien wurde heftig über den neuen Schulmeister debattiert, der vor wenigen Tagen im Dorf eingezogen war. Er soll ein rüder Soldat gewesen sein und was viel gefährlicher war, er soll, wie der Dorfpastor behauptete, Freimaurer sein. Freimaurer besuchten nicht die Gottesdienste. Zu den Aufgaben des Schulmeisters gehörten aber am Sonntag in der Kirche, die Lieder anzustimmen und die Orgel zu spielen. In Eppendorf war man daher auf den Neujahrsgottesdienst sehr gespannt. Würde der Schulmeister kommen und seine Aufgaben wahrnehmen?

Die falschen Aufklärer

An jenem Tage war die Kirche gedrückt voll. Ein großer stattlicher Mann war der Schulmeister; mit wohl tönender Bassstimme sang er das Morgenlied, erbaulich klang die Orgel. Wer so musizieren kann, war gewiss kein Freimaurer. Und doch, der Pastor wetterte in seiner Predigt gegen die falschen Aufklärer, die überall die fromme Christenheit verführen wollten. Die Dorfbewohner waren verunsichert. Der Bälgetreter von der Orgel hatte vom Pastor erfahren und trug es weiter, der Neue habe in Hamburg Umgang mit Komödianten und Freimaurern gehabt und sei lange beim dänischen Grafen Schimmelmann gewesen, der die Freigeister liebe.

Die Enkeltochter des Grafen taucht übrigens in Fontanes Roman „Unwiederbringlich" auf als verblühende Schönheit am dänischen Hofe. „Nur ihre schwarzen Augen erinnerten noch an Vergangenes. Alles andere aber war in Migräne und gelbem Teint untergegangen."

Bedenkliche Stimmung

Dieser Graf soll dem Schulmeister zur Stellung in Eppendorf verholfen haben, die so gern der Vetter des Pastors eingenommen hätte. Die Stimmung im Dorfe wurde bedenklich. Zu solch einem Menschen wollte man seine Kinder nicht schicken. Dagegen wandte sich der Pachtmüller, ein angesehener Mann im Dorf, der meinte, wer so gut singen und Orgel spielen kann wie der neue Lehrer, dem könne man seine Kinder anvertrauen, selbst wenn er Freimaurer sei.

Samuel Heinicke, so hieß der Neue im Dorf, hatte tatsächlich Kontakt mit den Freimaurern gehabt. Er war aus Liebeskummer und Prügel für den falschen Bräutigam vom väterlichen Gut zur kurfürstlichen Leibgarde geflohen, wo er mit seiner stattlichen Erscheinung willkommen war. Er geriet in preußische Gefangenschaft, floh in die freie Hansestadt Hamburg, wo Lessing und Cramer sowie die Loge dem armen Flüchtling halfen und ihm Privatstunden vermittelten. Später kam er als Sekretär ins Haus des Grafen Schimmelmann.

Das Kind des Pachtmüllers

Die Kinder aus Eppendorf, zunächst von den Eltern gegen den Schulmeister aufgewiegelt, konnten sich dem pädagogischen Einfluss ihres Lehrers nicht entziehen. Zum großen Staunen der Eltern gingen die Kinder jetzt gern zur Schule. Die Beziehung der Alten im Dorf zu ihrem Schulmeister entspannte sich. Unter den Schülern war auch das taubstumme Kind des Pachtmüllers. Heinicke nahm sich seiner besonders an. Er sann auf Mittel und Wege, auch dieses Kind zu bilden. Schreiben zu lernen, war keine Schwierigkeit. Heinicke überlegte aber, ob der Junge nicht soviel von der Sprache lernen könnte, dass es ihm möglich war, sich auch mündlich mit anderen Menschen zu verständigen. Das gesprochene Wort war so wichtig für die Kommunikation, weil die meisten Menschen, besonders auf den Dörfern, damals nicht schreiben und lesen konnten. Heinicke forschte nach, ob nicht schon in früherer Zeit Versuche gemacht worden waren, Taubstummen eine Sprache zu vermitteln. Er fand eine Schrift des Schweizer Arztes Johann Conrad Ammann aus dem vorhergehenden Jahrhundert mit dem Titel „surdus loquens“ (der redende Taubstumme). Dieser hatte seinen Schülern, die jedem Laut eigene Mundstellung gezeigt und sie dazu angeleitet, sie vor dem Spiegel nachzuahmen. Ammann ließ den Schüler, während er den Laut aussprach, seine Hand an die Kehle des Lehrers legen und ihn die Vibrationen der Luftröhre spüren. Dann legte der Schüler seine Hand an die eigene Kehle und versuchte, die gleiche Vibration und damit den vorgegebenen Ton zu erzeugen.

Das Sprechen lehren

Heinicke verfeinerte und baute die Methode aus. Zur großen Freude des Pachtmüllers und zum großen Erstaunen der Eppendorfer Bewohner begann der stumme Junge zu sprechen. Zwei Jahre später konnte er zur Konfirmation angemeldet werden. Aber der Pastor sperrte sich und predigte am nächsten Sonntag gegen den Schulmeister, der Gott meistern wolle, da er den, welchen Gott gezeichnet habe, den Taubstummen, das Sprechen lehre. Heinicke fuhr mit seinem Zögling nach Hamburg zum Hauptpastor Götze, dem bekannten Gegner Lessings. Der examinierte den Jungen und war mit dem Ergebnis überaus zufrieden. Der Pastor von Eppendorf musste auf höheren Befehl den kleinen Müllerssohn konfirmieren.

Hoher Besuch

Heinickes Lehrverfahren sprach sich herum. Die Eppendorfer staunten, was für vornehmen Besuch ihr Schulmeister erhielt. Sprachlos waren sie, als 1774 der russische Graf von Bietinghof vorfuhr und seine taubstumme Tochter brachte. Bald war die Dorfschule überfüllt, der Schulmeister überfordert. Er wollte die Schulmeisterei aufgeben und ein Institut zur Ausbildung von Taubstummen gründen. Graf Schimmelmann, sein Gönner, schlug Wandsbek als Standort für das geplante Institut vor. Für Heinicke war Wandsbek zu klein, zu dörflich. Er hätte Altona als größere Stadt bevorzugt oder Hamburg. Die Verhandlungen mit dem Grafen waren erfolglos.

Als dann ein Hauptmann namens Schröder aus Sachsen nach Eppendorf kam, der fasziniert von Heinickes Arbeit war, ihm nicht nur von der alten Heimat Sachsen erzählte, sondern auch ein Institut und eine gute Besoldung in Aussicht stellte, war die Entscheidung gefallen. Der Kurfürst Friedrich August befürwortete die Angelegenheit. Heinicke durfte sich den Ort für sein Institut in Sachsen wählen. Er entschied sich für Leipzig. Im April 1778 kam er mit Familie und neun taubstummen Zöglingen in Sachsen an. Seine Lautsprachmethode im Unterricht für Gehörlose setzte sich in den folgenden Jahren auf internationaler Ebene durch. Die Taubstummen-Lehranstalt besteht heute noch: Samuel-Heinicke-Schule, Leipzig, in der Trägerschaft des Freistaates Sachsen. Sie hat zurzeit 220 Schüler. Damals hat Hamburg sich den Ruhm entgehen lassen, die erste Taubstummen-Anstalt in Deutschland zu beherbergen. Eine Straße in Eppendorf haben die Hamburger nach Heinicke benannt. Kurz und kahl ist die Straße, ohne Information zur Person ist das Schild.

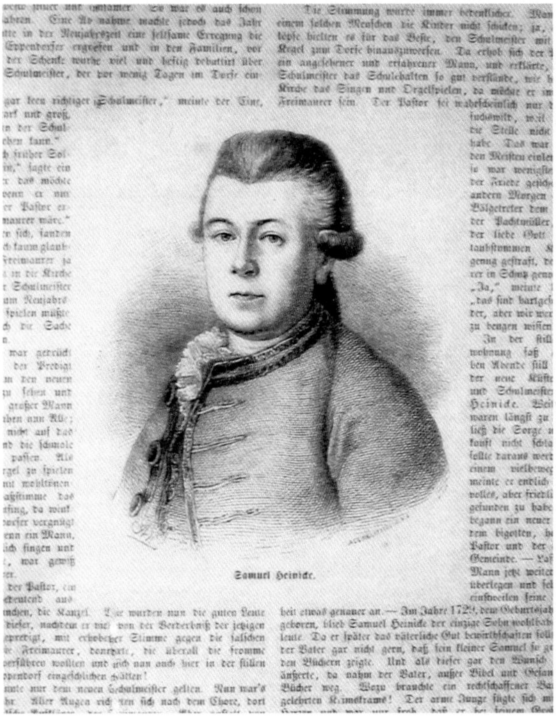

„In der Nähe von Hamburg liegt an der seenartig sich erweiternden Alster das Dorf Eppendorf.“ So beginnt in der „Gartenlaube“ von 1870 auf vier eng bedruckten Seiten die Geschichte von Samuel Heinicke, dem „Wohlthäter der Taubstummen“, dem Begründer der international anerkannten Lautsprachmethode im Unterricht für Gehörlose.

Januar 2010

Carl Gustav Carus –
Geburtshelfer nebenbei

Seinen Eltern zuliebe entschied sich Carl Gustav Carus für die Medizin. Er prägte den Fachbegriff „Gynäkologie" und entwickelte das ärztliche Handwerkszeug weiter. Doch sein Herz schlug für Naturwissenschaften und Malerei.

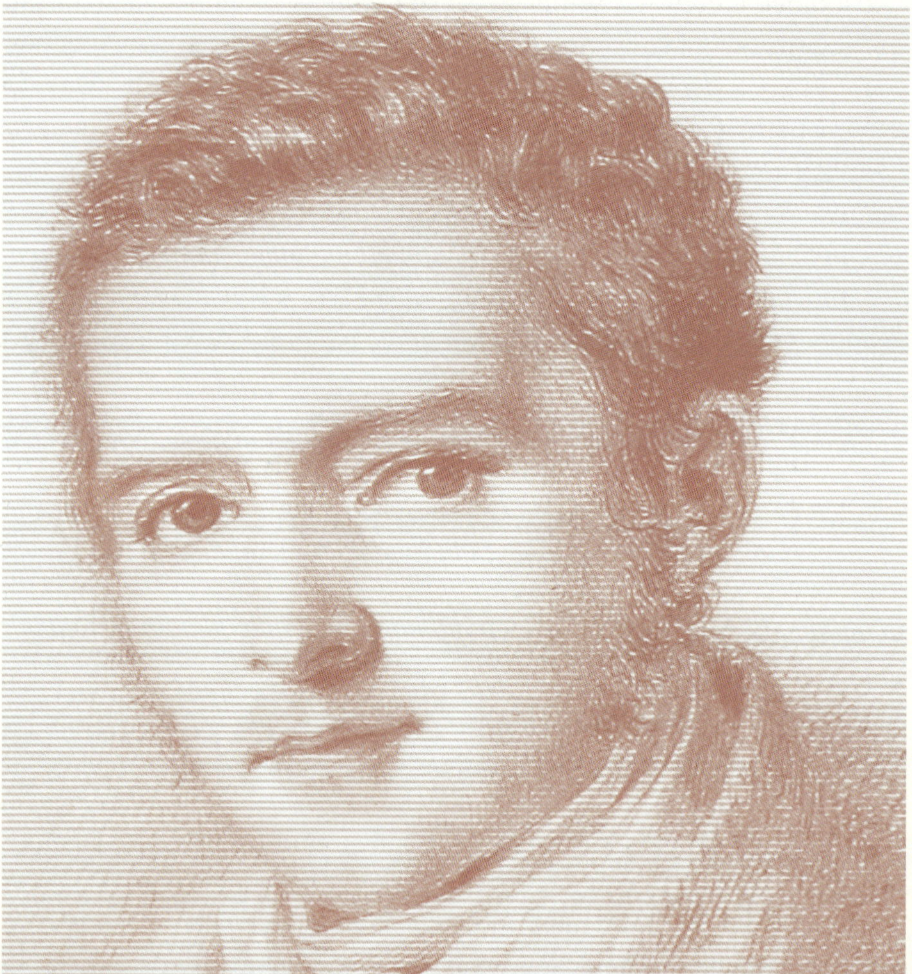

Selbstbildnis von Carl Gustav Carus

Carl Gustav Carus (1789 – 1869) beklagte sich am Ende seines Lebens über „die gegenwärtige Zerklüftung der Medizin und den Streit ihrer oft geradezu sich widersprechenden Theorien". Die Trennung der Medizin von den Geisteswissenschaften Mitte des 19. Jahrhunderts musste für Carus, einen der letzten Enzyklopädisten, besonders schmerzlich gewesen sein. Im Jahre 1811 promovierte er als junger Mann und Medizinstudent zum Doktor der Philosophie und Magister der freien Künste. Mit der „Dissertatio specimen biologiae generalis" habilitierte er sich und erwarb das Recht, Vorlesungen zu halten. Ende des gleichen Jahres wurde er von der Medizinischen Fakultät zum Doctor der Medicin promoviert mit seiner „Dissertatio de uteri rheumatismo".

2009 gedachten wir seines 220sten Geburts- und 140sten Todestages, feierten wir den Maler, als der er am bekanntesten ist. Aber auch den Gynäkologen, königlichen Leibarzt, Psychologen, den Naturforscher, Literaten und Musikliebhaber haben wir zu ehren. Wenn man Einzelaspekte bei ihm zum Gegenstand einer Darstellung macht, so geht es sicher am Weltbild vorbei, das Carus in seiner Gesamtheit zu schaffen versucht hatte. Die Durchdringung von Geisteswissenschaften und Medizin leuchtete bei Carus im 19. Jahrhundert wohl zum letzten Mal beispielhaft auf. Unter einer naturphilosophischen Richtung geschah 1822 noch die Gründung der „Deutschen Naturforscherversammlung" durch Lorenz Oken, einen der bedeutendsten Naturphilosophen der damaligen Zeit, der Carus wesentlich beeinflusst hat. Aus der Naturforscherversammlung ging die bis heute bestehende, hoch angesehene „Gesellschaft Deutscher Naturforscher und Ärzte" hervor, die sich jedoch bald in Sektionen gruppierte, eine Splitterung, die Carus später so beklagte.

Romantische, naturphilosophische Anschauungen

Die Eröffnungsrede auf der Gründungsversammlung hielt Carus, in der er „eine Selbstprüfung der Menschen sowie der Wissenschaften" forderte. In dieser Forderung liegt durchaus eine Anregung für eine überfällige Neubesinnung moderner Medizin auf ihre humanen Dimensionen. Die romantischen, naturphilosophischen Anschauungen gerieten aber 20 Jahre später in die Defensive. 1842 kritisierte Matthias Jakob Schleiden die Schrift von Carus über „Das System der Physiologie": „Es findet sich in dieser Spielerei einer herrenlosen Phantasie von Wissenschaft keine Spur." Schleiden war einer der Väter der Zelltheorie. Ein Jahr nach den „Erfahrungsresultaten" von Carus erschien 1858 Rudolf Virchows Aufsatz „Die Cellular Pathologie", der die künftige Medizin prägte. Der naturwissenschaftliche Materialismus war auf dem Vormarsch. Herrmann Helmholtz, der als Mediziner begann und als Physiker berühmt wurde, sagte 1877 in einer Rede über „Das Denken in der Medizin" anlässlich des Stiftungstages der militärärztlichen Bildungsanstalten in Berlin: „Unsere Generation hat noch unter dem Druck spiritualistischer Metaphysik gelitten".

„Der Mensch ist, was er ißt."

Der Philosoph Ludwig Feuerbach hat die neue Schau auf die Medizin grob vereinfachend auf die Formel gebracht: „Der Mensch ist, was er ißt." Für die philosophisch-anthropologischen Dimensionen der Naturforschung und Medizin blieb bei den Zeitgenossen nicht mehr viel Platz. Es war eine abgelebte romantische Schule, in der Carus den letzten Überlebenden darstellte. So überholt die Anschauungen von Carus von seinen Zeitgenossen empfunden wurden, so bedenkenswert sind heute viele seiner ärztlichen Auffassungen und Kritikpunkte im Rahmen der Bemühungen um eine Neuorientierung der modernen Medizin. „Gerade die vielschichtigen Wechselbeziehungen der Heilkunde von Carus zur Geistesart Goethes, zur Malerei, Literatur und Philosophie seiner Zeit machen die Aktualität seiner ärztlichen Auffassungen für moderne Medizin aus, in der psychische und geistige Aspekte der Erkrankung, des Leidens und Sterbens weitgehend aus dem Bereich der Forschung verdrängt wurden", schreibt Stefan Grosche 1993 in seiner Monographie über Carus. Um lediglich die Arbeitsleistung dieses Mannes zu würdigen, nicht die Bedeutung seiner Arbeit in seiner und der heutigen Zeit (dazu ist kein Raum und keine Kompetenz des Autors gegeben), soll seine Periode als Geburtshelfer und Gynäkologe von 1814 bis 1827 betrachtet werden. Denn es ist heute fast unvorstellbar, welches Arbeitspensum Carus geleistet hat, weil es in der festgelegten Stundenzahl eines Tages kaum unterzubringen ist. Im Alter von 15 Jahren hatte er ein naturwissenschaftliches Studium mit Vorlesungen über Chemie, Physik und Botanik aufgenommen. Die Familie drängte ihn aber, die väterliche Färberei zu übernehmen.

Kritische Seelenzustände

Um den Eltern den beruhigenden Hinweis auf eine finanziell gesicherte Existenz zu geben, wechselte er nach zwei Jahren 1806 in die medizinische Fakultät. Er sah im Beruf des Arztes aber nicht nur einen „Brotberuf", sondern auch „die reichste Gelegenheit mit allen Zweigen des Naturstudiums stets in engster Berührung zu bleiben". Der Ehrgeiz einer universellen Lebensgestaltung bringt ihn derart in Bedrängnis, „dass mich oft ein Gefühl von verfehlter Lebensrichtung anwehen konnte [...], welches nicht selten in eine dunkle Sehnsucht nach dem Tode sich endigte". Die Malerei hilft Carus in dieser Zeit bei der Bewältigung kritischer Seelenzustände. Er hatte Privatunterricht bei Julius Athanasius Dietze genommen und schreibt sich an der Leipziger Kunstakademie ein, wo Johann August Friedrich Tischbein und Veit Hans Schnoor unterrichteten. „Es gesundete allmählich wieder mein Geist [...]. Das innerste Geheimnis der Seele reinigte sich von schwerer Trübung", schreibt Carus in seinen Lebenserinnerungen. Außer Malerei und Naturstudium betrieb er mit seinem Studienfreund Johann Gottlieb Regis und einigen anderen Studenten regelmäßig „die gemeinschaftliche Lektüre" der klassischen Dramen. „Wir lasen so mit verteilten Rollen an bestimmten Tagen nach und nach sämtliche großen dramatischen Werke von Shakespeare, Calderon, Goethe, Lessing, Schiller und anderen." Im Sommersemester 1809 begann Carus dann mit seiner klinischen Ausbildung im St. Jakobshospital in Leipzig, an dem der Geburtshelfer Johann Christian Gottfried Joerg tätig war. Die Atmosphäre des Krankensaales, der Umgang mit leidenden Menschen ruft im empfindsamen Carus zunächst „eine gewisse physisch begründete Scheu hervor und ein schmerzliches Mitgefühl, welches durch einen unwillkürlichen Widerwillen gegen Krankheit an sich" ausgelöst wird. Bei Joerg famulierte Carus in dessen Privatpraxis, unter Joergs Anleitung schrieb Carus 1811 seine medizinische Dissertation, anschließend war er bei Joerg Assistent in seiner Klinik, dem Trierschen Entbindungsinstitut. Während dieser Zeit arbeitete er aus finanziellen Gründen zusätzlich als Armenarzt im Grimmaischen Viertel. Grimma ist ein Städtchen südöstlich von Leipzig mit einem Kloster, aus dem 1523 Katharina von Bora mit Hilfe ihres späteren Ehemannes Martin Luther floh. Außerdem befindet sich in Grimma die ehemalige Göschensche Druckerei, wo die deutsche Klassik verlegt wurde wie auch „die Lebenserinnerungen und Denkwürdigkeiten“ von Carus. Johann Georg Seume war Lektor bei Goeschen gewesen.

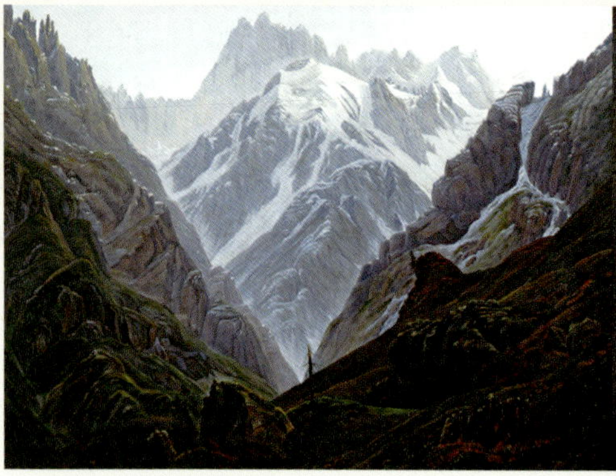

Kopie eines Gemäldes von C. D. Friedrich von Carus

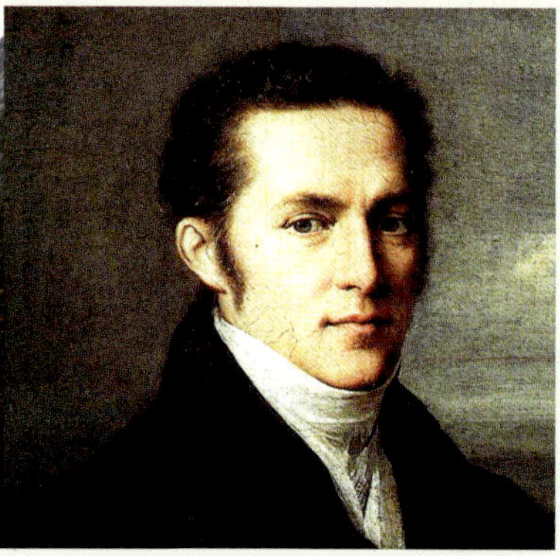

Carl Gustav Carus gemalt von Johann Carl Rössler

Carus war in finanzieller Bedrängnis, weil sein Gehalt als Assistent niedrig war, und er eine Familie ernähren musste. Er hatte die fünf Jahre ältere Halbschwester seines Vaters Caroline Carus im November 1811 geheiratet, nachdem bereits im April 1810 die Tochter Sophie Charlotte geboren worden war, was er in seinen Memoiren verschweigt. Aus Platzgründen kann dieses Auslassen nicht geschehen sein, denn die Memoiren umfassen vier Bände. Zehn weitere Geburten hatte seine Frau. Nur sechs der elf Kinder erreichten das Jugendalter und nur zwei überlebten den Vater. Seine Frau sei „eine gemütstiefe und dienende Seele“ gewesen, der Carus „eine Partnerschaft im Geiste verweigerte und sie auf dem Status als Mutter und Hausfrau reduzierte“, schreibt Meffert 1986 in seiner Biographie. In den Lebenserinnerungen von Carus liest man wenig von Gefühlstiefe oder Anteilnahme an seiner Frau. Man kann eigentlich von „einer

Nichtbeschreibung seiner Frau“ sprechen. Zu der in sozial höherer Schicht stehenden Ida Lüttichau, eine geborene von Knobelsdorff, Ehefrau des Generaldirektors des königlichen Hoftheaters und Patientin von Carus, die eine so „vielseitig durchgebildete und lebendige Individualität“ zeigte, hatte Carus ein intensives geistiges Verhältnis, was er seiner Frau gegenüber nicht bereit war aufzubringen. Carus

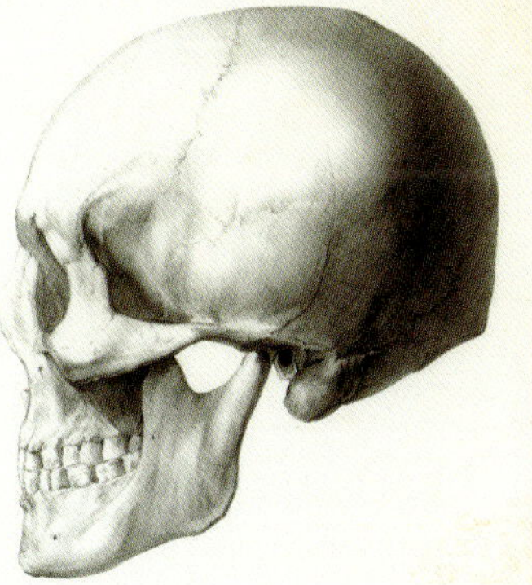

Schillers Schädel

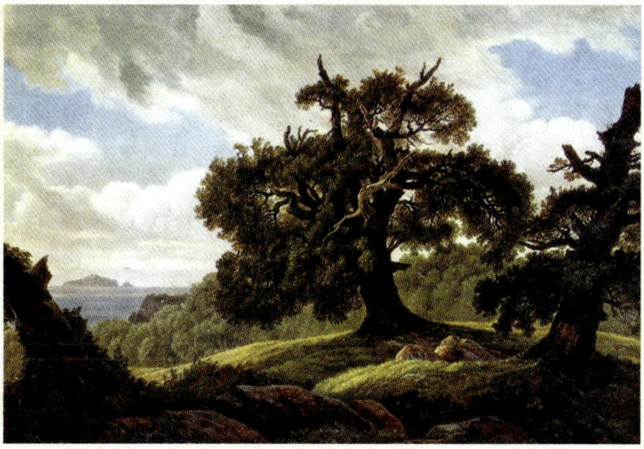

Zeichnung und Landschaftsgemälde von Carus

führte ein separiertes Familienleben. In einem Brief an einen Freund schreibt er 1818: „Ich selbst befinde mich gut, stehe jetzt alltäglich früh um 5 Uhr auf, arbeite teils an meiner Gynäkologie, lese die dazu nötigen Schriftstellen, denke über meine mathematisch geordnete Physiologie, gebe die nötigen Vorlesungen, und wenn mir etwa zur guten Stunde das Glück die lichte Idee eines Bildes zuführt, schnell ist in der Nebenstube [...] das Feuer angezündet und alles zum Malen notwendige steht mir sogleich zu Hand. Ich schließe ab und warte still, was der Herr beschert. Abends esse ich gewöhnlich wieder nicht, sondern, wenn die Meinigen abgegessen haben, gehe ich vor.“ Eine empfindsame Seele spürt man schon aus diesen Sätzen, aber eine verständnisvolle? Und so liest man doch etwas skeptisch seine Begründung, warum er Frauenarzt geworden sei: „Möchte mich doch das an sich weichere und mildere Wesen meiner Natur wohl besonders geeignet erscheinen zu lassen, das zartere Geschlecht in allen seinen Eigentümlichkeiten tiefer zu verstehen, seine Leiden angemessen zu begreifen, weil gerade ein feiner Organismus wie der weibliche immer weit mehr von seiner psychischen Individualität der wohltätigen Einwirkung weit entschiedener zugänglich sein wird, wenn diese Einwirkung von den Verstehenden, irgendwie Verwandten ausgeht." Hier spricht der große Frauenversteher, der seiner Frau wenig davon zeigt. Da liegen Wirklichkeit und Gedachtes wieder so weit auseinander wie bei dem aus dem gleichen Jahrhundert stammenden Jean Jacques Rousseau, dem großen Erziehungstheoretiker, der seine Kinder in ein Waisenhaus gab.

Ausbruch der Napoleonischen Kriege

Die 1811 im Trierschen Entbindungsinstitut begonnene klinische Tätigkeit wurde durch die Napoleonischen Kriege unterbrochen. Im Juni 1813 wurde Carus die Leitung eines französischen Militärhospitals in Pfaffendorf bei Leipzig übertragen. Carus erkrankte schwer an Typhus. Erst Anfang 1814 konnte er seine Tätigkeit als Geburtshelfer wieder aufnehmen. Ein halbes Jahr später erhielt er einen Ruf auf eine vorläufige Professur für Anatomie und Physiologie an der deutschen Universität in Dorpat. Carus war das Angebot zu unsicher, er lehnte ab. Im gleichen Jahr, Carus war gerade 25 Jahre alt, wurde ihm die Leitung der Entbindungsanstalt der zunächst provisorisch eingerichteten Lehranstalt für Medizin und Chirurgie in Dresden angeboten. Carus ließ einen Packwagen mit seinen Habseligkeiten beladen und zog am 2. November 1814 mit seiner Familie in die Haupt- und Residenzstadt Dresden ein. Carus hatte sich diese neue Stellung verdient durch seine Vorlesungen in Leipzig über vergleichende Anatomie, durch seine Arbeiten zur „Allgemeinen Lebenslehre", sowie durch den Nachweis seiner Führungsqualitäten, als er das französische Militärhospital bei Leipzig geleitet hatte. Die Entbindungsanstalt war nach Ende des Krieges im ehemaligen Oberzeugwärterhaus untergebracht, das an das Kurländer Palais grenzte. Carus begann dort seine Arbeit „unter sehr mäßigen Bedingungen". Die medizinische Lehranstalt in Dresden war zunächst von politisch Verantwortlichen nur als Interimslösung eingerichtet und deshalb nur mit wenigen Investitionen bedacht worden. Spuren des im Kriege dort befindlichen französischen Offizierslazaretts waren deutlich und wurden nicht beseitigt. Mit dem Wirtschaftsleiter war so wenig zu verhandeln, wie es heute noch oft in Krankenhäusern der Fall ist. „Mir hatte ein alter Calculator, ein Kerl, dem Rosinenmännchen auf dem Leipziger Weynachtsmarkte vergleichbar, so albern mit rother Dinte in meinen über die Institutsverwaltung abgelegten Rechnungen gewirtschaftet, dass mir deshalb wirklich eine, ja einige Läuse über die Leber liefen. Ich beschied die Häringsseele von Calculator zu mir, coramierte ihn weidlich und setzte mich nun auf einen so festen Fuß mit ihm, dass ähnliche Quäckereyen in Zukunft unterbleiben werden." Das klingt nach gesteigertem Selbstbewusstsein eines leitenden Arztes, das heute übel aufstoßen würde.

Ein Gehalt von 500 Thalern

Die geburtshilfliche Abteilung befand sich in der 1. Etage und bestand aus einem Entbindungszimmer, zwei kleinen Wochenstuben mit je sieben Betten und einem Raum für Nichtentbundene. Darüber befand sich die Wohnung des Klinikdirektors. Unter dem Dach wohnten Hebammen, Mägde, Aufwärterinnen und ein Oberwundarzt, sowie je für ein halbes Jahr etwa 15 Hebammenschülerinnen. Im Erdgeschoss war die Innere Medizin und Chirurgie für weibliche Patienten untergebracht.

Bei freier Wohnung erhielt Carus ein Gehalt von 500 Thalern. Dafür musste Carus die Entbindungen überwachen, war zuständig für die praktische Ausbildung der Hebammen und hielt ab Oktober 1815 Vorlesungen über „die Geburtshülfe, über die Krankheiten des weiblichen Geschlechts und der Kinder". Innerhalb des folgenden Jahres wurden 43 Hebammen und 26 Medizinstudenten ausgebildet. Wenn man bedenkt, dass die Hebammen in der Klinik die Entbindungen leiteten und nur alle zwei bis drei Tage eine Geburt anstand, blieb doch einige Zeit des Tages für den Institutsdirektor zur freien Gestaltung. Und er nutzte sie für seine künstlerischen und philosophischen Interessen. Seit 1815 arbeitete Carus an seinen „Briefen über die Landschaftsmalerei". Sein „Lehrbuch der Zootomie" mit Zeichnungen von ihm war fertig gestellt. Ein Exemplar schickte Carus an Goethe. Am 23. März 1818 erhielt er Antwort, es begann ein reger Briefwechsel. Carus lernte im gleichen Jahr den dänischen Bildhauer Thorwaldsen und Alexander von Humboldt kennen und verkehrte freundschaftlich mit Ludwig Tieck.

Im September des gleichen Jahres wurde anlässlich des 50jährigen Regierungsjubiläums König Friedrich August an der Dresdner Akademie die „Gesellschaft für Natur- und Heilkunde" gegründet. Zum Sekretär dieser Gesellschaft wurde Carus gewählt. Zwei Jahre vorher hatte er zum ersten Mal mit vier Bildern an der „Dresdner Akademischen Kunstausstellung" teilgenommen. Die Hamburger Kunsthalle besitzt zwei Ölbilder von Carus. Mit Caspar David Friedrich schloss er eine enge Künstlerfreundschaft.

Eine enge Künstlerfreundschaft

Auf Friedrichs Anregung hin unternahm Carus 1819 eine einwöchige Reise nach Rügen und brachte eine große Anzahl von gezeichneten Reiseskizzen nach Dresden zurück. Zur gleichen Zeit arbeitete er an seinem zweibändigen „Lehrbuch für Gynäkologie", das 1820 erschien, und in dem „die geheimnisvolle Natur des Weibes im gesunden und kranken Zustande, und zwar ebenfalls aus dem Ganzen und als Ganzes, dem Schüler vorführen sollte". 1838 erlebte das Buch seine dritte Auflage. Carus hatte eine Übersichtstafel zur Geschichte der Gynäkologie eingefügt. Unter dem Jahr 1820 hat er als medizinhistorisches Ereignis aufgeführt: „Carus' erster Versuch, die gesamte Lehre der Gynäkologie zu einem systematischen ganzen zu ordnen". Dieses zur Eitelkeit neigende Selbstbewusstsein hatte ihm manche Kritik eingebracht. Für seine Ganzheitsbetrachtung benutzte er den Begriff „Gynäkologie", der seitdem zur Benennung des Faches „Frauenheilkunde" Eingang gefunden hatte. Carus hat, das muss historisch korrekterweise gesagt werden, das Wort vom Titel der Schrift „Gynaecologia, hoc est consideratio congressus muliebris" übernommen, die der Dresdner Stadtphysikus Martin Schurig 1730 herausgegeben hatte. Im Jahre 1822 veröffentlichte er ein zweibändiges Werk „Zur Lehre von Schwangerschaft und Geburt". Darin schrieb er über Geburtsmechanik, die Anatomie des Geburtskanals mit seiner Biegung, die als „Carussche Achse" Eingang in die medizinische Literatur fand. Beckenanomalien waren noch im 19. Jahrhundert bedingt durch Mangelernährung, Rachitis und Poliomyelitis ein großes geburtshilfliches Problem. Um das Missverhältnis zwischen Beckenweite und kindlichem Kopf am Ende der Tragzeit zu umgehen, wurde zur Geburtseinleitung im siebten oder achten Schwangerschaftsmonat die Fruchtblase gesprengt und der Muttermund gedehnt. Zu diesen Manipulationen hat Carus einen „Wassersprenger" konstruiert, das Dilatatorium von Osiander durch eine Feder verbessert, eine „Nachgeburtspinzette" entworfen und eine Geburtszange entwickelt, die der Zange von Smellie sehr ähnlich war. Diese Instrumente ahmten die Beckenkrümmung nach, so dass mit ihnen das Geburtsobjekt leichter zu erreichen war.

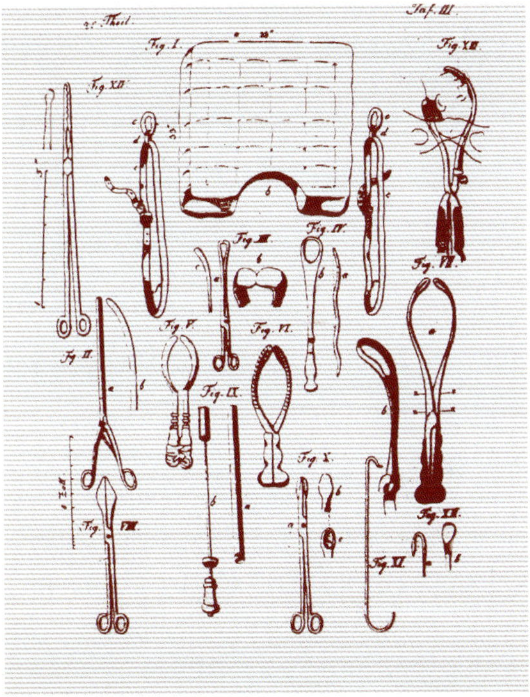

Geburtshilfliches Instrumentarium, z. T. von Carus entwickelt, z. T. modifiziert

Kaiserschnitt und Zangenentbindungen

Den Kaiserschnitt beschrieb Carus als eine Operation, „welche allerdings für die Mutter so äußerst gefährlich ist, dass sie nur auf sehr wenige Fälle eingeschränkt zu werden verdient". Aus der „Verglei-

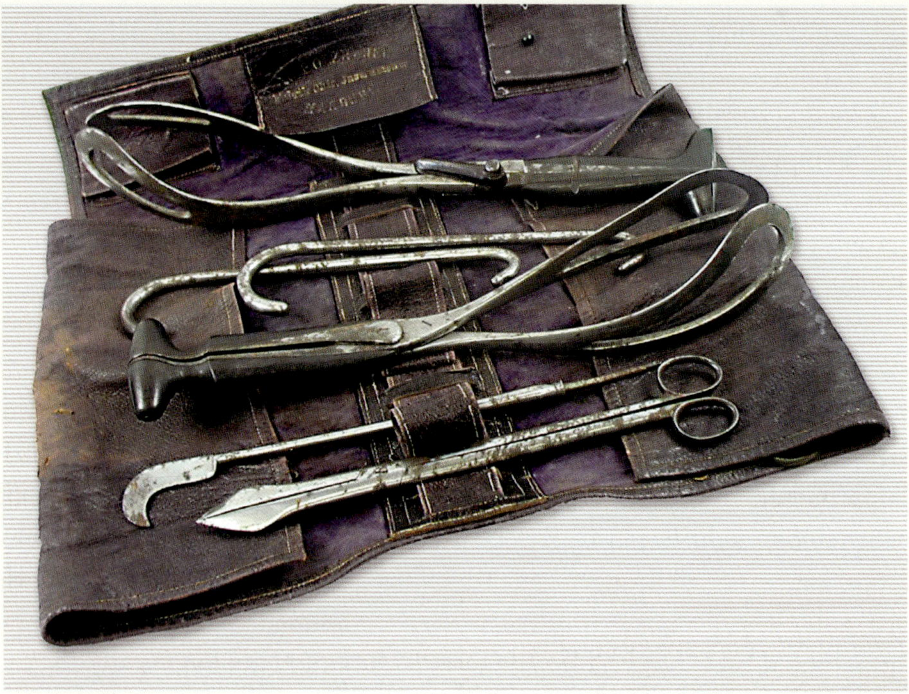

Geburtshilfliches Besteck, Universität Leipzig, Medizin-historische Sammlung

chenden Übersicht über die Leistungen des Königlich-Sächsischen Entbindungsinstitutes" ist zu entnehmen, dass Carus in den 15 Jahren seiner Leitung des Institutes nur einen Kaiserschnitt durchgeführt hat. Die Frequenz der Zangenentbindungen lag bei 14 Prozent, während der bekannteste deutsche Geburtshelfer der damaligen Zeit Friedrich Benjamin Osiander aus Göttingen in 40 Prozent der Geburten die Zange in die Hand nahm. In der operativen Geburtshilfe hatte Carus eine mittlere Linie verfolgt: „ [...] uns scheint ein abwartendes Verhalten eine ebenso üble Leitung des Geburtsgeschäfts, als diejenige, wo unter den Händen des Geburtshelfers eine Geburt um die andere zur künstlichen wird". Für diese schmerzhaften Operationen hatte Carus zur Lagerung der Gebärenden ein Geburtskissen herstellen lassen: „Es wird in der Mitte mit Stroh ausgestopft, oben mit Kälberhaar bedeckt, am Rande des Ausschnittes mit Rosshaar belegt, und mit derbem Zwillich überzogen". Aus Göttingen kam 1822 die Bitte, die Nachfolge von Osiander anzutreten. Carus lehnte ab mit einer gewissen Überheblichkeit. „Der Ruf des Pedantentums, der um den Ort schwebte, die Aussicht mich nun lebenslänglich an ein Fach zu binden, dessen Studien und Übung mir doch bisher immer als ein Durchgangspunkt vorgekommen waren und außerdem das Verlassen Dresdens mit seiner Kunstwelt und Schönheit der Gegend" bewegten Carus, dieses ehrenvolle Angebot aus Göttingen auszuschlagen.

Naturwissenschaftliche Veröffentlichungen

Die Naturwissenschaften beschäftigen Carus in erster Linie. 1824 wird seine Schrift „Von den äußeren Lebensbedingungen der weiß- und kaltblütigen Tiere" von der Kopenhagener Akademie der Wissenschaften preisgekrönt. „Über das Drehen des Embryo im Ei der Schnecken" schreibt er und berichtet von seiner Entdeckung des Blutkreislaufes in Insektenlarven. Über die Veröffentlichung hat sich der führende Physiologe der damaligen Zeit, Johannes Müller, sehr geärgert. Aufgebracht schreibt Müller einen Brief an den Kollegen Karl Ernst Baer: „Carus hat sich die Sache leicht gemacht und in seiner Schrift [...] nach Aufzählung aller vergebenen anatomischen Versuche

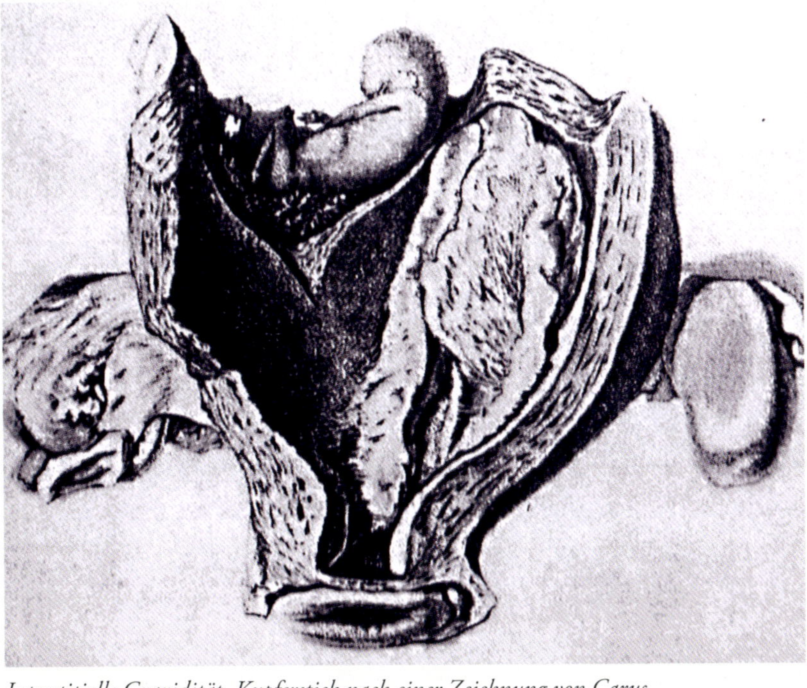

Interstitielle Gravidität, Kupferstich nach einer Zeichnung von Carus

meine Beobachtungen gar nicht mit einem Wort erwähnt, damit der Beweis vergebener Untersuchung nur fest stehe. Ist das nicht offenbar Unredlichkeit, so wenn ich noch dazu einen eigenhändigen detaillierten Brief über diesen Gegenstand als Empfangsanzeige meiner Abhandlung von Seiten Carus von zwei Jahren her besitze. Nichts ist mir verhasster als solche französische Manier unter uns Deutschen." Das klingt nach gekränktem, vaterländischen Stolz.

Zum Thema der Gynäkologie und Geburtshilfe hat Carus neben seinen Lehrbüchern wenig publiziert. Eine interessante Abhandlung über „Schwangerschaften außerhalb der Höhle der Gebärmutter speziell über einen Fall einer Muttertrompetenschwangerschaft mit in der Uterinwandung liegendem Feten" hatte er 1822 verfasst, die besonders durch einen schönen Kupferstich nach einer Zeichnung von Carus auffällt.

Ein Gynäkologe aus Leidenschaft war Carus gewiss nicht. Seine vielfältigen Begabungen und mannigfaltigen Interessen hielten ihn auf Distanz zu seinem Beruf, aber auch zu seiner Familie. Als im September 1827 der königliche Leibarzt Friedrich Ludwig Kreijsig Carus für eine vakante Leibarztposition bei dem sächsischen König Anton vorschlug und ihm die Stelle angeboten wurde, fiel es Carus nicht schwer, die Geburtshilfe und sein Institut aufzugeben. Bei ihm war vorher schon bei steigender Geburtenfrequenz der Wunsch entstanden, „sich von ihr (der Geburtshilfe), die doch wissenschaftlich jetzt wenig neues darbot, endlich auch entbinden zu lassen". Und auch „die Plage zum zwanzigsten und dreißigsten Mal die Anfangsgründe der Hebammenkunst vorzutragen", war überstanden.

Eine Lebensentscheidung

Ihm werden Professuren in Dresden und Berlin angetragen. Carus lehnt ab: „Es drängt mich im Grunde alles zu einer rein menschlichen Existenz [...] So will ich frei nach allen meinen Anlagen tätig sein, im Wissenschaftlichen mich regen, im Kunstfache streben". Das ist das wesentliche Motiv dieser Lebensentscheidung. Er erlangt als Leibarzt des Königs „außer einer sonst viel ruhigeren und ehrenvolleren Stellung [...] beträchtlich mehr Zeit für meine Arbeit, als ich früher gedacht hatte". Ein halbes Jahr nach Dienstantritt bei Hofe bricht Carus mit dem Prinzen Friedrich August zu einer viermonatigen

Italienreise auf, die Carus in „einem Zustand geistiger Trunkenheit“ erlebte. Sie galt als Dienstreise. Außer mit einer Neuauflage seines Lehrbuches über Gynäkologie hat sich Carus in den restlichen 41 Jahren seines Lebens mit Geburtshilfe und Frauenheilkunde nicht mehr beschäftigt.

Februar 2010

Ein tragisches Schauspiel

Der Tod des Kaisers Im Herbst 1886 beginnt die Tragödie um Friedrich III. und ein Krieg zwischen deutschen und englischen Ärzten, der den Patienten am Ende das Leben kostet.

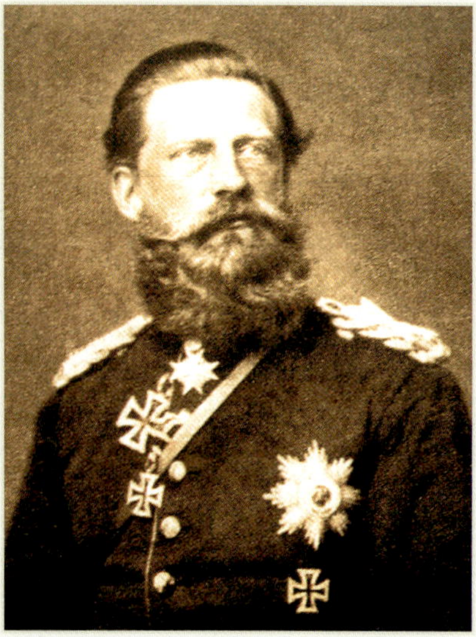

Kaiser Friedrich III. (1831 – 1888)

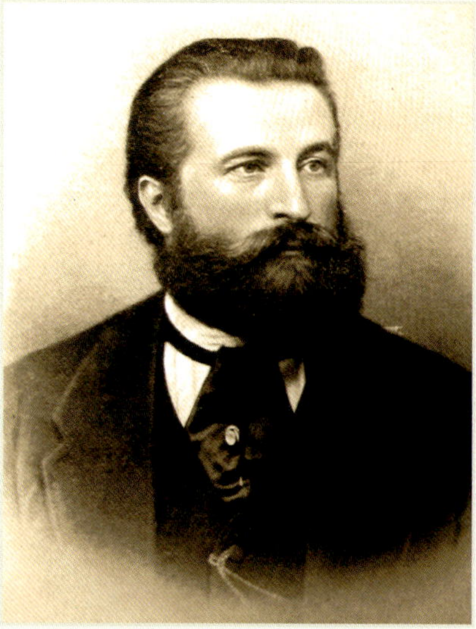

Der Preuße: Ernst von Bergmann (1836 – 1907)

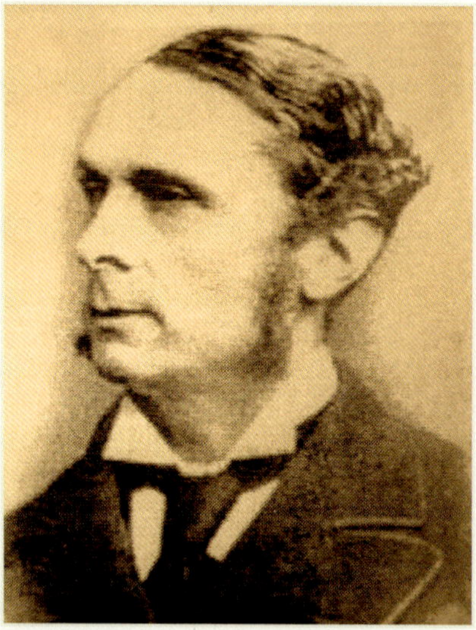

Der Engländer: Morell Mackenzie (1837 – 1892)

Man könnte es ein tragisches Schauspiel nennen, das im Juni 1888 im Kronprinzen-Palais zu Berlin endete. Im Stück vom Kronprinzen, ein Stück aus dem Leben, starb ein deutscher Kaiser, der als Prinz zwischen die behandelnden Ärzte geraten war und am Ende tot im Bett lag. Die Hauptrollen spielten zwei hoch dekorierte Ärzte – der eine aus Berlin, der andere aus London. Letzterer kam aus einem Land mit einer konstitutionellen Monarchie. Der andere lebte in Preußen in gleicher politischer Konstruktion, die aber, wie die Londoner Seite behauptete, nicht praktiziert, sondern das Parlament weitgehend ignorieren würde. Die englische Königin zeigte majestätische Größe und Verlässlichkeit. Sie gab ihre Tochter Vicky dem deutschen Kronprinzen zur Frau, und bei der Hochzeit in London erlebte der Hochzeitsmarsch von Mendelssohn Bartholdy seine Uraufführung. Das war die politische und gesellschaftliche Ebene, auf der das nun einsetzende Drama seinen Lauf nahm. Kronprinz und -prinzessin lebten glücklich und zufrieden. Im Herbst 1886 waren sie Gäste im italienischen Königshaus in Norditalien, dort war es zu dieser Jahreszeit schon recht kühl. Der Kronprinz erkältete sich, erholte sich wieder. Nur die Heiserkeit blieb. Die Tragödie begann; die Ärzte kamen ins Spiel.

Die Anfangsszene muss man sich denkbar einfach vorstellen. Ort der Handlung ist das Kronprinzen-Palais in Berlin. Wegen der persistierenden Heiserkeit wird dem Prinzen, der liebevoll „Fritz" genannt wird, eine ärztliche Behandlung empfohlen. Der Hausarzt verordnet Gurgeln über zwei Monate – ohne Besserung. Es folgt der Auftritt eines weiteren Arztes aus Berlin, Prof. Gerhardt. Als stämmig, kahlköpfig und Anfang fünfzig wird er von der englischen Seite beschrieben; Internist und Spezialist für thorakale Erkrankungen. Er untersucht Fritz, sieht einen Knoten am Stimmband. Da der Knoten mit einer Schlinge nicht abzutragen ist, kauterisiert der Professor, bis der Knoten nicht mehr sichtbar ist. Aber zwei Wochen später ist er wieder da. Der Professor hat daraufhin Bedenken um die Gutartigkeit. Er fordert eine Zweitmeinung.

Jetzt erfolgt der Auftritt einer der Hauptfiguren: Prof. Bergmann, Chirurg der Berliner Universität und Militärchirurg. Ein großer Mensch, imposante Erscheinung mit pompösem Auftreten, der mehr wie ein General als ein Arzt wirkt. So schildert ihn die Gegenseite aus

England. Er schließt sich der Diagnose von Prof. Gerhardt an: Verdacht auf eine bösartige Neubildung. Er schlägt eine Operation vor – eine Laryngotomie. Prof. Gerhardt wünscht vorher eine Konsultation zur Bestätigung eines Laryngologen. Es werden die Professoren Stoerk aus Wien, Rauchfuß aus St. Petersburg und Mackenzie aus London vorgeschlagen, sowie der Berliner Tobold. Auch Tobold glaubt an Kehlkopfkrebs. Vier Monate sind seit Auftreten der ersten Symptome vergangen. Der zweite Akt beginnt. Die Operation soll vorgenommen werden. Im Palais wird am 20. Mai ein Gemach ausgeräumt und zum Operationssaal umgebaut. Über die Verdachtsdiagnose ist der Patient nicht informiert worden. Aber er sieht die Notwendigkeit ein, die „Schwellung" herausschneiden zu lassen. Operationstermin soll der folgende Morgen um acht Uhr sein, Operateur: Prof. Bergmann.

Der Modearzt

Morell Mackenzie aus London ist als internationale Koryphäe zur abschließenden Konsultation ausgewählt worden. Man ist sicher, dass er die Diagnose „Krebs" bestätigen wird. In dieser Gewissheit hat man alles zur Operation vorbereitet. Auftritt des zweiten Hauptdarstellers am Nachmittag: Mackenzie. Schlank, elegant, schmales Gesicht, edle Züge. Besonders der Kronprinzessin ist ein Arzt aus ihrer Heimat willkommen, zumal sie mit deutschen Ärzten bei ihrer ersten Entbindung keine guten Erfahrungen gemacht hat.

Von deutscher Seite wird Mackenzie als Modearzt abgetan, gilt als arrogant und geschäftstüchtig. Er untersucht Fritz und sagt, dass er sich vorstellen kann, wie die deutschen Ärzte zur Diagnose Krebs gekommen seien. Er selbst glaube nicht daran. Für ihn sei es eine polypöse, fibromatöse Geschwulst und dann richtet er sich nach dem Satz, den ihm der berühmte Rokitansky bei seiner Weiterbildung in Wien eingebläut hatte: „Eine sorgfältige Diagnose muss gestellt werden vor dem Einsetzen der Therapie." Und so empfiehlt Mackenzie dem geschockten Ärztekollektiv eine Probeexcision mit histologischer Untersuchung. Trotz Verwunderung über Mackenzies Diagnose sind alle mit dem diagnostischen Vorgehen einverstanden. Prof. Gerhardt weist auf technische Schwierigkeiten der Gewebeentnahme hin. Mackenzie übernimmt das Kommando und die Durchführung. Der im

Palais eingerichtete Operationssaal für Prof. Bergmann wird wieder abgebaut. Mühsam wird die Probeexcision ausgeführt.

Für die histologische Diagnose war Virchow ausgesucht worden. Wie der greise Bote im antiken Drama übermittelt Virchow die schlechte Nachricht: das Gewebestück sei zu klein für eine exakte Beurteilung. Nun beginnt der Krieg zwischen dem Preußen und dem Engländer. Obwohl es um die Ehre der Ärzte und der Wissenschaft des jeweiligen Landes geht, wie man behauptet, ist die geistige Dimension der Auseinandersetzung eher kleinbürgerlich. Zwei Tage nach erfolglosem Versuch, zur histologischen Diagnose zu kommen, erfolgt ein erneuter Eingriff. Nach dieser Probeexcision wirft Gerhardt Mackenzie vor, das rechte Stimmband verletzt zu haben, was dieser vehement bestreitet.

Das Versprechen

Von einer erneuten PE am 8. Juni wird Gerhardt ferngehalten. Virchow erklärt das Gewächs für eine dickhäutige Warze mit der Einschränkung, dass die Beurteilung für die gesamte Erkrankung nicht absolut gültig ist. Mackenzie sieht sich bestätigt und verspricht Heilung ohne Operation. Als therapeutische Maßnahme wird ein Aufenthalt auf der Insel Wight geplant. Seeluft verspricht den besten Einfluss auf den kranken Kehlkopf. Die deutschen Ärzte beharren auf ihrer Diagnose und ihrem Therapievorschlag einer Operation. Aufenthalt am Meer gegen Operation; da müssen die deutschen Ärzte verlieren. Sie drängen, um etwas Einfluss zu behalten, dass einem deutschen Arzt die Überwachung des Befundes während des Aufenthaltes in England anvertraut werde. Es ist ja schließlich ein deutscher Kronprinz. Gerhardt wird als Begleitperson vorgeschlagen, doch er wird abgelehnt. Man vermutet dahinter Mackenzies Einfluss. Es wird der unerfahrene Leibarzt mitgenommen. Die deutschen Ärzte fordern laufende Berichterstattung, die versprochen, aber nicht eingehalten wird. Aus der Presse ist zu entnehmen, dass Fritz auf dem Weg zur völligen Genesung ist. Dann aber gibt es schlechte Nachrichten, Mackenzie wird dringend nach San Remo gerufen, wohin Fritz inzwischen gereist war. Das Gewächs wächst, Fritz geht es schlecht. Mackenzie ruft um Hilfe. Er glaubt jetzt an ein Karzinom. Zu Fritz sagt er aber nur: „Eine ungünstige Veränderung hat jetzt in Ihrem Hals stattgefunden."

Aus Wien kommt Prof. Schrötter herbei, aus Berlin wurde auf Wunsch von Mackenzie ein unerfahrener Dr. Krause gerufen. Schrötter ist darüber erstaunt, da er eine weitere Koryphäe erwartet hat, mit der er sich hätte beraten können. Die Konfusion wird noch größer, als Mackenzie über deutsche und englische Zeitungen die Besserung des kronprinzlichen Befindens verkünden lässt. Virchow veröffentlicht in seinem „Archiv" einen Artikel, in dem er schreibt, dass er eigentlich nie an Krebs gedacht hatte. Diesen Artikel wertet Bergmann als „ein großes Zeichen von Altersschwäche". Es gibt zensierte und unzensierte Berichte aus San Remo. Dr. Bramann, ein Assistent von Bergmann, wird nach San Remo geschickt, um notfalls eine Tracheotomie durchführen zu können. Bergmann bleibt in Berlin und bittet um unzensierte Berichte.

Am 8. Februar 1888 wird eine Tracheotomie notwendig. Das einzusetzende Röhrchen ist aus Berlin mitgebracht worden. Mackenzie gefällt es nicht. Er setzt ein Röhrchen aus seinem Instrumentarium ein, das aber beim Husten ausgestoßen wird. Bergmann kommt aus Berlin, setzt wieder sein Röhrchen ein. Der Kronprinz schreibt auf einen Zettel, da er nicht sprechen kann: „Diese Kanüle ist viel besser".

Triumph für Bergmann

Welch Triumph für Bergmann, welche Niederlage für Mackenzie. Mackenzie vertritt in der Öffentlichkeit weiterhin die Diagnose Perichondritis mit 80 % Wahrscheinlichkeit und sieht in nur 20 % die Gefahr einer Krebserkrankung. Die Kronprinzessin glaubt ihm und erkennt den Streit zwischen den Deutschen und dem Engländer. Alle Deutschen beharren auf der Diagnose Krebs. Bergmann berichtet nach Hause über seinen Triumph mit der Kanüle. Es wird in San Remo diskutiert, woher der rostbraune Auswurf kommt. Der berühmte Internist Kußmaul aus Straßburg wird zur Beurteilung gerufen. Er kommt, untersucht den Kranken, sagt der Prinzessin seine Diagnose von Krebs. Sie sagt: „Ich glaube an Prof. Kußmauls Meinung gar nicht, es ist ein altersschwacher Mann aus einer ganz veralteten Schule".

Bergmann wird von der Prinzessin gebeten abzureisen, da Mackenzie sich weigert, mit der Behandlung der von ihm diagnostizierten Perichondritis anzufangen, so lange Bergmann als Kontrolleur vor Ort sei. Als Erstes entfernt Mackenzie die von Bergman gelegte Kanüle und ersetzt sie durch eine andere. Als nächster wird Prof. Waldeyer aus Berlin gerufen, um sich die histologischen Präparate und Befunde anzusehen, die für ihn eindeutig eine Krebserkrankung ausweisen. Mackenzie sieht ein, dass es sich um Krebs handelt. Er geht zur Prinzessin und sagt ihr, dass es Krebs sei, was er ja schon immer gesagt hätte. Nun will er mit aller Energie seine gegen Krebs entwickelten Mittel zur Anwendung bringen. Dabei dürfe er aber nicht durch andere Ärzte gestört werden. Das Vertrauen hat einzig und allein Mackenzie. Am 7. März fährt Bergmann ab, am 9. März stirbt der Vater des Kronprinzen. Der Kronprinz wird nach Berlin transportiert und wird Kaiser – ein Kaiser, der zu seinem Volk nicht sprechen kann. Hier könnte die Tragödie auf dem Theater enden. Es wäre dramaturgisch ein guter Schluss. Aber das wirkliche Leben geht weiter bis zum Tod. Am 15. Juni 1888 stirbt der Kaiser, der er nur 99 Tage war. Der Vorhang hatte sich gesenkt. Hinter dem Vorhang aber ging der Krieg der Ärzte weiter. Ein amtlicher Bericht des Sektionsbefundes zur „Ehrenrettung der deutschen Ärzte und der deutschen Wissenschaft" wurde veröffentlicht. In Interviews, die Mackenzie ausländischen Zeitungen gab, schob er die Schuld auf Virchow und behauptete, dass ohne Bergmanns Einmischung der Patient hätte länger leben können. Die Schuldzuweisungen setzten sich fort, es galt die persönliche und vaterländische Ehre zu retten. Also schrieb die „Deutsche National-Zeitung": „Kaiser Friedrich wäre wahrscheinlich gerettet worden, wenn man den Rat der deutschen Ärzte im Frühjahr 1887 befolgt hätte; er ist durch die Mackenziesche Behandlung dem sicheren Untergang geweiht worden." Und so ging es noch eine Zeit weiter hinter dem Vorhang, wobei die Zuschauer schon das Theater verlassen hatten und sich über den neuen Kaiser freuten, der ihnen „herrliche Zeiten" versprach.

Oktober 2010

Biedermann und Bummelmeier

Biedermeier Der Arzt Adolf Kussmaul und sein Freund, der Jurist und Schriftsteller Ludwig Eichrodt, erfanden die Figur des treuherzigen, aber spießbürgerlichen Gottlieb Biedermaier und veröffentlichten diverse Gedichte, die teilweise Parodien auf die Poesie des realen Dorfschullehrers Samuel Friedrich Sauter waren.

„Man übte Entsagung und Bescheidenheit, man beugte sich vor dem Unsichtbaren, haschte nach Schattenküssen und blauen Blumengerüchen, entsagte und flennte." Das schreibt Heinrich Heine über die Zeit des Biedermeiers. Egon Friedell spricht von einer problemlosen Welt, atavistisch und doch einzig. Die Familie wird nicht sozial gesehen, nicht einmal ethnographisch, sondern kommt direkt aus dem Märchen, zeitlos, idyllisch, unwirklich und doch ein Gewächs der deutschen Erde, illustriert von Ludwig Richter und Moritz von Schwind. „Der Held ist der deutsche Wald." Auf den Bildern von Richter und Schwind wird eine Art „Nachmittagsvorstellung mit jenem anheimelnden Duft von Kaffeekanne und Tabakpfeife. wachsgetropftem Tannenbaum und knisterndem Ofenreisig, frischgebügelter Wäsche und frischgebackenem Kuchen inszeniert." Es geht um die Zeit zwischen 1815 und 1848. Bei den Damen setzte sich wieder der Schnürleib durch, und die Taille, die im Empire knapp unterhalb der Brust ansetzte, rückte wieder an ihre alte Stelle. In dieser Zeit hat der Dorfschullehrer Samuel Friedrich Sauter aus Flehingen, südlich von Heidelberg gelegen, Gedichte geschrieben und 1845 auf eigene Kosten beim Verlag Creutzbauer und Hasper in Karlsruhe in Kommission gegeben. Acht Jahre später las Adolf Kussmaul zufällig die Gedichte. Er war schwer erkrankt. Er litt an Krämpfen und Lähmungen. Eine aus heutiger Sicht exakte Diagnose gab es nicht. Kussmaul glaubte an „eine Entzündung des Rückenmarks oder seiner Häute im untersten Teile des Wirbelkanals." Er gestand aber ein, „dass die anatomische Kenntnis der Rückenmarkskrankheiten damals noch auf schwachen Füßen stand." In der Zeit der Genesung machte er eine Reise von Kandern im Schwarzwald, wo er als praktischer Arzt arbeitete, nach Heidelberg. Er wollte seine Freunde aus der Studienzeit wiedersehen. In Karlsruhe machte er bei seinem Freund und Bundesbruder Heinrich Goll Rast und fand in der Bibliothek dessen Vaters den Band mit Sauters Gedichten. Kussmaul brach die Reise wegen Erschöpfung ab, kehrte nach Kandern zurück und durfte den Gedichtband mitnehmen, den er „acht Tage behielt und mit unbeschreiblichem Vergnügen durchlas."

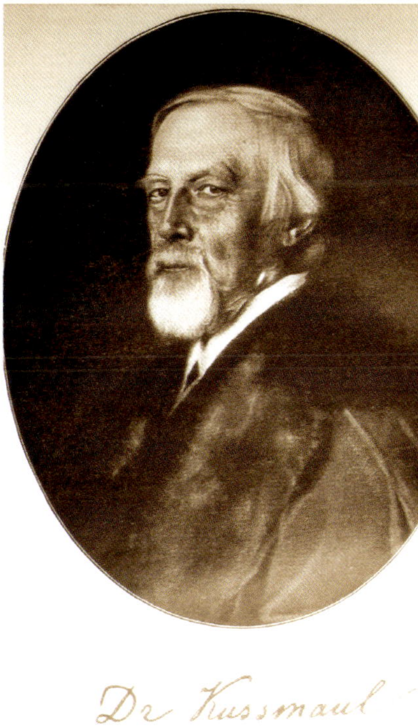

Dr. Adolf Kussmaul

Ein bisher ungehobener Schatz

Kussmaul schreibt in seinen „Jugenderinnerungen eines alten Arztes: In den Gedichten entdeckte ich einen bisher ungehobenen Schatz einer eigenartigen Poesie von ungewöhnlich komischer Kraft. Die Gedichte waren meist ganz ernst gemeint und nicht auf Erregung der Lachmuskeln berechnet; aber gerade weil sie diese unbeabsichtigte Wirkung hatten, wirkten sie doppelt lustig, und darin lag der Humor." Kussmaul änderte einige Gedichte von Sauter, einige verfasste er im Geiste Sauters und andere ließ er unverändert, verfasste eine Vorrede und schickte das Konvolut an seinen Freund Ludwig Eichrodt, einen Gedichte schreibenden Bundesbruder. Eichrodt hatte mit Viktor von Scheffel für die Burschenschaft Alemannia eine wöchentliche Kneipzeitung herausgegeben, in der humorvolle und satirische Gedichte veröffentlicht worden waren. Eichrodt war inzwischen Amtsrichter in Durchlach, würdig, aber noch witzig. Durch Kussmaul aufgefordert, Gedichte im Geiste Sauters zu produzieren, machte sich Eichrodt ans Werk. Es kam zu einem regen Austausch von Briefen und Gedichten. Sie entschlossen sich, diese Gedichte unter einem Pseudonym zu veröffentlichen. Vorgeschlagen wurde als Name „Biedermann", Eichrodt votierte für „Bummelmeier". Um beiden Seiten gerecht zu werden, machte man aus zwei Namen einen und der lautete „Biedermeier". Victor von Scheffel trug dann wesentlich dazu bei, dass dieser Name einen Klang bekam. Vor allem die Veröffentlichung in den „Fliegenden Blättern" machte den Namen „Biedermeier" bekannt. Seit 1844 erschienen die „Fliegenden Blätter" in München, blieben politisch in engen Grenzen des freundlich spöttischen Humors. Spitzweg und Moritz von Schwind lieferten als Illustratoren in den „Fliegenden Blättern" außerhalb ihrer sonst eher konservativen Haltung hier mit ihrer Philisterkritik einen Beitrag zum liberalen Kurs dieser Zeitung.

Politisch angekränkelt

Kussmaul und Eichrodt verwerteten außerdem Gedichte, die sie verfasst hatten, aber nicht in die Kategorie „Biedermeier" passten, unterschoben sie einem mit Schiller und Goethe befreundeten Buchbinder Treuherz. Diese Gedichte waren politisch angekränkelt, wie Kussmaul schreibt, und für den Autor der naivsten und deshalb wohl witzigsten Gedichte hatte man sich den Namen Schartenmeier ausgesucht. Aber weder Treuherz noch Schartenmeier haben Eingang in die Kulturgeschichte gefunden. Das war dem Biedermeier vorbehalten geblieben.

Beschreibungen von Krankheitsbildern

In die Medizingeschichte sind Kussmauls erstmalige Beschreibungen von Krankheitsbildern eingegangen, die in ihrer Genauigkeit damals neue Erkenntnisse lieferten. Es waren Fälle, die er in seiner ärztlichen Praxis oder klinischen Tätigkeit gesehen hatte. Heute noch zitiert werden „Eine Form der Periarteriitis nodosa". Den Toxikologen ist noch der „Kussmaulsche Lackrachen" bei einer Quecksilbervergiftung bekannt. Kussmaul hat sich intensiv mit Oesophagus- und Magenerkrankungen befasst und zu deren Diagnostik und Lokalbehandlung ein Instrumentarium entwickelt. Die größte Verbreitung fand seine Magenpumpe zur „Behandlung der Magenerweiterung". Für vier Mark und 75 Pfennig wurde sie im Katalog von 1910 des „Medicinischen Warenhauses" in Berlin angeboten. Sein Schwiegersohn V. Cerney in Heidelberg hatte als Viszeralchirurg dazu eine Dilatationssonde zum Ladenpreis von 48 Mark konstruiert.

Kussmauls Kasuistik „Über eine eigentümliche Todesart bei Diabetischen" mit der Beschreibung der tiefen, angestrengten Atmung im Koma brachte seinen Namen unauslöschlich damit in Verbindung.

Während und nach der akademischen Karriere hat Kussmaul keine Gedichte mehr verfasst. „Seit ich jedoch Gedichte nach seinem (Sauters) Vorgang und Vorbild verübte, hat mich die Muse gemieden," schreibt er am Ende seiner Erinnerungen.

Juli 2010

Ein Magnet zieht Patienten an

Magnetismus Doktor Franz Anton Mesmer rühmte sich, mit „tierischem Magnetismus" Patienten heilen zu können – eine Theorie voller Unklarheiten und Widersprüche.

Die Klavierpartitur von Mozarts Oper „Cosi fan tutte" ist mit einem Titelbild geschmückt, auf dem die männlichen Protagonisten Fernando und Gugliemo abgebildet sind. Als verschmähte Freier unternehmen sie einen fingierten Selbstmord, geben vor, sich vergiftet zu haben, und sinken in ihre Sessel. Die Schwestern Fiordiligi und Dorabella versuchen mit einem Magneten in der Hand, die Herren wieder ins Leben zu rufen. Sie legen die Magneten an die Wangen der Niedergesunkenen, damit „in Bälde das Übel weiche". Die als Arzt verkleidete Kammerzofe Despina fühlt den Puls von Fernando durch den Stoff des Ärmels hindurch und singt im 1. Akt und 17. Auftritt: „Hier ein Magnetstein, den ich empfangen aus Doktor Mesmers Hand, der rings im deutschen Land Tote kurierte, und dessen Nam' sogar in England strahlt."

Der besungene Arzt mit dem Magnetstein war der damals in Wien praktizierende Doktor Franz Anton Mesmer (1734 – 1815), der sich rühmte, den „tierischen Magnetismus" entdeckt zu haben. Er hatte sein philosophisches Doktorexamen in Ingolstadt bestanden, studierte ab 1759 Jura und anschließend Medizin in Wien. 1766 legte er seine Dissertation vom Einfluss der Planeten „De planetarum influxu" vor, ein medizinisch-astrologisches Grenzthema. Zwei Jahre später heiratete er eine zehn Jahre ältere, reiche Witwe, eine große Villa am Rande von Wien wurde gekauft. Mesmer hatte Zeit und Geld genug, sich viele Stunden täglich der Musik zu widmen, der seine große Liebe galt. Mozarts erste Oper „Bastien und Bastienne" wurde in Mesmers frisch erworbener Villa uraufgeführt. In diesem Hause wurde nicht nur musiziert, Mesmer betrieb dort auch seine ärztliche Praxis.

Im Jahre 1774 heilte der Hofastronom Pater Maximilian Hell (1720 – 1792) in Wien einen auf der Durchreise befindlichen Engländer von seinen Magenschmerzen. Der Patient hatte Pater Hell gebeten, für die Therapie einen Magneten einzusetzen. Es wurde ein therapeutischer Erfolg. Zur gleichen Zeit hatte Mesmer mit damals

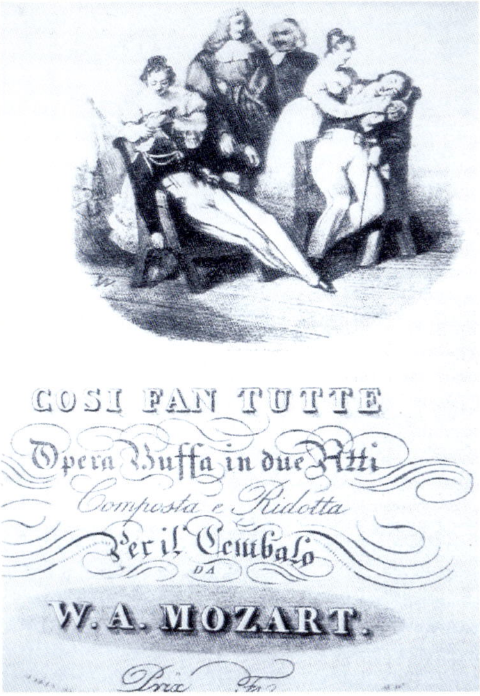

Wiederbelebungsversuche mit einem Magneten

üblichen diätetischen Mitteln erfolglos versucht, eine wohl hysterische Jungfrau namens Franziska Österlin zu heilen. Er griff in letzter Verzweiflung zum Magneten, die Jungfrau war geheilt.

Die Wunderheilung

Ob Mesmer nun als erster die Therapie eingesetzt oder die Idee von Pater Hell übernommen hatte, ist nicht zu klären. Entscheidend ist die wunderbare Heilung von Franziska Österlin, von der alle Zeitungen groß berichteten. Mesmer lieferte eine theoretische Grundlage für diese Therapiemethode. Er nimmt ein Fluidum an, das um die Nerven fließt und in Atmosphäre, Wasser und Säften des menschlichen Organismus vorkommt. Der Mensch bestehe aus den gleichen Substanzen wie das Universum und sei unmittelbar Kräften unterworfen, die den Weltraum erfüllten und die Gravitation bewirkten. Hier ist die gedankliche Verbindung zu seiner Dissertation. Magnetismus ist eine willkürlich gewählte Bezeichnung und soll die Wechselbeziehung zwischen den Kräften der Natur und dem menschlichen

Körper beschreiben. Die Natur steht für die Harmonie in dieser Beziehung. Ist diese Beziehung gestört, entsteht Disharmonie und somit Krankheit. Es gibt nur diese eine Krankheit und eine Therapie, den Magnetismus. Der Magnet wurde auf die erkrankte Region des Körpers gebracht. Dies ist in groben Zügen die Theorie, die Mesmer in seinen Schriften – voller Unklarheiten und Widersprüche – darstellt.

Ab 1776, zwei Jahre nach seinem ersten sensationellen Therapieerfolg, benutzte Mesmer keinen Magneten mehr, sondern die Person des „Magnetiseurs" war der Regulator des Fluidums geworden. Mesmer glaubte, dass man ohne Magneten die gleichen Wirkungen erzielen könne. Er sieht im Magnetiseur den Sammler und Spender magnetischer Kräfte, der die Harmonie wieder herstellen kann. Mesmers Darstellung des tierischen Magnetismus wurde 1775 den wissenschaftlichen Akademien in Paris, London, Wien und anderen Städten vorgelegt. Er wollte die Bestätigung seiner Heilmethode von offizieller Seite. Nur die Berliner Akademie der Wissenschaften fühlte sich zur Antwort verpflichtet, weil der berühmte Arzt und Reformer des österreichischen Gesundheitssystems und Leibarzt von Kaiserin Maria Theresia, Gerhard van Swieten, als ehemals bevollmächtigter Minister am preußischen Hofe die Dissertation von Mesmer zehn Jahre zuvor gut geheißen hatte. Die Beurteilung aus Berlin war nicht günstig. Es seien nur zweifelhafte Beweise vorgelegt worden, hieß es. Mesmer präsentierte daraufhin in Bayern vor der Akademie und dem Kurfürsten seine Methode. Die Beurteilung war unterschiedlich; die Akademie äußerte sich ablehnend, der Kurfürst war angetan.

Trotz des Misstrauens wissenschaftlicher Gremien setzte ein Strom von Patienten in Wien ein, der aber bald verebbte, als Mesmer die Heilung der berühmten Sängerin und Pianistin Maria Theresia Paradis misslang. Die Künstlerin war seit dem dritten Lebensjahr blind. Als Patenkind der Kaiserin Maria Theresia erhielt sie von dieser eine Rente. Mesmer behauptete nun unglücklicherweise, diesem Mädchen durch die Behandlung mit seiner Magnetismus-Anwendung das Augenlicht wiedergeben zu können. Mitglieder der medizinischen Fakultät zweifelten. Der Vater der Patientin fürchtete – im Falle einer Heilung der Tochter – wohl um die Rente. So musste Mesmer seine Therapieversuche abbrechen. Eine Untersuchungskommission, von der Kaiserin 1777 beauftragt, glaubte, Mesmer hätte durch ein Täuschungsmanöver bei der Patientin eine Art Suggestionstherapie durchgeführt. Er sollte der Patientin sechs Jahre später noch einmal begegnen. Nach dieser wissenschaftlichen und gesellschaftlichen Niederlage verließ Mesmer 1778 Wien und reiste nach Paris, weil er glaubte, dass die Franzosen seinen Heilmethoden mehr Verständnis und Dankbarkeit entgegenbringen würden. Er sollte Recht behalten. Sein imponierendes, elegantes Auftreten, seine ruhige Heiterkeit und Gelassenheit kamen dem Erfolg seiner Behandlungen in Frankreich zugute. Ein immer größerer Zulauf von Patienten stellte sich ein.

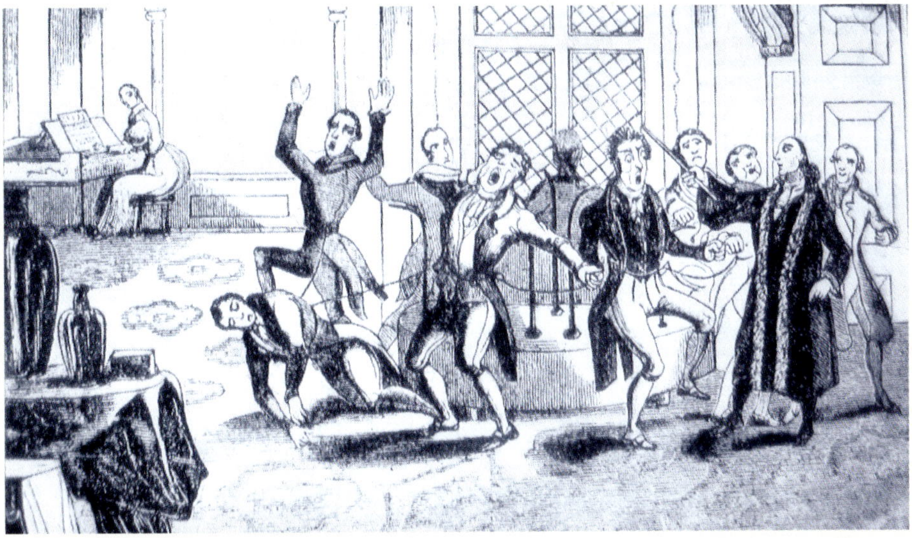

Das „Baquet“ (Kübel) von Mesmer

Der Diener als Magnetiseur

Er konnte die große Zahl der Kranken nicht allein behandeln und setzte seinen Diener als Magnetiseur ein. Die weiblichen Patienten behaupteten, dass dieser genauso gut wie der Meister sein würde. Als dies auch nicht reichte, erfand Mesmer das „Baquet“ (Kübel). Die Praxis wurde zum medizinischen Großbetrieb. Mesmer stellte in mehreren Räumen große, mit Wasser gefüllte Zuber auf.

Auf dem Boden dieser Zuber lagen Eisenspäne und Glasscherben, Eisenstangen standen darin. Der Zuber wurde mit einem Deckel verschlossen, durch den die Stangen nach außen ragten. Die Patienten ergriffen diese und empfingen so das kostbare Fluidum. Der Meister wandelte von Raum zu Raum und verstärkte durch seine Anwesenheit den therapeutischen Einfluss des „Baquet". Der Umsatz war groß, der materielle Erfolg Mesmers auch. Er bekam Nachahmer, die Baquets breiteten sich aus wie eine Epidemie.

Mesmers Ausweitungen seiner Tätigkeiten wurden immer absonderlicher. Er wollte nicht nur dem Adel oder dem Bürgertum seine Therapie zukommen lassen, sondern auch den Armen. Dafür magnetisierte er einen Baum. Von den Ästen hingen Seile, die den tierischen Magnetismus auf die Minderbemittelten leiteten. Triebe dieses Baumes wurden außerhalb von Paris gepflanzt und vervielfältigten den heilenden Einfluss. Für viele galt Mesmer als Wohltäter der Menschheit. Eines muss man Mesmer bei all dieser Kuriosität zugute halten: Er glaubte fest an seine Theorie und dessen praktische Umsetzung. Er suchte immer wieder die wissenschaftliche Anerkennung. Die medizinische Fakultät der Pariser Universität bestätigte nicht einmal den Eingang von Mesmers Schriften, geschweige denn war sie bereit zur Beurteilung. Hätte Mesmer sich von der Basis seiner Theorie, deren Erfolge er genau beobachtet und registriert hatte, lösen können und sich mehr Erkenntnissen von Suggestion und Hypnose zugewandt, so wäre aus ihm eine ganz wichtige Person für die Entwicklung der Psychotherapie geworden.

Schüler und Gegner des tierischen Magnetismus und seines Schöpfers lieferten sich harte Auseinandersetzungen in Reden, Streitschriften, Satiren und Possen. Die Presse berichtete in großer Aufmachung über Erfolge, aber auch der Tod eines Patienten, gleich welche Ursache sein Ableben haben mochte, wurden bitterböse kommentiert: Der Patient sei gestorben, „geheilt durch den tierischen Magnetismus".

Eine Wende in der Diskussion über diese Heilmethode gab es 1784. Königin Marie Antoinette und Mesmer waren zum Konzert in den Tuilerien eingeladen worden. Unerwartet sah Mesmer eine junge blinde Pianistin auftreten, jene Maria Theresia Paradis, die er in Wien erfolglos versucht hatte zu behandeln und die ein wesentlicher Grund dafür gewesen war, dass er Wien verlassen und sich nach Paris begeben hatte. Nachdem die Presse von der Verbindung Mesmers und der Pianistin erfahren hatte, war das Ansehen Mesmers schwer geschädigt, besonders als die Zeitungen noch hinzufügten, die Pianistin sei seine Mätresse gewesen. Alissa Walser, die Tochter von Martin Walser, hat 2010 diese Geschichte von Mesmer und der Pianistin in ihrem Debutroman verarbeitet. Das Buch ist unter dem Titel „Am Anfang war die Nacht Musik“ erschienen.

Das Urteil der Wissenschaften

Da die öffentlichen Diskussionen über den tierischen Magnetismus immer heftiger wurden, wollte die Regierung endlich eine wissenschaftlich fundierte Beurteilung. Es wurden drei Kommissionen ernannt: die erste mit fünf Mitgliedern der Akademie der Wissenschaften, darunter Benjamin Franklin, amerikanischer Gesandter in Frankreich und ausgewiesener Elektrofachmann (er entwickelte den Blitzableiter) sowie Erfinder der Glasharmonika, Mesmers Lieblingsinstrument. Die zweite bestand aus vier Mitgliedern der Medizinischen Fakultät, unter ihnen Joseph-Ignace Guillotin, der Konstrukteur der nach ihm benannten Enthauptungsmaschine. In die dritte Kommission waren fünf Mitglieder der Königlichen Medizinischen Gesellschaft berufen worden. Die Kommissionen monierten das Fehlen eines Fluidums. Berührung, Einbildung und Nachahmung seien Ursache der Wirkung. Die negative Beurteilung wurde veröffentlicht, Mesmers Ruhm verblasste. Er strengte noch einige Prozesse wegen finanzieller Streitigkeiten mit Schülern und Nachahmern an, auch gegen die von ihm gegründete „Ordre de l'Harmonie“. Mesmer verließ Frankreich, er fuhr nach England, dann nach Italien und Deutschland. Für kurze Zeit war er wieder in Paris und beim Adel in Versailles. Bei Ausbruch der französischen Revolution wollte er zurück nach Wien, dort wurde er jedoch als Jacobiner angesehen und nicht geduldet. Er reiste in die Schweiz und ließ sich 1814 in Meersburg am Bodensee nieder. Er veröffentlichte neue Theorien, z. B. über die Pockenerkrankung. Edward Jenner hatte bereits 1796 seine Untersuchungsergebnisse zur Pockenimpfung vorgelegt. Die Disposition zu dieser Erkrankung sei durch eine falsche Abnabelung der Neugeborenen gegeben, behauptete Mesmer. Er empfahl eine angeblich von ihm erfolgreiche Methode der Abnabelung, die das Kind vor späterer Pockeninfektion schützen würde. Schon dreißig Jahre zuvor hätte er seine dazu gemachten Beobachtungen der Wiener Fakultät mitgeteilt, diese hätte darauf aber nicht reagiert. Am 5. März 1815 starb Mesmer nach einem Schlaganfall. Er wurde auf dem Friedhof von Meersburg beigesetzt, nicht weit vom Grab der Dichterin Annette von Droste-Hülshoff.

Januar 2011

Mit einem Magneten lässt sich manches bewegen

Magneten halfen bei verschluckten Messern und Augenverletzungen durch Metallsplitter.

Die Lehre des tierischen Magnetismus gipfelte in Deutschland im Werk von Carl Gustav Carus. Seine Abhandlung erschien 1856 unter dem Titel „Über Lebensmagnetismus und über die magische Wirkung überhaupt". Nicht mehr der Magnetstein übertrug das Fluidum, sondern die Person des Magnetiseurs war Regulator des Fluidums. In jenen Jahren führte das naturwissenschaftliche Denken in der Medizin zu Änderungen philosophischer Ansichten und Weltanschauungen. Es führte zur Abwendung von der idealistischen Naturphilosophie. Die Erkenntnisse in Physik und Chemie wurden zu Grundlagen des medizinischen Denkens und machten den Bau medizinwissenschaftlicher Geräte für Diagnostik und Therapie möglich, was später zum etwas verächtlichen Begriff der „Gerätemedizin" führte.

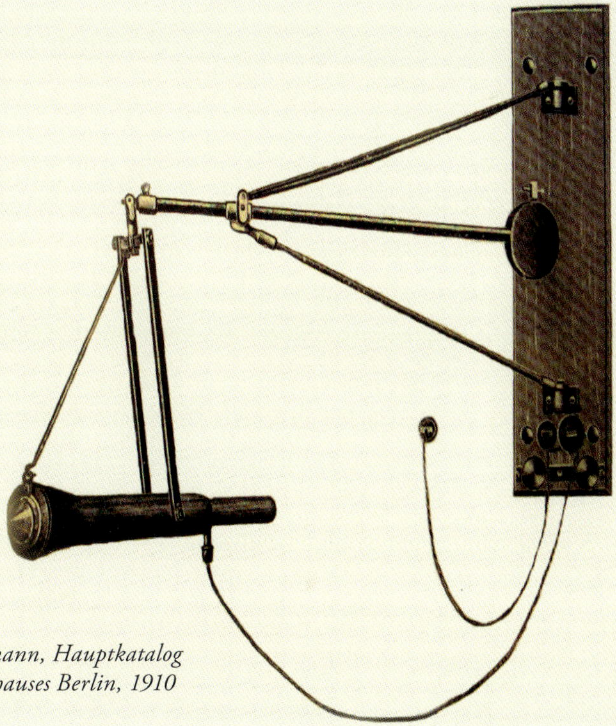

Hängemagnet nach Volkmann, Hauptkatalog des Medicinischen Warenhauses Berlin, 1910

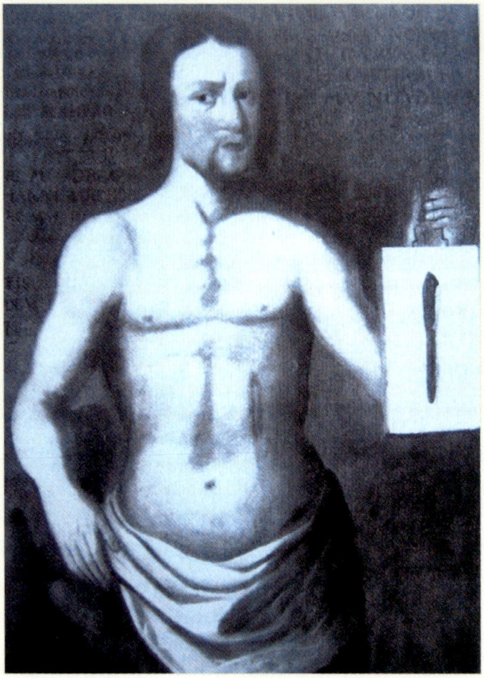

„Der Preußische Messerschlucker“,
Naturwissenschaftliches Museum Leiden

„Gerätemedizin“

Die Elektrizitätslehre von Induktion und elektromagnetischen Erscheinungen durch Faraday beeinflusste die Medizin. Der Magnetismus, der kein animalischer mehr war und nichts mit der Naturphilosophie der Romantiker zu tun hatte, war ein physikalisches messbares Phänomen. Thales von Milet, bei dem zum ersten Mal in der Literatur der Begriff des Magnetismus um 500 v. Chr. erwähnt wird, hatte damals auch an eine Art „Seele“ im Magnetstein geglaubt. Die neuzeitliche Lehre vom Magnetismus und Kraftlinien von Pol zu Pol begründete 1600 W. Gilbert, der Leibarzt von Elisabeth I. und Jacob II. von England. Es ist nicht bekannt, ob der Stadtphysikus von Halle, Doktor Wesener, von Gilberts physikalischen Erkenntnissen wusste, als er im Januar 1691 die Behandlung des 16-jährigen Bauernsohnes Andreas Rudloff aus Maschwitz übernahm, der ein Taschenmesser verschluckt hatte, das im Hals stecken blieb. Mit kaltem Bier und Öl wurde das Messer in den Magen heruntergespült. Gegen die bleibenden Schmerzen verordnete der Stadtphysikus lediglich „magenstärkende Arzeneien". Erst ein Jahr später, also im Januar 1692, konnte man den Leidenden mit Pferd und Wagen zum Stadtphysikus nach Halle transportieren, ein Weg von etwa 60 km. Der Doktor konnte das Messer im Abdomen des Patienten fühlen. Er legt ihm ein „Magnet-Pflaster" an. Danach kam es zur deutlichen Besserung der Beschwerden. Im Juli wurde eine von innen aufbrechende Wunde in der Bauchdecke unterhalb des Brustbeines sichtbar. Ein Barbier erweiterte die Wunde, die Messerspitze kam zum Vorschein. Den Bauchwanddefekt wagte der Barbier nicht weiter zu eröffnen, sondern er befestigte einen Seidenfaden am Messer und hoffte, durch Dauerzug das Messer ans Tageslicht zu befördern. Am 2. August war es soweit. Das Messer trat zu Tage. Der Junge „dankte Gott mit den Umstehenden". Die Wunde schloss sich spontan. Dieses Erlebnis hatte den Jungen dann bewogen, bei einem Barbier in die Lehre zu gehen. Später war er Feldscher im Kurbrandenburgischen Heer.

Ein ähnlicher Fall ereignete sich ebenfalls Ende des 17. Jahrhunderts. Königsberger Chirurgen hatten einem Knecht, der ein Messer verschluckt hatte (man aß damals nicht mit der Gabel und der Löffel war meistens aus Holz geschnitzt), ein „Magnetband" angelegt, um damit das Messer soweit unter die Bauchdecke zu ziehen, dass mit einem kleinen Schnitt durch Bauchdecke und ventraler Magenwand das Messer entfernt werden konnte. Der Eingriff gelang. Der robuste pommersche Bauer gesundete, wurde durch die überstandene Operation berühmt, in Öl gemalt, und das Bild wird bis heute in der damals bedeutenden Universität in Leiden aufbewahrt. Es zeigt den entblößten Mann mit einer großen Längsschnittnarbe links pararectal. In der linken Hand trägt er wie eine Trophäe das auf einem Brett befestigte Messer. Fall und Therapieform sind damals vom Stadtrat von Königsberg offiziell bestätigt worden. Der König von Polen bat, das Messer sehen zu dürfen. Man schickte es ihm, es kam nie zurück. Man vermutet, dass es im königlichen Raritätenkabinett untergekommen ist. Für die damalige Zeit war die Sensation nicht so sehr das verschluckte Messer, sondern vielmehr die Tatsache, dass der Patient die Laparotomie überlebt hatte, die damals eine mit großer Sicherheit tödlich endende Operation war. Man muss im vorliegenden

Fall annehmen, dass es durch das magnetische Heranziehen des Magens zu Verwachsungen zwischen Magenwand und Bauchdecke gekommen ist und damit die Bauchhöhle bei der Operation abgedichtet und gar nicht eröffnet worden war. Eine systematische, etablierte Therapieform durch Magnetismus hatte sich nicht entwickelt. Es blieb bei einzelnen Berichten, die mehr einem Verkünden der Sensation als einem Arztbericht glichen.

Eisensplitter im Auge

Die Idee, magnetische Kräfte in der Augenheilkunde einzusetzen und in seinem Lehrbuch als Behandlungsmethode zu beschreiben, hatte der Chirurg Wilhelm Fabry (1560 – 1634) aus dem rheinischen Hilden gehabt. Er nannte sich Fabricius Hildanus und gilt unter Medizinhistorikern als der „erste wirklich große deutsche Chirurg". Er war die letzten 20 Jahre seines Lebens als Stadtarzt in Bern tätig. In seinem „New Feldartzneybuch von Krankheiten und Schäden, so im Krieg den Wundärzten gemeinlich fürfallen", das 1613 in Basel erschienen ist, berichtet Fabry über die Extraktion eines Eisensplitters aus einem verletzten Auge mit einem Magnetstein. Erst im 19. Jahrhundert wurde diese Methode wieder aufgenommen, nachdem der Däne Hans Christian Orsted den Elektromagnetismus entdeckt hatte. Damit konnten Magneten ausgerüstet werden, die handlicher waren und deren Kraftlinien besser gebündelt werden konnten. Die Patienten mit Splitterverletzungen waren im 19. Jahrhundert zahlreicher geworden, auch weil es ein Jahrhundert der Kriege war. Es seien nur die Befreiungskriege (1813/14), der Deutsch-Dänische Krieg (1848/49), der Krimkrieg (1854/55) und der Italienische Krieg (1859) genannt. Sie führten zur großen Zahl von Verletzten, häufig waren deren Verletzungen Augenverletzungen. Die Möglichkeit, Verletzte medizinisch adäquat zu versorgen, verbesserte sich. Florence Nightingale baute in der Türkei ein großes Lazarett für Verletzte des Krimkrieges auf. Der Zivilist Jean Henri Dunant, der wegen geschäftlicher Pläne Napoleon III. hinterher gereist war, wurde 1859 Zeuge der Schlacht von Solferino. Das Elend der verletzten Soldaten löste in ihm den dringenden Wunsch aus, eine Fronten übergreifende medizinische Versorgung aufzubauen. Dunant wurde zum Gründer des Roten Kreuzes. Für die Ausbildung zum Kriegschirurgen wurden

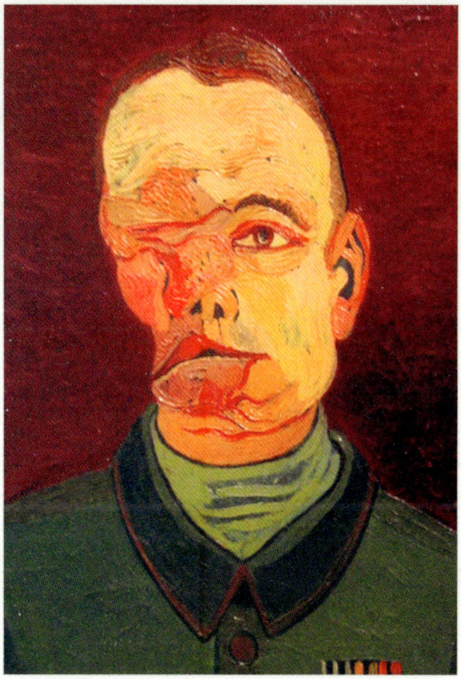

„Ecce homo, der Verstümmelte“, Josef Scharl (1896 – 1954), Neue Nationalgalerie Berlin

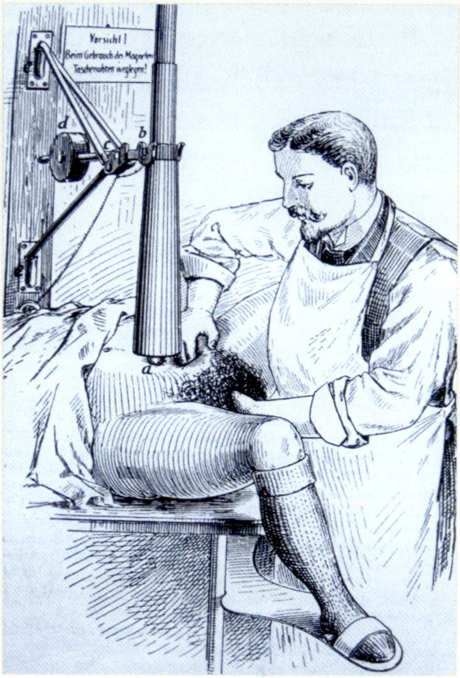

„Der Magnet als diagnostisches Hilfsmittel und Heilmittel in der Gynäkologie“, Hugo Sellheim

Lehrbücher geschrieben, in denen die Besonderheiten der Kriegschirurgie dargestellt wurden. Eine dieser häufig zu diagnostizierenden und zu therapierenden Besonderheiten waren Verletzungen des Auges durch metallische Fremdkörper. In der metallverarbeitenden Industrie, die in jener Zeit aufblühte, kam es ebenfalls häufig zu Splitterverletzungen. Krieg und Arbeit demolierten die Menschen. Solch ein Opfer hat Josef Scharl gemalt. Das Bild hängt in der neu geordneten Neuen Nationalgalerie in Berlin. Der Berliner Augenarzt Prof. Fröhlich hatte 1881 in der ersten deutschen Fachzeitschrift, den „Klinischen Monatsblättern für Augenheilkunde“ einen Elektromagneten beschrieben, mit dem er Eisensplitter aus dem Auge extrahieren wollte. Sein Magnet glich einer klobigen, schweren Sonde, die über einen Schnitt „ins Innere des Auges eingeführt und mit dem Splitter geradezu in Berührung gebracht wird.“

Erhöhte Infektionsgefahr

Die zusätzliche Verletzung des Auges durch den Schnitt erhöhte aber die Infektionsgefahr, die damals die häufigste und gefährlichste Komplikation aller Operationen war. 1894 konstruierte Haab einen Magneten, mit dem der Splitter entfernt wurde, ohne dass eine Verletzung des Auges durch einem zusätzlichen Schnitt notwendig wurde. „Der Splitter soll auf dem Wege, auf dem er eingedrungen ist, wieder entfernt werden". Eine erfolgreiche Methode wurde die magnetische Fremdkörperentfernung erst, als Röntgenaufnahmen es ab 1895 ermöglichten, Fremdkörper aufzufinden und zu lokalisieren. Die ersten Geräte, die in Deutschland zur Anwendung kamen, waren unhandlich und schwer (über 75 kg). Wilhelm Volkmann, ein Physiker aus Berlin, konstruierte dann einen stabförmigen, nur 25 kg schweren Magneten, den ihm die Firma Beck aus Rummelsburg baute. Volkmann bot dann 1902 das Gerät für 480 Mark an mit Gestell inklusive Verpackung. 1910 wurde dieser Hängemagnet nach Volkmann im „Medicinischen WarenhausKatalog" für 510 Mark plus Versandkosten angeboten. Er war leichter und umgänglicher. Heutzutage hat so ein Magnet eine Länge von knapp 20 cm, ist mit der Hand zu umgreifen und wiegt etwa 2 kg. Der intraokulare Magnet, der heute bevorzugt verwendet wird, ist eine dünne Sonde mit einem Gewicht von 250 g. 1905 kam Hugo Sellheim, damals noch Assistent an der Universitäts-Frauenklinik Freiburg, später Ordinarius in Tübingen, Halle und Leipzig, auf die sonderlich originelle Idee, den für die Augenheilkunde von Volkmann entwickelten Magneten in der Gynäkologie einzusetzen. „Ich bin damit imstande, den Gebärmuttergrund (Fundus uteri) deutlich zu machen und ihn aus jeder Lage in eine andere zu ziehen", schrieb Sellheim im Zentralblatt für Gynäkologie. Mit einer Sonde wurde die Durchgängigkeit und Weite des Cervicalkanals und die Länge des Uteruscavums bestimmt. „Bei weitem Halse führt man ohne weiteres einen aseptischen, etwas eingeölten Stift aus weichem Eisen von 5 – 8 mm Dicke ein. Liegt der intrauterine Eisenstift an seinem Platz, so ist die Frau für die magnetische Bewegung des Uterus fertig. Damit ist der ganze Uterus den Bewegungen des Magneten unterjocht. Da wir mit dem Elektromagneten beliebige Bewegungen ausführen können, so muss der Uterus blindlings gehorchen". Sellheim sah den Einsatz des Magneten indiziert in der Aufrichtung des retroflektierten Uterus und zur Identifikation gegenüber Tumoren im kleinen Becken. Durchgesetzt hat sich diese diagnostische Methode nicht. Ein großer, berühmter Gynäkologe ist Sellheim geworden. Mit wie viel Sorgfalt er seiner Arbeit nachging, lässt sich auf dem Schild an der Wand neben dem Untersuchungsstuhl ablesen. „Taschenuhren weglegen", ermahnt er, bevor der Magnet eingeschaltet wird.

Mit einem Magneten lässt sich manches bewegen, aber der Magnet ist nichts für den Uterus, er ist etwas fürs Auge.

Mai 2011

Clara und der Knochenmann

Wie ein Nashorn durch Europa reiste und in die Geschichte der Anatomie einging.

Im 16. und 17. Jahrhundert wurden große Entdeckungen gemacht, die Welt bis nach Amerika und Indien bereist. Auf dem Gebiet der Medizin hatte Vesal seinen Atlas vorgelegt (1543), Harvey hatte den Kreislauf des Blutes entdeckt (1628), Steno hatte die Muskelfasern des Herzens und ihre Funktion beschrieben (1664). Alles Wesentliche des menschlichen Körpers wurde beobachtet, beschrieben und gezeichnet.

Das Ende des 17. Jahrhunderts war von Vernunft und Verstand geleitet, zumindest in der philosophischen Vorstellung. Die Maschine als Konstruktion durch den menschlichen Verstand beeinflusste das gesellschaftliche Leben. So ist es kaum verwunderlich, dass man auch den Menschen, den man so gründlich auseinander zu nehmen und zu zerlegen gelernt hatte, als einen Mechanismus betrachtete.

Mechanismus Mensch

Descartes hatte 1664 mit seinem „Traité de l'homme" die philosophische Grundlage geliefert. Borelli sah in den Knochen Hebel, an denen die Muskeln befestigt sind. Für Baglioni war das Herz eine hydraulische Maschine. Auch Friedrich Hoffmann, heute noch berühmt durch die nach ihm benannten Magentropfen, betrachtete den menschlichen Körper als mechanisches Gebilde. Der Mensch als Gliederpuppe mit dem Spiel von Gelenken, Sehnen, Muskeln und Knochen interessierte und erfuhr seine Krönung später in Kleists Abhandlung „Über das Marionettentheater". Es ging um die Darstellung des ausdrucksvoll bewegten Körpers. Die Bilder waren nicht mehr ausschließlich für Wissenschaft und Ausbildung der Ärzte als didaktische Hilfen gedacht, sondern hatten künstlerischen Wert. In der bürgerlichen Gesellschaft gehörte es zum guten Ton, sich für Anatomie zu interessieren.

Das menschliche Skelett als Präsentation des Todes hatte die Menschen schon im Mittelalter bewegt. Einige Jahrzehnte später nahm man einen Totenschädel in die Hand und dachte über Sein oder Nichtsein nach. Dem Tod beizuwohnen war im Zeitalter des Barocks in Paris ein sensationelles Gesellschaftsereignis. Bei Hinrichtungen mussten die besten Plätze für Honorationen der Stadt freigehalten werden, so groß war der Andrang der Zuschauer. Genauso beliebt und interessant waren Sektionen in anatomischen Theatern. Molière schildert in seinem Theaterstück „Malade imaginaire" einen jungen Arzt, der seine Angebetete, um sie zu amüsieren, zur Sektion einer Frauenleiche einlädt. So eine Veranstaltung ersetzte damals Horrorfilme und Thriller des heutigen Kinos. Die besten Plätze in den Theatern waren für die Herren der Stadtregierung reserviert, andere Zuschauer mussten Eintritt bezahlen.

Obduktion im Anatomietheater

Der venezianische Chirurg Alessandro Benedetti hat um 1500 Voraussetzungen und notwendige Einrichtungen für eine Obduktion im Anatomietheater genau beschrieben: „Für die Sektion ist es vonnöten, eine Art Theater der Sektionskunst zu schaffen: einen großen, luftigen Raum, in welchem Sitzbänke in einem Halbrund aufgestellt sind. Dieser Raum sollte groß genug sein, die Zuschauer bequem und in solcher Entfernung von den sezierenden Chirurgen unterzubringen, dass dieselben bei ihrer Arbeit nicht gestört werden. Auch sollte eine Sitzordnung gewählt werden, die die Sitzplätze nach Maßgabe des Ranges und der Würde der Zuschauer verteilt. Außerdem sind Torwachen nötig, die neugierige Eindringlinge fernhalten. Auch sollten zwei Schatzmeister gewählt werden, die dafür zuständig sind, aus gesammelten Geldern alles Notwendige einzukaufen. Gebraucht werden Rasiermesser, Messer, Haken, Bohrer und Instrumente zu Eröffnung des Schädels."

Das, was der interessierte Bürger oder Adlige in sein Haus, in seinen Palast mitnehmen konnte und in Ruhe und wiederholt betrachten konnte, war u. a. ein anatomischer Atlas. Andreas Vesals „De humani corporis fabrica" war 1543 erschienen und in den nächsten 150 Jahren immer wieder kopiert und variiert worden. Wollte man einen neuen Atlas herausbringen, der auch ein finanzieller Erfolg sein sollte, so musste ein Kaufanreiz erfunden werden. Sei es durch eine auffällige Motivwahl für Abbildungen, wie das Frontispiz von

Thomas Bartholinis „Anatomia reformata“, in Leiden 1651 auf den Markt gekommen. Da ist eine menschliche Haut auf einen Holzrahmen genagelt. Oder seien es die wunderbaren Tuschzeichnungen von Gerad de Lairesse für die „Anatomia humani corporis“ von Godfried Bidloo (1685). Für einen neuen Atlas über die menschliche Anatomie musste man also zunächst einen exzellenten Künstler engagieren, wie es schon damals Vesal mit Stephan von Calcar getan hatte. Zum zweiten mussten die Darstellungen über die Vermittlung medizinischer Sachverhalte hinausgehen und Kunstwerke sein. Sie mussten zudem eine Sensation zeigen.

Attraktion im Anatomieatlas

Bernhard Siegfried Albinus (1697 – 1770) hatte den Ehrgeiz, einen solchen anatomischen Atlas zu schreiben und illustrieren zu lassen. Er wurde in Frankfurt/Oder geboren, wo sein Vater als Professor für Medizin lehrte. 1702 zog die Familie nach Leiden, wo der Vater an der Universität tätig war. Albinus studierte dort, ging dann nach Paris, um seine Kenntnisse in Chirurgie und Anatomie zu vertiefen. 1719 kehrte er nach Leiden zurück. Nach dem Tod des Vaters übernahm er dessen Stellung an der dortigen Universität. Einen Ruf an die Universität in Göttingen und Halle lehnte er ab. Er blieb in Leiden bis zu seinem Tod 1770.

Die Kosten für seinen Atlas lagen bei Erscheinen bei 24000 Florin. In Jan Wandelaars fand er einen der besten Kupferstecher seiner Zeit und mit Douwemout van der Meer lernte er 1741 einen jungen Kapitän kennen, der aus Kalkutta kommend mit seinem Schiff in Rotterdam gelandet war. Van der Meer brachte ein junges Nashorn aus Indien mit. Er hatte es dem Direktor der Niederländischen Ostindien Kompanie J. A. Sichtermann abgekauft, in dessen Haus das Nashornkalb den Gästen bei Abendgesellschaften vorgeführt wurde. Als das Nashorn ein gewisses Alter und eine gewisse Größe erreicht hatte und als Attraktion den meisten Gästen inzwischen bekannt war, wollte und konnte Sichtermann das Nashorn nicht mehr in seinem Speisesaal vorführen und verkaufte es an den Kapitän van der Meer. Dieser hatte die kommerziellen Möglichkeiten erkannt, die mit dem Rhinozeros in Europa umzusetzen wären.

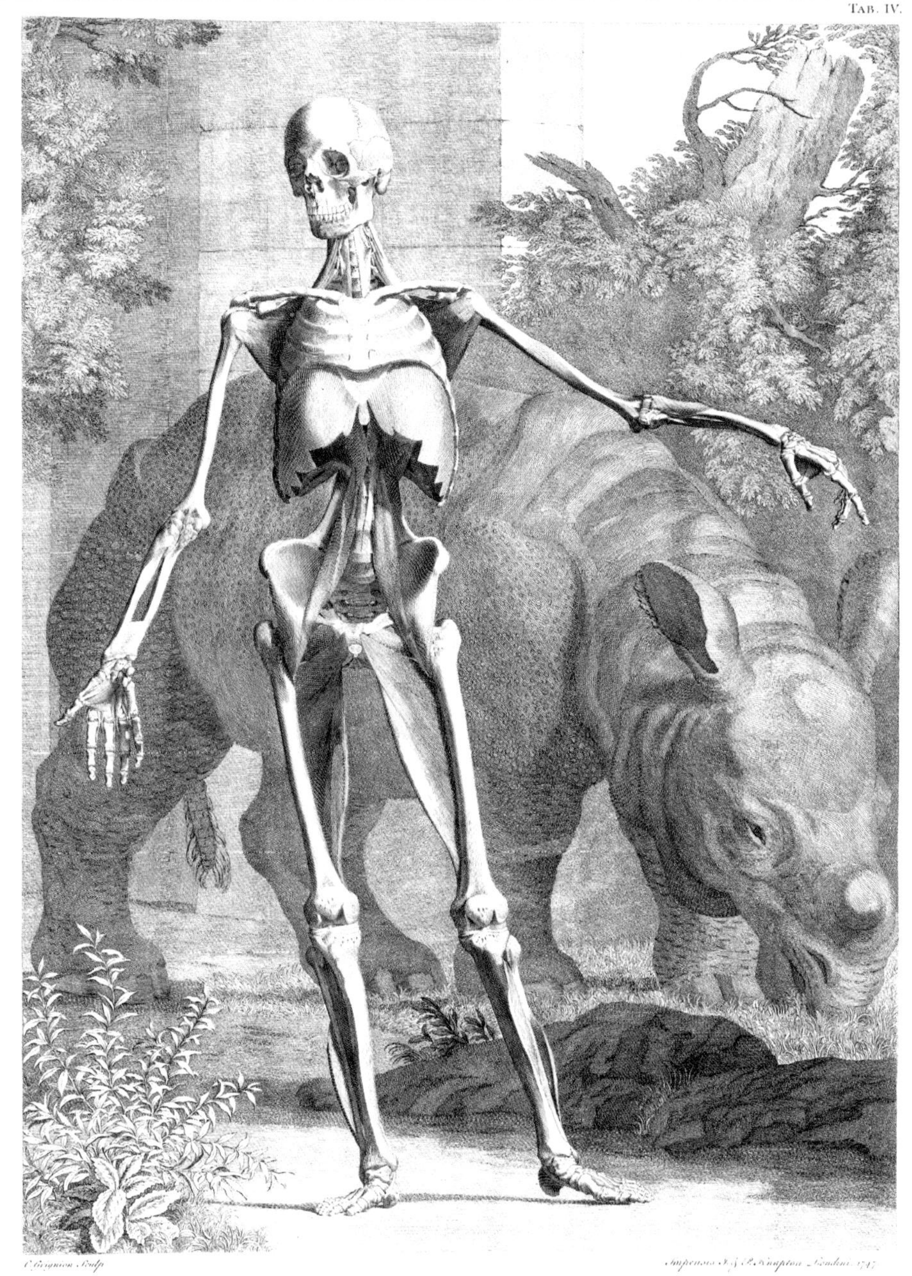

Das Nashorn Clara und der Knochenmann, Stich von Jan Wandelaar (1742)

Ein Rhinozeros in Europa war eine Sensation. Nur ganz wenige Menschen hatten je ein Rhinozeros gesehen. Keine der Menagerien im Vatikan oder an den europäischen Höfen konnten sich mit einem Rhinozeros schmücken. Sie wurden für die wildesten Tiere auf Erden gehalten, die selbst Elefanten mit ihrem Horn aufspießen konnten. In London war 1739 für kurze Zeit ein Nashorn ausgestellt worden, bevor es verstarb. Seit Ende des Römischen Reiches war es niemandem mehr gelungen, ein Nashorn nach Europa zu bringen und es längere Zeit am Leben zu halten, weil man zu wenig über dessen Lebensgewohnheiten wusste. Im 16. Jahrhundert waren Nashörner durch portugiesische Seefahrer nach Europa gebracht worden. Sie starben bald nach ihrer Ankunft. 1515 sollte Papst Leo X. ein Nashorn aus Lissabon für seine Menagerie erhalten. Er hätte gern ein Rhinozeros gehabt, hatte er doch schon einen weißen Elefanten, der seine Menagerie über die an den europäischen Königshöfen erhob. Das Schiff samt Rhinozeros ging vor Rom unter. Die Schilderungen von Reisenden, die dieses Nashorn gesehen haben wollten, war die Grundlage für Dürers Holzschnitt, der große Verbreitung fand und vielfach in den folgenden Jahrzehnten nachgeschnitten wurde.

Dürer hatte in seinem Leben nie ein Nashorn gesehen, was zu Fehlern in seiner Darstellung des Tieres führte, z. B. ein zusätzliches Horn auf dem Rücken zwischen den Schulterblättern. Dieser Fehler wurde von anderen Künstlern bis ins nächste Jahrhundert weitergereicht. Van der Meer hatte schnell erkannt, dass sein an die Menschen gewohntes Nashorn über mehrere Jahre zu halten sei, wenn man ihm Zuneigung und Sorgfalt entgegen brachte. Und er hatte erkannt, dass mit einer Zurschaustellung Geld zu verdienen sei. Es musste nur bekannt werden, dass es so ein Nashorn in Leiden gab. Ein anatomischer Atlas und ein Nashorn trafen damals auf die gleiche Schicht von Interessierten. Es waren Adel und Bürgertum, die in der Zeit des Barocks, die Voltaire „le siècle des petitesses" genannt hatte, die Abweichung, das Unerwartete, das Exotische liebten, die alles kennen und alles sehen wollten. So trafen sich Albinus und van der Meer in ihren Interessen. Der Kupferstecher hat nach intensiven Studien an Nashorn Clara, so hatte van der Meer seinen Schützling genannt, das Tier hinter das Skelett in seinen Abbildungen für den anatomischen Atlas gestellt. Wir sehen das Skelett in Frontalansicht mit einer Geste, die ein Balletttänzer am Anfang seiner Vorführung einnehmen könnte, elegant und zart, das linke Bein leicht ausgestellt. Hinter ihm ein Nashorn, nicht wild und aggressiv, wie es damals den Menschen geschildert worden war, sondern kolossal, aber ruhig und gezähmt.

Nashorn und Skelett

Diese zwei, Nashorn und Skelett, in einer Kulisse aus Felsen, akurater Architektur und Pflanzen und alles in einer Theaterbeleuchtung von oben links; das ist mehr als eine Abbildung für ein medizinisches Lehrbuch, das ist ein eigenständiges Bild.

Knochenmann und Nashorn wurden ein großer Erfolg. Die „Tabulae sceleti et musculorum corporis humani“ von Albinus wurden nach ihrem Erscheinen 1747 wegen ihrer Abbildungen gelobt und gekauft und gelten noch heute als die schönsten anatomischen Abbildungen, auch wenn der holländische Anatom Peter Camper (1722 – 1789) einige Jahre später kleine Fehler in den Darstellungen entdeckte. Durch Wandelaars Kupferstich, der zunächst als Annonce und Werbung für den Atlas von Albinus gedacht war, wurde van der Meers Nashorn einer breiten Öffentlichkeit bekannt gemacht. So hatten beide Seiten ihren Vorteil davon.

Das Nashorn Clara reiste durch Europa. Es hat Friedrich II. gesehen, es hat Maria Theresia besucht. Ludwig XV. wollte es kaufen für seine Menagerie, doch der geforderte Preis war ihm zu hoch. Jean-Baptiste Oudry hat Clara für den König gemalt. Das Bild hängt heute im Staatlichen Museum von Schwerin. Clara hat Neapel, Rom und Florenz gesehen. Es ist in Diderots „Encyclopédie“ abgebildet. 1750 stieß Clara ihr Horn ab. Das Horn, das heute vor dem Instrumentenschrank der Chirurgengilde in Leiden steht, soll Claras Horn sein. Der Verlust des Horns hat Claras Attraktivität nicht geschadet. 1751 wurde sie von Pietro Longhi ohne Horn in Venedig gemalt. Am 14. April 1758 ist Clara in London gestorben. Das ist die Geschichte, wie das Nashorn und der Knochenmann auf ein Bild kamen.

September 2011

Ärztinnen

Zwei Bücher – zwei Bestseller

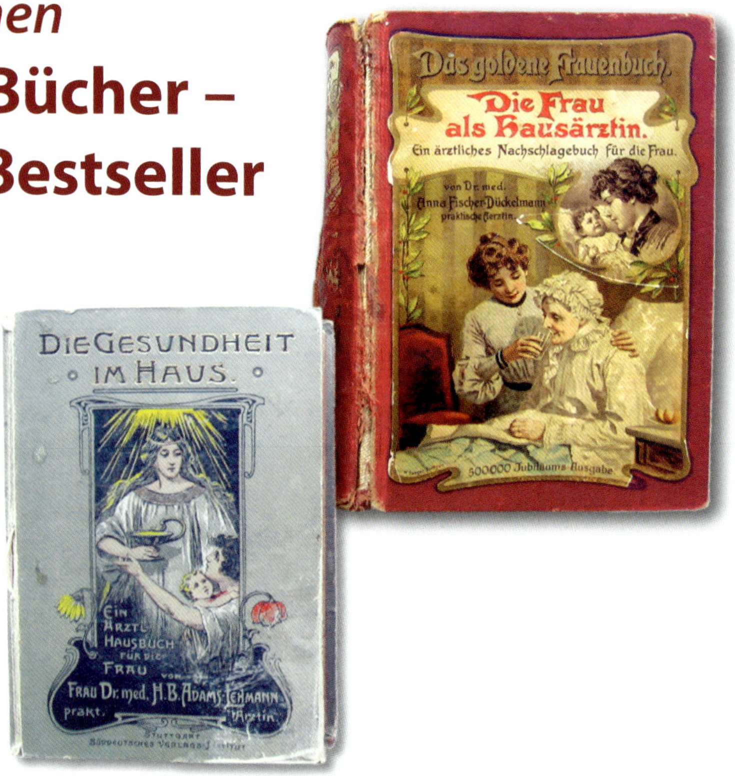

Im 19. Jahrhundert war es Frauen fast unmöglich, Ärztin zu werden.

Im März diesen Jahres wurde der hunderste Internationale Frauentag begangen. Zu diesem Festtag wurde im Fernsehkanal „arte“ ein Film mit dem Titel „Dr. Hope“ gezeigt. Es ist ein Film über das Leben der Ärztin Hope Bridges Adams-Lehmann (1855 – 1916). Der Film schildert Schwierigkeiten und Mühsal für eine Frau am Ende des 19. Jahrhunderts, Medizin zu studieren, zu promovieren und den ärztlichen Beruf auszuüben. Die Realität war härter als die glorifizierende Darstellung im Film. Das Medizinstudium für Frauen war eine große organisatorische und psychische Belastung. Zunächst galt es, einen Ort zu finden, um dort studieren und ein anerkanntes Examen ablegen zu können. Anschließend eine ärztliche Ausbildung zu erhalten, war in Deutschland fast unmöglich. Dafür waren mehrere Orts- und Länderwechsel notwendig. Hatten die Frauen endlich einen Platz im Hörsaal ergattert, mussten sie Hohn und Spott ertragen. Schon die Hochschulreife durch das Abitur zu erreichen, galt als „Culturrückschritt […] Der Plan der erst noch zu gründenden „weiblichen Gymnasien" ist darauf zugeschnitten," hieß es in einer anonym verfassten Schrift von 1890. Erst 1886 konnten Mädchen in Deutschland auf den wenigen höheren Töchterschulen das Abitur machen. Ein Studium, allerdings unter Ausgrenzung und Spott der Kommilitonen und Professoren, war möglich.

Studentinnen nicht erwünscht

Viele Studentinnen wichen in die Schweiz aus, wo es für Frauen seit 1864 möglich war zu studieren und es seit 1874 freien Zugang zur Universität gab. Willkommen waren Studentinnen aber noch lange nicht. Die Dichterin Ricarda Huch war 1887 zum Studium nach Zürich gegangen. In ihren Erinnerungen „Frühling in der Schweiz" beschreibt sie den Besuch medizinischer Vorlesungen: „Unter den Professoren war einer, der Gynäkologe, der ein Gegner des Frauenstudiums war und das auf sehr unfeine Weise äußerte. Er verflocht nämlich anstößige, oft geradezu unflätige auf sein Fach bezügliche Witze in seinem Vortrag, die er vielleicht überhaupt gern angebracht hätte, die aber zugleich den Zweck hatten, die anwesenden Studentinnen zu verscheuchen oder mindestens zu beleidigen." Als dieser Hochschullehrer starb, wurde ihm im Nachruf von seinen Kollegen „ein köstlicher Humor" bescheinigt. Beim Anatomen Waldeyer in Berlin durften Studentinnen der Vorlesung nur im Nebenraum durch die angelehnte Tür lauschen.

Da nach dem Studium für Ärztinnen nur eine Behandlung von Geschlechtsgenossinnen infrage kam, waren sie auf Frauenkliniken angewiesen, um dort ihr Wissen zu vertiefen und das Handwerk zu erlernen. Um 1880 gab es in Deutschland nur eine Frauenklinik, die die Hospitanz junger Ärztinnen zuließ. An der Königlichen Frauenklinik zu Dresden war F. v. Winckel, der spätere Ordinarius in München, bereit, Ärztinnen auszubilden.

Ein „Culturrückschritt"

„Die Stellung der deutschen Gynäkologen zur Frage der Ausübung ihres Faches seitens weiblicher Ärzte ist eine einmütig ablehnende", heißt es 1896 in der „Monatsschrift für Geburtshilfe und Gynäkologie". In dieser angesehenen Monatsschrift, herausgegeben von zwei Ordinarien von höchstem Ansehen – A. Martin in Berlin und M. Sänger in Leipzig –, durfte 1896 ein fünfseitiger Artikel erscheinen „Zur Frage der weiblichen Ärzte in Deutschland". Der Autor schreibt, dass „wir in der Ausübung des ärztlichen Berufs durch Frauen an sich einen drohenden und, wo sie bereits besteht, wirklichen Culturrückschritt erblicken [...]" Der Autor hatte nicht den Mut, seinen Namen zu nennen – „Gynäkenmenes" ist der Artikel unterschrieben. Es muss den Herausgebern aber wohl gefallen haben. Der anonyme Autor glaubt einen „Zug der Erniedrigung der Wissenschaft" bemerkt zu haben. „Jeder Einsichtsvolle weiss, woher dies kommt. Der Socialismus ist nicht nur Feind des Besitzes, sondern auch ideeller Güter. Und es steckt ein gut Teil dieser Richtung des Socialismus in der Frauenbewegung ... Das ist es, was wir als einen drohenden Culturrückschritt bezeichnen, wovor unser Volk bewahrt bleiben möge."

Aufklärung über Lebensbedingungen

Es war schwer für Frauen, die schon im klassischen Griechenland durch Vorurteile errichtete Hürde zu überwinden. Aristoteles hatte das Weibliche als „verstümmeltes Männchen" bezeichnet. Georg Wilhelm Friedrich Hegel, der „preußische Staatsphilosoph", wie er genannt wurde, sprach noch am Beginn des 19. Jahrhunderts den Frauen die Intelligenz für ein Studium ab. Sich aus dieser Situation und Einschätzung der bürgerlichen Gesellschaft zu befreien, gab es für Frauen nur den Weg des Emanzipationsversuches. Dafür war der erste mögliche Schritt die Aufklärung über Lebensbedingungen der Frauen. Für Ärztinnen lag es daher nahe, medizinische Aufklärung zu betreiben, die gleichzeitig auch immer ein Beitrag zum feministischen Diskurs war. Es gab in Deutschland um 1890 nur etwa 30 Ärztinnen, zwei von ihnen haben die erfolgreichsten medizinischen Aufklärungsbücher geschrieben, die damals alle Ratgeber männlicher Ärzte in der Zahl ihrer Auflagen weit überflügelten. Medizinische Ratgeber waren um 1900 in der Bevölkerung eine beliebte Lektüre.

Im Jahre 1896 veröffentlichte jene Dr. Hope Bridges Adams-Lehmann ein zweibändiges Werk mit dem Titel „Das Frauenbuch", das bereits drei Jahre später die 6. Auflage notwendig machte. Zwei dicke Bücher, meinte der Verlag, würden nicht den Lesegewohnheiten entsprechen. Und so gab Adams-Lehmann 1898 zusammen mit der 6. Auflage des „Frauenbuches“ eine gekürzte einbändige Fassung mit dem Titel „Die Gesundheit im Haus“ heraus, die noch immerhin 730 Seiten umfasste. Diese gekürzte Fassung war auf dem Büchermarkt noch erfolgreicher.

Im Jahre 1901 kam der nächste medizinische Ratgeber mit großem Erfolg in den Handel, „Die Frau als Hausärztin“ hieß das Buch. Schon 1908 gab es eine 500.000-Jubiläums-Ausgabe. Die letzte Ausgabe erfolgte 1958. Die Autorin hieß Dr. Anna Fischer-Dückelmann. Beide Bücher dienten der medizinischen Aufklärung und waren gleichzeitig ein Beitrag zur feministischen Bewegung. Die Unkenntnis der Frauen über ihren eigenen Körper zu beseitigen, war für die frisch gekürten Ärztinnen eine Verpflichtung, weil sie glaubten, die gleichgeschlechtliche Position würde für die Patientinnen Gespräch, Untersuchung und Beratung effektiver machen als durch einen männlichen Arzt. „Man darf wohl sagen, dass das (weibliche) Geschlecht in dieser Hinsicht beinahe gänzlich unberaten sei. Wie unwissend und zugleich unbeschützt lässt man alljährlich Tausende von jungen Mädchen in die Fremde gehen, um ihr tägliches Brot; wie unwissend überantwortet man die junge Frau dem oft keineswegs vernünftigen Gatten“, schrieb Fischer-Dückelmann im Vorwort. Es beginnt mit dem Satz: „Der Zweck des vorliegenden Buches ist, eine Fülle von praktischen Ratschlägen, Lebensregeln und Warnungen zur Erhaltung und Wiedergewinnung der körperlichen und seelischen Gesundheit den Frauen auf ihrem oft so dornenvollen Lebensweg mitzugeben“. Bei Adams-Lehmann klingt das nüchterner: „In erster Linie ist es für gesunde Frauen geschrieben, und sein Hauptzweck ist Ihnen zu zeigen, wie man gesund bleibt.“ Der Umschlag ihres Buches trägt das Bild der Göttin Hygieia, die Personifikation der Gesundheit mit der Schale des Heils in der Hand und der Schlange als Symbol der ständigen Selbsterneuerung des Lebens. Zu ihr blickt die Mutter mit ihrem Kind auf. Fischer-Dückelmann hat ihr Buch mit einer jungen Frau geschmückt, die ihr kleines Kind im Arm liebevoll betrachtet und zugleich dic alte Mutter stützt und ihr beim Trinken das Glas hält: eine Frau, die für die Familie sorgt. Adams-Lehmann formuliert ihr Anliegen einfach und in sachlichem Ton. Sie wollte den Frauen Wissen vermitteln, mit dem sie fähig würden, „ihre körperliche und geistige Unterlegenheit gegenüber dem Mann zu überwinden."

Adams-Lehmann war eine überzeugte Sozialistin. Als gebürtige Schottin fiel es ihr nicht schwer, August Bebels „Die Frau und der Sozialismus" ins Englische zu übertragen. Tochter Frieda Bebel und Clara Zetkin waren ihre Patientinnen. Friedrich Engels besuchte sie. Den Zusammenhang von „Sozialismus und Frauenfrage" hat sie in einem Artikel beschrieben: „Die kräftige Frau, die reife Frau, die weibliche Frau, die Frau, die das leben gelernt hat [...] wird aus dem Grund allein schon Sozialistin sein, weil der Sozialismus ihr Liebe und Mutterschaft und Arbeit schenken kann."

Den Frauenrock beseitigen

Bereits als Studentin versuchte sie ihr äußeres Bild radikal zu verändern, indem sie auf ihren kurz geschnittenen Haaren einen Männerhut platzierte, dazu Jacketts trug. Im Kapitel ihres Buches „Kleidung" schreibt sie über das Tragen von Frauenröcken: „Der erste Schritt, den wir leider nicht ohne Weiteres machen können, müsste darin bestehen, den Frauenrock zu beseitigen, denn er ist einer der wesentlichen Hemmnisse für die gesunde Entwicklung der Frau." Die wallenden Gewänder, wie sie Fischer-Dückelmann als Anhängerin der Lebensreform trug, waren ihr ein Greuel. Der Rock sollte auf „Nimmerwiedersehen verabschiedet und durch Kniehosen ersetzt werden." Es gab Auseinandersetzungen mit ihrem ersten Ehemann Otto Walther, der nach Aussagen der Medizinhistorikerin Johanna Becker die Eigenständigkeit seiner Frau als Kränkung empfand. Sie heiratete dann den Sozialdemokraten und Medizinstudenten Carl Lehmann. Ihr Haus in München wurde zum Salon und Treffpunkt der Sozialisten. Auch Lenin gesellte sich dazu. Ihr Ratgeber in gekürzter Form erschien 1898, war ein Riesenerfolg und erhielt hervorragende Kritiken. Eine Stuttgarter Zeitung schrieb, dass dieses Buch wie „ein Kochbuch in die Aussteuer jeder Frau gehöre, das erste frauenärztliche Buch für den praktischen Gebrauch in Haus und Familie, das bislang in der Literatur noch nicht vorhanden war." Es war wissenschaftlicher geschrieben und besser bebildert als das Buch von Fischer-Dückelmann. Letztere hat über das erste Kapitel ihres Buches den Leitspruch geschrieben: „Der beste Arzt ist der, welcher sich überflüssig macht." Dieser Spruch und der Titel des Buches von der „Frau als Hausärztin" hat ihr Schelte von den Kollegen eingebracht, die um ihren Umsatz fürchteten. Ein kühles Klistier, kalte Leibaufschläge und kalte Kniegüsse seien als therapeutische Maßnahmen bei Bluthochdruck und Blutüberfülle des Gehirns anzuwenden. Bei Blutungen verschiedenster Ursachen sind „Verstopfungen, Abschnürungen und Temperatureinflüsse die wirksamsten und unschädlichsten blutstillenden Mittel, die auch in jedem Haus ausgeführt werden können." Das liest sich wie eine Anleitung zur Selbsthilfe, was die männliche Ärzteschaft befürchtet hatte. Die hohe Auflage des Buches beunruhigte und weckte Neid. Dazu kam, dass viele Leser und Betrachter einen großen Teil der fünfhundert Abbildungen als zu großzügig und schamlos empfanden. Entweder war wie im „Sonnen- und Luftbad" zuviel an wohligen und nackten Frauen gezeigt, oder der Blick des Betrachters wurde eher auf den nackten Busen als auf die Schnürfurche durch das Korsett gelenkt, die in romantisch abgedunkelter Naturlandschaft dargeboten wird. Durch Kasuistiken werden Lebenssituationen der Frau verdeutlicht. Dabei geht der Mann, um ein Beispiel zu nennen, im Sonnenschein und frischer Luft spazieren und setzt sich gesundheitsfördernden Einflüssen aus, während seine „blasse, sanfte Frau fröstelnd am Nähtisch sitzt und die Nadel auf- und abgleiten lässt; sie hat warme Kleider, gepolsterten Sitz und eine behagliche Stube und fröstelt dennoch. Da tritt ihr Gatte ein mit elastischem Schritt, gerötetem Antlitz. Er bringt einen frischen Luftzug mit, denn draußen war es nicht heiß. Wie warm aber war sein Körper, vom scharfen Gange in der freien Natur erwärmt." Diese Darstellungen wirken auf uns heute sehr amüsant. Wir dürfen aber nicht vergessen, dass die etwas schlichten Schilderungen alltäglicher Situationen eine verständliche Aufklärung für „alle Volkskreise" sein wollten.

„Wie man gesunde und schöne Kinder gewinnt"

Der zweite Teil des Buches ist der Entstehung, Geburt und Pflege des Kindes gewidmet. Ein Kapitel mit der Überschrift „Wie man gesunde und schöne Kinder gewinnt" bereitet uns heute Unbehagen. „Im allgemeinen sieht man unter der ärmlichen Bevölkerung, die mit Not und harter Arbeit ununterbrochen zu kämpfen hat und eine alles verfeinernde Geistespflege nicht kennt, wenig oder gar keine schönen Menschen." Es wird ein von der Autorin selbstbeobachtetes Bei-

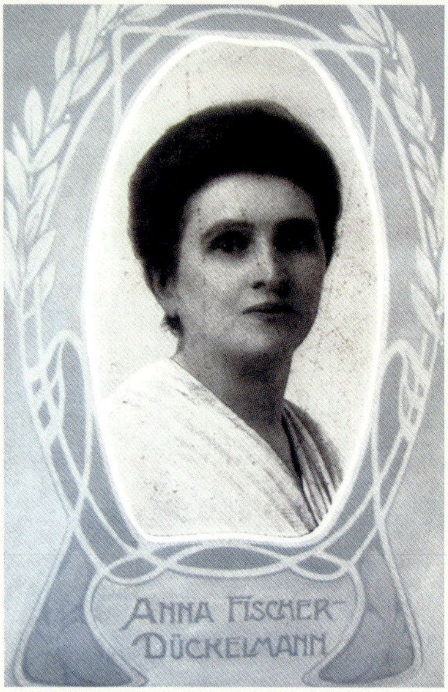

Dr. Anna Fischer-Dückelmann

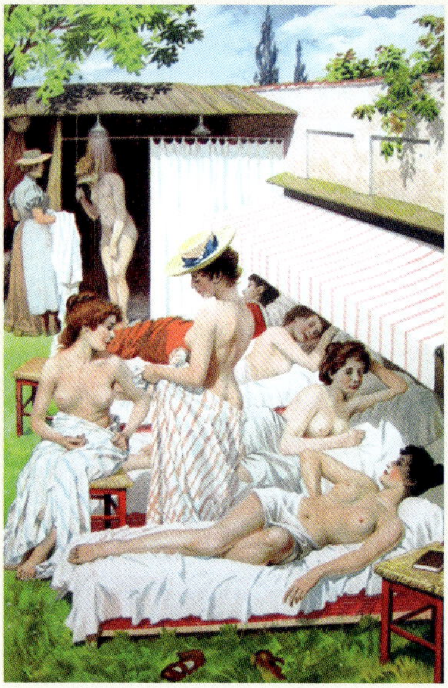

„Sonnen- und Luftbad" aus „Die Frau als Hausärztin"

spiel angefügt, dass „sowohl den geistigen Einfluss der Mutter auf ihr Kind, wie den Einfluss ihrer Umgebung auf dieses beweist [...]. Die junge Frau war erfüllt von ihrer Verantwortlichkeit ihrem noch ungeborenem Kinde gegenüber; geistig begabt und kunstsinnig, suchte sie sich oft künstlerischen Eindrücken auszusetzen und wünschte lebhaft ein schönes, begabtes Kind zu erzielen. An die Wand ihres Bettes hängte die Schwangere einen Apollokopf, auf den sie morgens beim Aufwachen sah, [...] über Tag malte sie schöne Frauenköpfe. Sie gebar eine Tochter, die eine wunderschöne Frau und eine Künstlerin wurde. Der „klassische Schnitt" ihres Profils wurde oft gerühmt. Dem Anschein hatte sie diesen Vorzug dem Apollo zu verdanken, welchem die Mutter so zweckbewusst zugetan war." Hier wird in eine Richtung gedacht, die zu gefährlichen Folgerungen führen kann. Fischer-Dückelmann war Anhängerin der Lebensreformbewegung, die später von den Nationalsozialisten für ihre Ideologien genutzt wurde.

Fischer-Dückelmann hat ihre Praxis in Dresden-Loschwitz betrieben, wo Heinrich Lahmann, führender Vertreter der Naturheilkunde, das Sanatorium „Weißer Hirsch" aufgebaut hatte. Die von ihm pro-

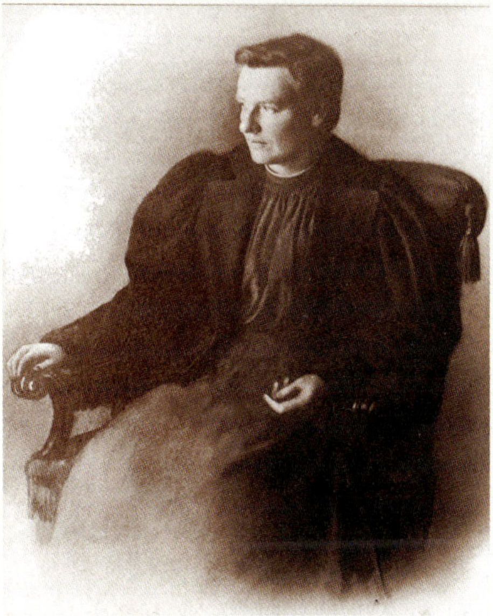

Die Ärztin Hope Bridges Adams-Lehmann

pagierten Lufthütten und die Kleiderreform hat Fischer-Dückelmann in ihr Buch übernommen. Lufthütten sollten den Menschen ermöglichen, unbekleidet den Körper der Luft und Sonne darzubieten. Luftbaden, Bäder, Wasserkuren, Heilgymnastik, Massage, dazu Naturkost Heilkräuter sollten Vorbeugemittel, aber auch wirksame Therapie sein. Impfungen wurden abgelehnt; um Unterstützung durch die Leser wird gebeten, das bestehende Impfgesetz zu Fall zu bringen. Eine sexuelle Aufklärung empfiehlt Fischer-Dückelmann über die Pflanzenwelt zu den Tieren, um denen die Eizelle zuzusprechen, die „unter bestimmten Umständen zu wachsen beginne. Von Befruchtung und Begattung darf man nur dann sprechen, wenn es (das Kind) durch eigenes Denken und logischen Schluss vor der letzten Ursache suchend und fragend steht. Dann ergibt sich alles gleichsam von selbst." Daraus erwächst dann für die junge Frau „Keuschheit und Festigkeit der Ehefrau gegenüber der Begierde des Mannes", der nicht mehr als ein- bis zweimal im Monat über sie kommen sollte.

Wie unterschiedlich die Positionen von Adams-Lehmann und Fischer-Dückelmann waren, zeigt am deutlichsten die Haltung zu

Schwangerschaftsverhütung und -abbruch in einer Zeit, wo „weder Gesetzgebung noch die ärztliche Wissenschaft es vermocht hatten, der überwiegenden Illegalität der Abtreibungspraxis Einhalt zu gebieten." (R. Jütte) Adams-Lehmann schreibt dazu 1899: „Wie aber soll eine Schwangerschaft verhütet werden? Es gibt zwei Methoden. Die eine Enthaltsamkeit, die andere der Gebrauch von Mitteln, welche die Empfängnis verhindern. Schwärmer, Fanatiker und Heuchler verlangen die Anwendung der Enthaltsamkeit aus Gründen, deren Erörterung wir uns hier erlassen können. Vernünftige Menschen geben sich mit derlei Vorschlägen nicht ab." Ganz anders klingt der Rat von Fischer-Dückelmann zwei Jahre später: „Schwangerschaft verhütet man am sichersten, ohne seine ethischen Gefühle zu verletzen, durch vollständige Abstinenz in der Ehe; d.h. indem man jahrelang den Zweck der Ehe nicht in der körperlichen Vereinigung, sondern in der gemeinschaftlichen Erfüllung jener Pflichten gegen die Kinder und die Gesellschaft sucht, welche für alle Ehepaare bestehen." Zur Schwangerschaftsunterbrechung hat Adams-Lehmann eine radikale, rationale Einstellung: „Gestehen wir der Frau das Recht zu, die Mutterschaft abzulehnen, so müssen wir ihr folgerichtig auch das Recht zugestehen, die Schwangerschaft zu unterbrechen. Da hat Fischer-Dückelmann eine völlig andere Meinung: „Wie viele Frauen sind infolge einer solchen Abtreibung nach schweren Leiden gestorben! Darum die Überlegung und Selbstbeherrschung in solchen Fällen und vor allem: Enthaltsamkeit in der Ehe!"

Gleich ob aus dem sozialistischen Lager der Adams-Lehmann oder dem lebensreformerischen Bürgertum der Fischer-Dückelmann – die extrem hohen Auflagen ihrer Bücher sprechen dafür, dass der Mangel an Wissen von Anatomie und Physiologie sowie über gesundheitsgerechte Lebensführung von den Leserinnen erkannt worden war.

November 2011

Wie der Operationshandschuh in den Handel kam

Die ersten OP-Handschuhe aus Gummi wurden für eine junge Krankenschwester entwickelt – zum Schutz ihrer Hände vor aggressiven Desinfektionsmitteln.

„Es sind in der letzten Zeit eine Menge von grossen Kleinigkeiten empfohlen worden, um Operationen aseptischer zu machen. Der eine setzt sich eine weiße Mütze auf den Kopf; der andere bindet sich eine Schnurrbartbinde um; ein Dritter legt einen Respirator an, der Vierte zieht sich Handschuhe an; und ein Witzbold hat schon empfohlen, man sollte sich lieber gleich in einen sterilisierten Taucheranzug stecken."

So spottete boshaft der Berliner Gynäkologe Bröse 1898 in der Diskussion zu einem Vortrag, den der Berliner Chirurg Odebrecht vor der Berliner Gesellschaft für Geburtshilfe und Gynäkologie gehalten hatte. Es war die Zeit, in der die „Antiseptiker" gegen „Aseptiker" kämpften und sich einer Niederlage näherten. Im gleichen Jahr hatte der Berliner Frauenarzt Schaeffer auf nämlicher Sitzung der Berliner Gesellschaft eine klare, gut verständliche Definition von Antisepsis und Asepsis gegeben: „Der tiefgreifende Unterschied zwischen beiden Disciplinen besteht darin, dass die Verfechter der Antisepsis von der Voraussetzung ausgehen, Keime, die bereits in die Wunde eingedrungen sind, wieder aus derselben entfernen, bzw. in derselben vernichten zu können. Zu diesem Zwecke überschwemmten sie das Operationsfeld, wuschen, spülten und wischten die Wunden mit chemischen Giften aus. Die Asepsis hingegen beruht auf der Erkenntnis, dass es meistens unmöglich ist, die in die Wunde einmal gelangten Infectionserreger wieder zu beseitigen, und dass die Anwendung chemischer Gifte mehr Gefahren für den Organismus als Nutzen bringt. Das Prinzip der Asepsis ist daher, die Vorbereitung zur Operation so zu treffen, dass an die Wunde Infectionskeime von aussen nicht herangelangen können."

Noch lange kein Standard

Es dauerte allerdings noch viele Jahrzehnte bis sich im Bereich der Asepsis das Handschuhtragen bei Operationen durchsetzte. Zu Beginn des 20. Jahrhunderts war der Streit um Antisepsis und Asepsis wohl entschieden. „Aus diesem hin- und herwogenden Streit der Meinungen ging die von den meisten Forschern vertretene Ansicht als feststehend hervor, dass die Reinigungs- und Desinfektionsmassregeln nicht genügen, um die Hände keimfrei zu machen, dass wir also auch niemals aseptisch operieren. Es war daher nur eine Folge der allgemeinen Bestrebungen, die Asepsis zu vervollkommnen, dass man die Unzuverlässigkeit der mechanisch-chemischen Desinfektion durch andere auf die Hände anwendbare Mittel zu beseitigen sich bemühte," schrieb J. Mikulicz im „Centralblatt für Chirurgie" im Jahre 1905.

Ferdinand Sauerbruch (1875 – 1951) hat bis zum Ende seiner operativen Laufbahn 1949 Handschuhe nur bei septischen Operationen getragen. Der Autor des vorliegenden Beitrags hat noch nach 1970 gynäkologischen Operateuren zugeschaut, die wegen des besseren Tastgefühls zur Palpation des Ureterverlaufs während bestimmter Phasen einer vaginalen sowie abdominalen Operation mit bloßen Händen operierten.

Es hat also lange gedauert, bis das Tragen von Handschuhen bei Operationen Standard war. Zunächst war auch unklar, ob man die Handschuhe zum Schutze des Operateurs oder zum Heil des Patienten empfehlen sollte. Eine weitere ungeklärte Frage bis 1891 war, aus welchem Material sollten die Handschuhe gefertigt sein. Mikulicz trug Handschuhe aus Zwirn, Perthes aus Seide und Wölfler aus Leder. J. A. Kment hatte 1890 in Wien ein Buch herausgegeben mit dem Titel „Der Handschuh und seine Geschichte". Darin beschreibt er auch „Handschuhe zu sanitären Zwecken": „Nun wäre auch noch des Handschuhs aus Gummi zu erwähnen, welcher bei kranken Händen verwendet wird; der Handschuh des Chemikers zum Schutze gegen ätzende Flüssigkeiten, der Handschuh des Bienenzüchters gegen Stiche der Bienen, der Handschuh des Metallschmelzers gegen Hitze, der Handschuh des Radfahrers, der doppelt besetzte Kutschierhandschuh, der Fechthandschuh usw." Gummihandschuhe werden erwähnt, aber nicht als Operationshandschuhe im medizinischen Bereich.

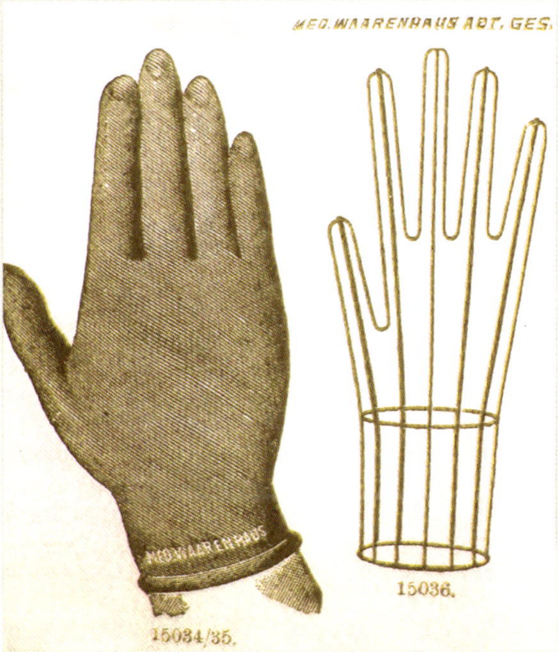

Angebot von Gummihandschuh und Drahtgestell. Aus dem Katalog des „Medicinischen Warenhauses Berlin", 1910

Bereits 1855 schrieb der Engländer Thomas Watson (1792–1882) in seinem Buch „Die Grundsätze der praktischen Heilkunde": „In unserer erfindungsreichen Zeit sollte ein Handschuh erdacht werden, dünn und geschmeidig genug, dass er den Tastsinn in keiner Weise beeinträchtigt, und der doch für Flüssigkeiten undurchdringlich wäre."

Die technischen Voraussetzungen hatte Charles Goodyear (1800–1860) bereits 1839 durch die Erfindung der Kautschukvulkanisation geschaffen. Aber lange Zeit war niemandem eingefallen oder die Notwendigkeit gesehen worden, die Technik zur Herstellung von Operationshandschuhen zu nutzen.

Zuerst Schutz für die Hände

Erst 1891 hat der amerikanische Chirurg William Stewart Halsted (1852–1922) das Tragen von Gummihandschuhen bei Operationen angeregt. Sein Ziel war, die Hände des Personals zu schützen, speziell die von einem Fräulein Caroline Hampton (1868–1924). Sie hatte

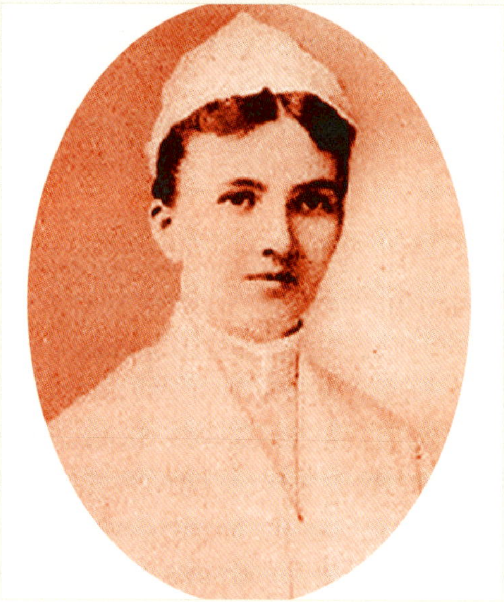

Die Krankenschwester Caroline Hampton (um 1889) litt an einer schweren Dermatitis

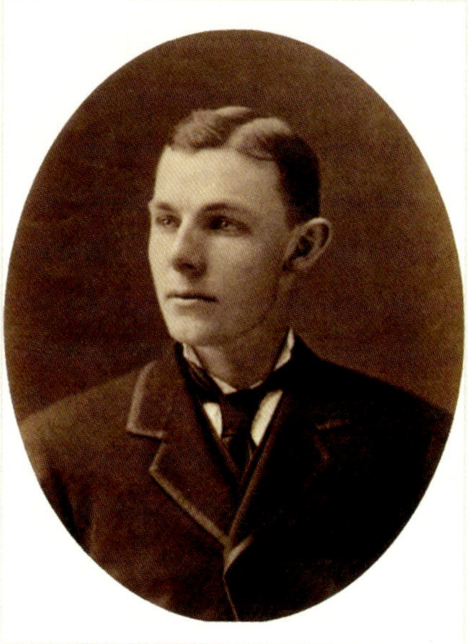

Der Chirurg William Steward Halsted (um 1874) ließ einen Gummihandschuh zum Schutz ihrer Hände fertigen.

nach dem Tod ihrer Eltern in New York 1888 eine Ausbildung zur Krankenschwester abgeschlossen, wechselte nach Baltimore als Oberschwester an die chirurgische Abteilung in dem neu eröffneten Johns Hopkins Hospital. Dort führte ihr aristokratisches Auftreten und ihre finanzielle Unabhängigkeit zu erheblichen Reibungen mit dem Direktor des Pflegedienstes.

Da mischte sich der damals schon hochangesehene Chirurg William Stewart Halsted ein, machte Caroline Hampton 1889 zur leitenden Operationsschwester in seinem Operationstrakt und ein Jahr später zu seiner Frau. Caroline Hampton erlitt eine schwere Dermatitis durch Quecksilberchlorid, das zur Händedesinfektion im Operationssaal benutzt wurde. Das Ende der Tätigkeit als Operationsschwester schien nahe. Da kam ihrem Bräutigam die Idee, ihre Hände durch dünne Handschuhe zu schützen. Er wandte sich an die amerikanische Firma Goodyear Tire and Rubber Co, die bis dahin Fingerlinge und Kondome hergestellt hatte, und bat um die Entwicklung solcher Handschuhe. Die Maßnahme hatte eigentlich mit Asepsis überhaupt

nichts zu tun, sondern galt lediglich dem Schutz der Hände einer Einzelperson vor einem unverträglichen Desinfektionsmittel. Bei septischen Operationen trug Halsted dann auch selbst die Handschuhe. Drei Jahre später gab es in den USA zahlreiche Chirurgen, die routinemäßig Gummihandschuhe zum Operieren trugen.
Obwohl Halsted genau wusste, welch bedeutende Anregung er für die Asepsis gegeben hatte, sprach und schrieb er kaum darüber. Die wegweisende Erfindung hatte für ihn einen zu persönlichen Bezug.
Als Caroline Hampton nach der Heirat ihre Tätigkeit aufgab und das Krankenhaus verließ, war das Tragen von Operationshandschuhen für die Assistenten des Johns Hopkins Hospitals eine Gewohnheit geworden. „Was für eine Henne taugt, taugt auch für den Hahn," soll einer der Assistenten gesagt haben. Dieser Ausspruch war an den Schriftsteller Jürgen Thorwald (1915–2006) von dessen Großvater, einem Chirurgen, weitergegeben worden, der Halsted persönlich gekannt hatte.

Nutzung in Deutschland

In Deutschland hat 1898 der Chirurg Paul Leopold Friedrich (1864–1916) aus Leipzig Handschuhe aus Gummi herstellen lassen, die dünn und ohne Naht waren. Die Herstellungstechnik war ein Fabrikgeheimnis. Den Gebrauch der Handschuhe wollte Friedrich nicht verallgemeinern „wozu eine Berechtigung nicht vorzuliegen scheint".

Die Indikation für die Nutzung übernahm er von dem Chirurgen Werner Zoege von Manteuffel (1857–1926) aus Dorpat, der in Deutschland 1897 als Erster Handschuhe aus Gummi benutzte. Von Manteuffel litt unter Furunkeln. Handschuhe zog er sich an bei: Operationen im Septischen, bei Operationen an reinen Wunden, wenn sie nicht aufschiebbar waren, und der Operateur durch irgend einen Umstand mit septischen Dingen in Berührung gekommen war. Außerdem bei unaufschiebbaren Operationen in Zeiten, in denen die Hand des Arztes eine Verletzung trägt oder gar einen Furunkel und schließlich bei plötzlichen Unglücksfällen. Hautläsionen waren damals an den Händen von Operateuren gar nicht selten.

Ganz gleich, ob für die Desinfektion Alkohol, Sublimat oder Karbolsäure eingesetzt wurde, Keimfreiheit an den Händen konnte nicht erzielt werden, aber die Haut litt und das hatte für den Anwender

Folgen. 1880 schrieb Theodor Billroth (1829–1894) aus Wien: „Abgesehen davon, dass meine Assistenten, wie ich, stets braune und wunde Hände hatten, so dass wir außer bei Operationen fast nie ohne Handschuhe sein konnten, da unsere Hände stets wie mit Krätze behaftet und trotz fortwährenden Waschens doch immer ungewaschen aussehen, wich man mir, wohin ich als Arzt mit meiner ‚Kaminfeger-Atmosphäre' kam, aus, oder war der Meinung, der Ofen habe plötzlich zu rauchen angefangen; im Theater entstand um mich eine peinliche Bewegung, weil man glaubte, es ströme Gas aus."

Anleitung für den Gebrauch

Der Umgang mit den Handschuhen schien so unbekannt und wenig verbreitet zu sein, dass Friedrich in seiner Publikation im „Centralblatt für Chirurgie" eine detaillierte Gebrauchsanweisung schrieb, wie die Handschuhe an- und auszuziehen waren. Er war auf dem vorangegangenen Chirurgenkongress 1898 in Berlin immer wieder angesprochen worden, wie denn mit diesen Handschuhen umzugehen sei. „Sie werden unmittelbar vor dem Gebrauch mit der sterilisierten Pincette der Sterilisationstrommel entnommen und an die, nach den sonstigen Regeln exakt operationsbereit gemachte, sterilisierte Hand des Operateurs angezogen, nachdem sie mit sterilisiertem Wasser zur Hälfte gefüllt worden sind. Durch diese Füllung entfalten sich die einzelnen Teile des Handschuhs leicht und gleitet derselbe nunmehr ohne Mühe über die Hand, wobei die andere Hand nur mit sterilisiertem Mullstück bekleidet, dem Anziehen nachhilft, nicht mit den unbedeckten Fingern, um auch noch jegliche Gefährdung der Operationsfläche des anzuziehenden Handschuhs durch Reiben der, wenn auch sterilisierten anderen Hand des Operateurs gegen dieselbe auszuschalten."

Das klingt so kompliziert wie heutzutage eine Gebrauchsanweisung eines bekannten Einrichtungshauses für den Zusammenbau eines Nachtschränkchens. „Bei Notwendigwerden feinsten Gefühls in den Fingerspitzen genügt einfaches nochmaliges energisches Streichen des Handschuhs an dem betreffenden Finger von der Spitze gegen das Grundgelenk, wodurch sich der Gummi an der Fingerspitze noch beträchtlich verdünnen lässt."

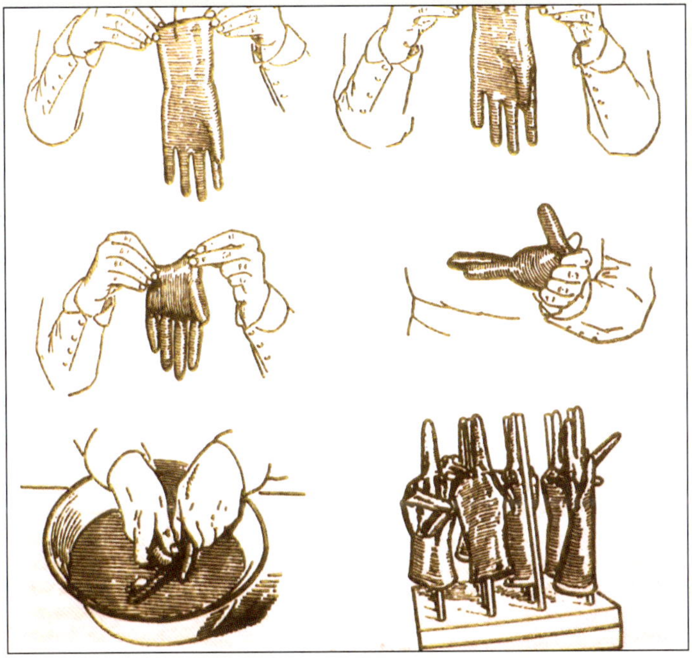

Anleitung zur Reinigung von Operationshandschuhen.
Aus: J. Thorwald, „Das Jahrhundert der Chirurgen“

Desinfektion nach der OP

Auch das Ausziehen der Handschuhe bedurfte einer Anweisung. Sie waren keine Einmalhandschuhe, sondern wurden nach Sterilisation wieder benutzt, weil erst ein mehrfacher Gebrauch den Preis für ein Paar von 1,50 Mark erträglich und vertretbar machte. „Das Ausziehen erfolgt am besten unter Flüssigkeit im Waschbecken: es genügt, den Handschuh am oberen Ende zu fassen; er streift sich da im Nu über die ganze Hand ab. Ich benutze hierbei Sublimatlösung (wässrig 1 : 500), die dem Stoff nicht zu schaden scheint, womit ich aber gleichzeitig den Vortheil verbinde, dass die durch das Umstülpen nunmehr nach außen gekehrte, bisher der Hand des Operateurs angeschmiegt gewesene Innenfläche des Handschuhs gleich im Anschluss an die Operation 20 bis 30 Minuten in der Berührung mit der Sublimatlösung bleibt.“

Friedrich gab dann noch die Adresse der Firma an, die die nach seinen Anweisungen gefertigten Handschuhe vertrieb: Zieger & Wiegand, Leipzig-Neuschleußig, Seumestr. 10. Nach diesen im „Centralblatt für

Chirurgie" publizierten Anweisungen und Informationen konnte jeder chirurgisch tätige Arzt nahtlose Gummihandschuhe für „gelegentliche Operationen" erwerben. Ab 1905 wurden sie unter Friedrichs Namen im „Medizinischen Warenhaus zu Berlin" zum Kauf angeboten.

Juni 2012

Am Leichnam wirkt das Leben

Die Leiche von Gustav II. Adolf wurde in Weißenfels seziert und einbalsamiert für den Rücktransport nach Schweden.

„Der Tod ist kein Ereignis des Lebens“, schrieb der Philosoph Wittgenstein im „Tractatus logico-philosophicus“. Aber das Leben wirkt nach dem Tod weiter am Leichnam, indem es ihn auflöst. Als während des Dreißigjährigen Krieges am 6. November 1632 der schwedische König Gustav Adolf in der Schlacht bei Lützen durch mehrere Stiche und einen Schuss getötet wurde, fiel er vom Pferd, blieb mit dem Fuß im Steigbügel hängen und wurde einige Meter mitgeschleift. Der Page Leubefing versuchte den König zu retten. Doch die Kürassiere des Regiments der kaiserlichen Armee unter Befehlshaber Octavio Piccolomini stachen auf den Pagen ein, sodass er zehn Tage später in Naumburg seinen Verletzungen erlag. In der dortigen Wenzelskirche erinnert ein Epitaph an den tapferen Pagen, der durch Conrad Ferdinand Meyer in der deutschen Literatur weiterlebt. Der Leichnam des schwedischen Königs wurde erst am Abend auf dem Schlachtfeld gefunden. Nebel und Rauch der Kanonen hatten schon während der Schlacht das Blickfeld eingeschränkt, und der kurzsichtige Gustav Adolf hatte sich zu weit von seinen Reitern entfernt. Den Uniformrock hatten die kaiserlichen Soldaten dem Toten abgenommen, ebenso den Lederkoller, den Wallenstein als Trophäe dem Kaiser nach Wien sandte. Erst 1920 wurde er an die Schweden zurückgegeben.

Der Leichnam des Königs wurde zunächst in die Kirche von Meuchen gebracht, die nahe dem Schlachtfeld stand. Die Stadt Lützen konnte nicht genutzt werden, da sie niedergebrannt worden war. Der Körper wurde von Erde, Laub und seinem Blut befreit und für die Überführung nach Weißenfels hergerichtet. Dort sollte die sterbliche Hülle für die lange Reise nach Stockholm präpariert werden, damit sie ansehnlich in die Heimat zurückkehre.

Das Herz wurde extra bestattet

Das Geleithaus in Weißenfels wurde der Ort der ersten Aufbahrung und Einbalsamierung. Im Geleithaus residierte der Geleitherr, dessen Aufgabe es war, gegen eine Gebühr Reisenden Geleitschutz zuzusichern. In diesem Haus, heute ein Museum, wurde die lange Reise für Gustav Adolf vorbereitet. Er wurde von seinem Leibarzt Casparus seziert. Das Herz und die Eingeweide wurden entnommen. Bei dieser Operation entstand ein königlicher Blutfleck an der Wand, der noch heute, durch eine Glasplatte geschützt, vom Museumsbesucher betrachtet werden kann. Die Obduktion fand auf einem schlichten hölzernen Tisch statt, heute ebenfalls ein Ausstellungsobjekt. Eine Legende sagt, dass das Herz des Königs unter der Kanzel der Marienkirche in Weißenfels begraben worden sei. Auf Verlangen der Königin Marie Eleonore soll es wieder ausgegraben und in einer goldenen Kapsel nach Schweden verschickt worden sein.

Das Ritual der „Herzbestattung“ hat sich aus der Notwendigkeit der Eingeweideentnahme entwickelt beim Tod in der Fremde oder bei längerer Aufbahrung des Leichnams. Dadurch wurden die Verwesungsprozesse verzögert. Ab dem 12. Jahrhundert wurde das Herz als Organ voller Magie vom Körper des Leichnams getrennt an einem Ort beigesetzt, der für den Verstorbenen eine besondere Bedeutung gehabt hatte. So wurde der Leib von Richard Löwenherz in der Nähe von Angers, sein Herz in Rouen in der Normandie beigesetzt.

Der im vergangenen Jahr verstorbene Otto von Habsburg wird wohl der letzte gewesen sein, bei dem dieses Ritual der getrennten Bestattung von Leib und Herz im Jahre 2011 vollzogen worden ist. Er wurde in der Kapuzinergruft in Wien bestattet, sein Herz im ungarischen Kloster Pannonhalma.

Gängige Konservierungsmittel

Nachdem der Leichnam des Königs Gustav Adolf einbalsamiert worden war, lag er noch vier Tage aufgebahrt im Geleithaus von Weißenfels. Die damals verwendeten Konservierungsmethoden glichen weitgehend denen, die die Ägypter schon 1.500 Jahre vorher eingesetzt hatten. Nach Entnahme von Herz und Eingeweiden wurde die Körperhöhle ausgewaschen und mit pulverisierter Myrrhe,

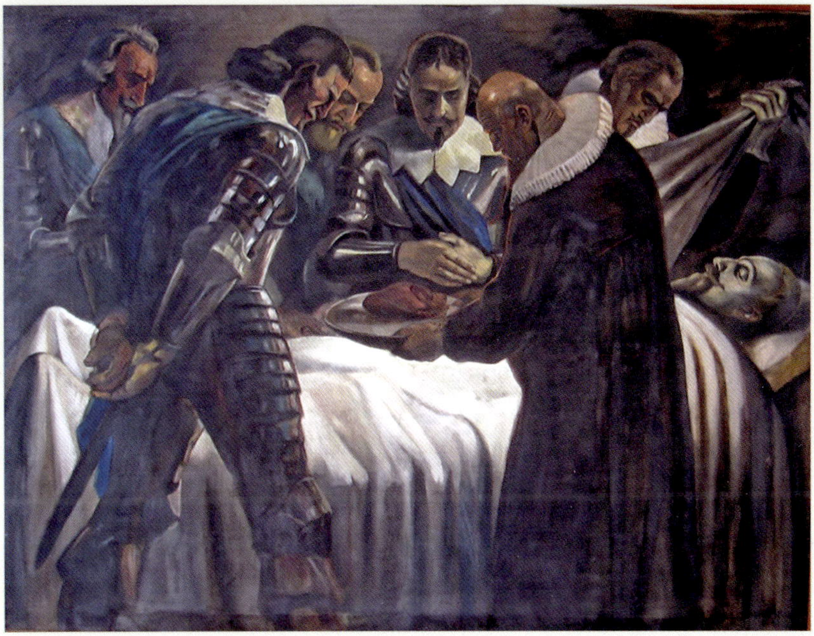

Obduktion Gustav II. Adolfs im Geleithaus in Weißenfels. Ein Blutfleck an der Wand des heutigen Museums zeugt davon

Harzen und Parfüms gefüllt. Der Körper wurde dann in eine Lösung von Kaliumnitrat gelegt, danach nochmals gewaschen und mit Ölen eingerieben. Es gab auch Modifizierungen. So wurde der Leichnam Alexander des Großen für den Rücktransport nach Mazedonien in Honig aufbewahrt und Horatio Nelsons Leiche nach der Schlacht von Trafalgar für den Rückweg in Brandy eingelegt.

Im 18. Jahrhundert war Formalin das Mittel der Wahl für die Konservierung. Nachdem von William Harvey 1628 der Blutkreislauf dargestellt worden war, nahm um 1700 der Amsterdamer Anatom Frederick Rysche die ersten Leichenkonservierungen durch arterielle Injektion vor. Bis heute werden Lösungen mit Formalin, Phenol und Glycerin eingesetzt.

Am 10. November 1632 geleitete ein großer Trauerzug den Leichnam Gustav Adolfs aus Weißenfels über Leipzig nach Wittenberg, wo der Sohn die Totenwache übernahm. Er war von seinen Eltern zum Studium an die als Hochburg der Lutheraner höchst angesehene Universität zu Wittenberg geschickt worden. Der Zug führte wei-

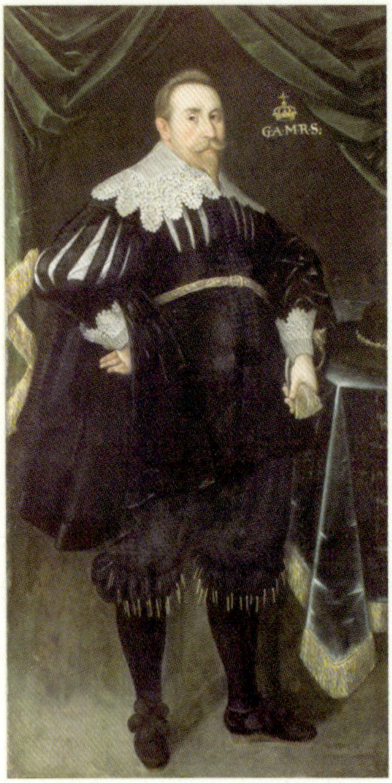
G.A.R.S.

Der schwedische König Gustav II. Adolf 1630

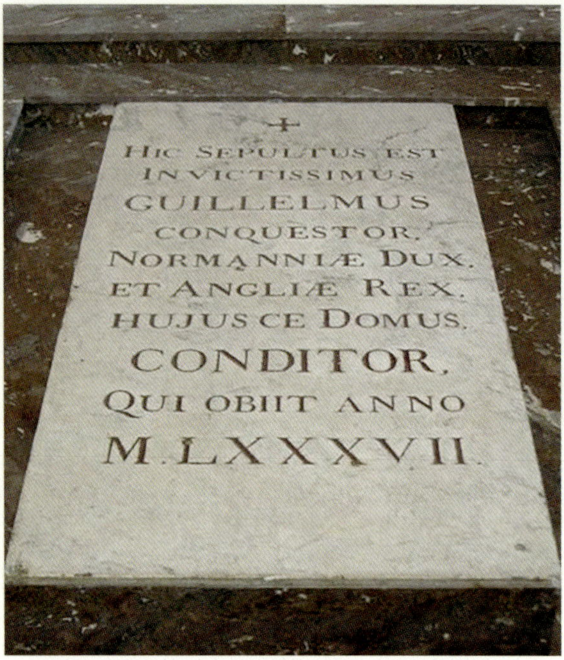
HIC SEPULTUS EST
INVICTISSIMUS
GUILLELMUS
CONQUESTOR,
NORMANNIÆ DUX,
ET ANGLIÆ REX,
HUJUSCE DOMUS,
CONDITOR,
QUI OBIIT ANNO
M.LXXXVII.

Grab Wilhelm des Eroberers in Saint-Étienne in Caen

ter bis Wolgast, wo der Sarg im dortigen Schloss den Winter über stand, weil zunächst das Eis auf der Ostsee tauen und ein repräsentatives Geschwader von Schiffen in Stockholm zusammengestellt werden musste, um den toten König heimzuholen. Das Schiff mit dem Toten landete im schwedischen Hafen Nyköping, und der König wurde für viele Monate in dem Schloß von der königlichen Witwe betrauert. Erst im Juni 1634 fand dann Gustav Adolf nach würdiger Feier in der Riddarholmskirche in Stockholm endlich seine Ruhe.

Aufgebläht und riechend

Wie wichtig eine liebevolle Behandlung und eine Einbalsamierung für eine Ästhetik des Toten ist, zeigt das Gegenbeispiel des Umganges mit dem Leichnam Wilhelm des Eroberers. Nach dessen Tod in Rouen stahl ihm sein Diener die Kleider vom Leib, und ohne konservierende Behandlung lag der kräftig gebaute König aufgebahrt auf einem Tisch.

Zur Grablegung wurde versucht, ihn in den vorgesehenen Sarg zu legen. Der Leichnam war aber bei spätsommerlichen Temperaturen Anfang September so aufgebläht, dass er nicht in den Sarg passte. Man versuchte es mit einer Faltung der Bauchdecke, die aber platzte. Wolken von Weihrauch waren notwendig, um den strengen Geruch zu mildern. Als der Sarg in die Erde gesenkt werden sollte, kam ein Bauer herbei und behauptete unter lautem Geschrei, das Grab liege auf seinem Land. Der Bauer musste entschädigt werden. Jetzt liegt Wilhelm der Eroberer unter einer schweren Grabplatte in der Kirche Saint-Étienne in Caen in der Normandie.

In Thomas Manns „Zauberberg" schildert Chefarzt Hofrat Behrens in für Mediziner nicht ungewöhnlich drastischer Weise den Zerfall des menschlichen Körpers: „Vor allen Dingen platzt Ihnen der Bauch ... und die Gase, verstehen Sie, treiben Sie auf, sie blähen Sie mächtig ... der reine Ballon sind Sie schließlich, und dann hält Ihre Bauchdecke die Hochspannung nicht mehr aus und platzt ... Sie schütten sich aus. Tja, und danach sind Sie eigentlich wieder gesellschaftsfähig ... Man nennt das ausgestunken haben."

„Das Leben ist nur ein Moment, der Tod ist auch nur einer." (Schiller). Aber danach geht es immer weiter.

Ob der Umgang nach dem Leben höflich oder demütigend ist, ob konserviert in nordischer Kühle wie Gustav Adolf oder verwesend bis zur völligen Auflösung wie Wilhelm der Eroberer, das Sinnliche des Lebens ist zu Ende und das Somatische läuft noch seine Zeit.

Dezember 2012

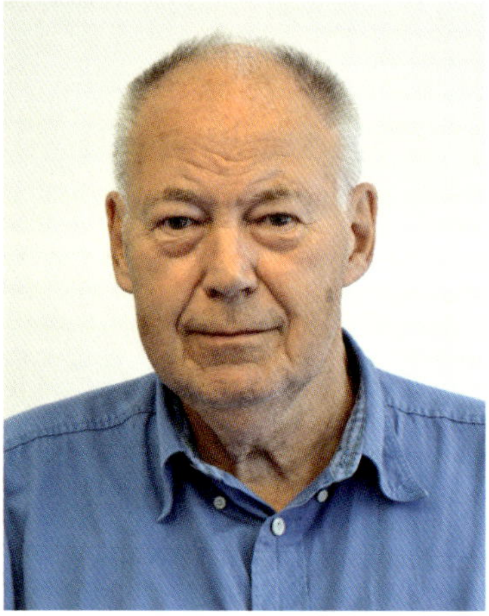

Prof. Dr. med. Volker Lehmann wurde 1938 in Kiel geboren, studierte dort Medizin und begann seine Facharztausbildung an der Universitätsfrauenklinik Kiel. Er wechselte 1968 an die Medizinische Hochschule Hannover, dort 1972 Habilitation. Seit 1979 Oberarzt an der Universitäts-Frauenklinik Würzburg. 1977 wurde er an das Allgemeine Krankenhaus in Hamburg als Chefarzt und Ärztlicher Direktor berufen. 1986 übernahm er die Chefarztstelle im Allgemeinen Krankenhaus Altona, um hier bei der Planung und dem Bau des ersten Perinatalzentrums in Hamburg sein Wissen einzubringen. Als das Perinatalzentrum Altona eine überaus erfolgreiche Institution in Deutschland geworden war, beendete er seine klassische, ärztliche Tätigkeit vorzeitig, um einer Einladung des berühmten Regisseurs Peter Zadek zu folgen; er ging für 7 Jahre zum Theater.

Sein Interesse für Kunst und Geschichte schlug sich nieder in vielen Publikationen in verschiedenen Zeitschriften und Büchern wie „Der Kayserliche Schnitt“ und „Die Geburt in der Kunst“, für das er 1977 den Preis der Nordwestdeutschen Gesellschaft für Gynäkologie und Geburtshilfe erhielt.

Medizin-Historisches Feuilleton

Die Deutsche Bibliothek – CIP-Einheitsaufnahme

1. Auflage 2013

Herausgeber: Prof. Dr. med Volker Lehmann
Gesamtherstellung: Schmidt & Klaunig
Ringstraße 19 · 24114 Kiel
www.medienhaus-kiel.de

ISBN: 978-3-88312-017-1

Printed in Germany